龙江医派现代中医临床思路与方法丛书

姜德友　李建民　总主编

亚健康辨治思路与方法

尹　艳　主编

科学出版社

北　京

内 容 简 介

本书为"龙江医派现代中医临床思路与方法丛书"之一。亚健康介于健康与疾病之间，进一步发展可以转化为疾病。中医在亚健康的辨治方面具有独特优势，通过辨证施调，很多患者可以显著改善症状，甚至回到健康状态。所以对于疾病，尤其是目前流行的慢性非传染性疾病的预防，中医辨治亚健康具有重要的意义。本书共 21 章，分别介绍了亚健康的相关概念、中医特色干预技术与方法及临床常见的 20 种亚健康状态的中医辨治思路与具体干预方法。

本书适合于广大医务工作者和中医爱好者参考阅读。

图书在版编目（CIP）数据

亚健康辨治思路与方法 / 尹艳主编.—北京：科学出版社，2018.4
（龙江医派现代中医临床思路与方法丛书/姜德友，李建民主编）
ISBN 978-7-03-057095-6

Ⅰ. ①亚… Ⅱ. ①尹… Ⅲ. ①亚健康–中医临床–经验–中国–现代
Ⅳ. ①R249.7

中国版本图书馆 CIP 数据核字(2018)第 065270 号

责任编辑：鲍　燕　刘思渺　曹丽英 / 责任校对：张凤琴
责任印制：张欣秀 / 封面设计：北京图阅盛世文化传媒有限公司

科学出版社 出版
北京东黄城根北街 16 号
邮政编码：100717
http://www.sciencep.com

北京凌奇印刷有限责任公司 印刷
科学出版社发行　各地新华书店经销
*
2018 年 4 月第　一　版　　开本：787×1092　1/16
2019 年 3 月第　二　次印刷　　印张：17 1/4
字数：450 000
定价：88.00 元
（如有印装质量问题，我社负责调换）

《龙江医派现代中医临床思路与方法丛书》
总编委会

总 主 编
姜德友　李建民

副总主编
周亚滨　邹　伟　刘松江　张铁林　王丽芹

编　委
（按姓氏笔画排序）

于学平	马　建	王　军	王　珏	王　珑	王　海
王　颖	王东梅	王建伟	王玲姝	王树人	王桂媛
王宽宇	方东军	尹　艳	艾　民	冯晓玲	宁式颖
刘　莉	刘朝霞	安立文	孙　凤	孙　秋	孙丽华
严　斌	李　妍	李　晶	李竹英	李泽光	李晓南
李晓陵	杨素清	时国臣	吴效科	宋爱英	张　弘
张　伟	张　旭	张　茗	张丹琦	张传方	陈　波
陈英华	武桂娟	苑程鲲	周　凌	赵　军	赵　钢
赵　楠	姜益常	姚　靖	耿乃志	聂　宏	聂浩劫
徐京育	栾金红	梁　群	蒉明富	韩凤娟	程为平
程永志	程丽敏	蔡宏波	阚丽君		

学术秘书
谢春郁　孙许涛　田　伟

总　序

　　龙江医派群贤毕至，少长咸集，探鸿蒙之秘，汇古今之验，受三坟五典，承金匮玉函，利济苍生，疗民之夭厄，独树北疆，引吭而高歌。

　　昔亘古洪荒，有肃慎油脂涂体，至渤海金元，医官设立，汇地产药材朝贡贸易，明清立法纪医馆林立，民国已成汇通、龙沙、松滨、呼兰、宁古塔、三大山六大支系；后高仲山负笈南渡，学成而还，问道于岐黄，沉潜力研，访学于各地，汇名家于一体，广纳龙江才俊，探讨交流，披荆斩棘，开班传学，筚路蓝缕。至于现代，西学东渐，人才辈出，中西汇通，互参互用，承前辈实践经验，融现代诊疗技艺，参地域气候特点，合北疆人群体质，拼搏进取，承前启后，自成一派，独树北疆。

　　《龙江医派丛书》集前辈之经验，付梓出版，用心良苦，《龙江医派现代中医临床思路与方法丛书》承先贤之技艺，汇古通今，蔚为大观。二者相辅相成，互为经纬，一者以名家个人经验为体系，集史实资料，有前辈幼承庭训、兼济苍生之道途，有铁肩担道、开派传学之事迹，又有临证心得、个人经验之荟萃；另者以临床分科为纲领，汇中西之论，有疾病认识源流、历代论述之归纳，有辨证识病、处方用药之思路，又有地产药材、龙江经验之心悟。二者相得益彰，发皇古义，探求新知，集龙江之学，传之于世。

　　丛书收罗宏博，取舍严谨，付梓出版，实为龙江中医之幸事。其间论述，溯本求源，博采众长，述前人之所未逮；提纲挈领，珠玉琳琅，成入室之津梁，临证思考跃然纸上，嘉惠后学功德无量。

　　忆往昔命途多舛，军阀迫害，日伪压迫，国医几近消亡，吾辈仗义执言，上书言志；中华人民共和国成立，国泰民安，大力扶持，蒸蒸日上；时至今朝，民族自豪，欣欣向荣，百花齐放，虽已年近期颐，逢此盛世，亦欢欣鼓舞，然中医之发展任重道远，望中医后学，补苴前贤，推陈出新，承前启后，再接再厉！

　　爰志数语，略表心忱，以为弁言！

张琪

2017 年 9 月

总 前 言

中医药学源远流长，中华版图幅员辽阔，南北气候不同，地理环境有别，风俗习性各异，加之先贤探索发挥，观点异彩纷呈，各抒己见、百花齐放，逐渐形成了风格各异的诊疗特色和学术思想，共同开创了流派林立的学术盛况，中医学术流派的形成和发展是中医学的个体化治疗特点、师承学习的结果，是中医学理论和实践完善到一定程度的产物，同时也是中医学世代相传、得以维系的重要手段。

龙江医派作为我国北疆独树一帜的中医学术流派，受到北方寒地气候特点、多民族融合、饮食风俗习惯等多种因素的影响，加之北疆地产药材、少数民族医药观念与经验汇聚，结合中医三因制宜、辨证施治等理念，共同酝酿了学术思想鲜明、诊疗风格独特的北疆中医学术流派——龙江医派。针对外因寒燥、内伤痰热、气血不畅等病机，积累了以温润、清化、调畅气血为常法的诊疗经验和独具特色的中医预防养生方式，体现了中医学术流派的地域性、学术性、传承性、辐射性、群体性等诸多特点。

回首龙江医派的发展，由荆棘变通途，凝聚了无数人的汗水和努力，在前辈先贤筚路蓝缕、披荆斩棘，皓首穷经，沉潜力研等龙医精神的感召下，当代龙江中医人系统传承前辈学术经验，结合现代医学临床应用，立足黑土文化特色，荟萃龙江中医学术，付梓出版《龙江医派现代中医临床思路与方法丛书》，本集作为《龙江医派丛书》的姊妹篇，从现代医学疾病分科的角度，对龙江中医临床诊治的经验进行系统的总结与荟萃，覆盖内、外、妇、儿等各科常见疾病，并囊括针灸、推拿、护理等专业，共分 24 册。丛书遴选黑龙江省在相关领域具有较高学术影响力的专家担任主编，由临床一线的骨干医生进行编写，丛书广泛搜集并论述黑龙江省对于常见病、疑难病的治疗思路，吸纳国内当代中医名家的学术精华，系统整理中医在各科疾病治疗中的先进理念，承前辈经验，启后学医悟，博采众长，汇古通今。

在编撰过程中，丛书注重对学术经验的总结提炼，强调对龙江地域特色学术观点的应用，开阔思路，传递中医临床思维，重视对龙江地区常见病、多发病的诊疗思路，在对患者的辨证处方过程中，在对疾病的分型治疗等方面，着重体现北方人群体质特点与疾病的关系，在养生防病的论述中也突出北疆寒地养生防病特征，在用药经验中更是强调道地药材、独创中成药和中医特色诊疗技术的应用，着力体现龙江人群的体质特点和处方用药的独到之处。

中医药学博大精深，龙江医派前辈先贤拼搏进取的精神鼓舞着一代代龙江中医人前赴后继、砥砺前行，在丛书出版之际，向为龙江中医前辈经验传承和编撰本部丛书付出辛劳、作出贡献的各位同仁致以谢意，同时感谢科学出版社对本丛书出版的大力支持。

由于水平所限，时间仓促，虽几易其稿，然难免有疏漏之处，希望广大读者在阅读过程中多提宝贵意见，以便修订完善。

《龙江医派现代中医临床思路与方法丛书》总编委会

2017 年 9 月

前　言

　　亚健康是人体介于健康和疾病的"第三状态"，具体表现是人体虽然出现了明显的症状，但是没有达到西医某种疾病的诊断标准，因此也缺乏相应的治疗措施。在中医介入干预之前，患者经常根据症状游走于多个科室之间，痛苦却找不到解决问题的方法。

　　中医虽然没有亚健康的概念，但是相关理论和干预方法丰富且有效。如《素问·序》有言"消患于未兆""济赢劣以获安"，即是指在疾病有征兆时提早干预；孙思邈在《备急千金要方》中说："五脏未虚，六腑未竭，血脉未乱，精神未散，服药必活。若病已成，可得半愈。病势已过，命将难全。"更是从预后的角度强调了疾病在未成阶段进行调治的重要性。

　　中医调治亚健康具有独特的优势。一是整体观，认为"有诸内者，必形诸外"，也就是说，人体外在的表现，如皮肤、毛发、五官等出现的客观体征或乏力、焦虑、疼痛等主观症状都是内脏功能的体现，内脏功能正常、阴平阳秘、气血冲和，则人体表现健康状态；如内脏功能不正常、阴阳失衡、气血失和，经络不通，则会出现各种客观体征和主观症状，表现为亚健康甚至疾病状态。所以通过望、闻、问、切等诊察手段，利用八纲、脏腑、气血精津液等辨证论治体系，可以诊察人体疾病未成之前的变化，判断其发生、转归及预后情况，并提出相应的诊疗方案。二是干预手段丰富，不仅有汤、丸、散、膏、丹、茶、膳等丰富的药物疗法，还有针灸、推拿、刮痧、导引等多种非药物疗法。这些方法既可用于养生保健、疾病治疗，也可用于亚健康调治。三是重视情志因素对机体的影响，中医学认为喜、怒、忧、思、悲、恐、惊等不良情绪会不同程度影响机体"阴平阳秘"的状态，从而致病。在诊疗活动中，医生要重视与患者的沟通，讲清症状发生的来龙去脉，有助于使患者树立信心并自我调适。四是"体质学说"，中医认为不同的体质有不同的发病倾向，通过判断体质类型，了解个体对某种致病因素的易感性，就可有针对性地在饮食、起居、运动等方面进行具体指导，以达到"未病先防、已病防变、欲病救萌、瘥后防复"的目的。

　　本书为广大医务工作者和中医爱好者提供了对于亚健康状态在中医方面的调治思路与方法，希望能起到抛砖引玉的作用，给大家以启发和一些实用的干预技术与方法，帮助人们达到"少生病、晚生病、甚至不生病"的目的。

《亚健康辨治思路与方法》编委会

2017 年 9 月

目　录

第一章 总 论

第一节 亚健康的概念及在黑龙江省的发病特点

一、亚健康的概念

亚健康状态被认为是健康和疾病之间的中间状态。又称"次健康"、"第三状态"或"灰色状态"，是非器质性改变或未确诊为某种疾病，但身体出现功能上变化的状态。

"亚健康"是医学提出的新概念，人体除了健康和疾病状态之外，还存在着一种非健康非疾病的中间状态，称为"第三状态"，这是相对于健康状态——"第一状态"与疾病状态——"第二状态"而言。中国传统医学未具体提出"亚健康"说法，但相关理念古已有之。《素问·序》有言"消患于未兆""济羸劣以获安"，即是指在疾病有征兆而未出现明显症状时提早干预。20 世纪 90 年代我国学者王育学提出了正式的中文名称"亚健康状态"，并指出亚健康是不健康但没有疾病的状态，它是一种动态过程，又是一个独立的阶段。1996 年 1 月，《健康报》开辟了一个名为"亚健康学术探讨"的专栏，首次刊登了"亚健康"这一概念，并相继发表了《疲劳综合征与亚健康状态》一系列亚健康相关文章。但当时尚无规范性的明确定义。此后，中国药学会多次召开了"亚健康学术研讨会"，将亚健康英文名定位"sub-health，SH"。2006 年中华中医药学会发布《亚健康中医临床指南》作出如下定义："亚健康是指人体处于健康和疾病之间的一种状态。处于亚健康状态者，不能达到健康的标准，表现为一定时间内的疲劳增加，活力降低，功能和适应能力减退等症状，但不符合现代医学有关疾病的临床或亚临床诊断标准。"这一概念自提出以来便得到了广泛使用。由于亚健康是次等健康状态，介乎健康与疾病之间的状态，故又称为"次健康""病前状态""亚临床状态""中间状态""游移状态""灰色状态"。

《亚健康中医临床指南》还将亚健康分为躯体亚健康、心理亚健康和社会亚健康。躯体亚健康以乏力、肌肉关节酸痛、嗜睡头痛、心悸胸闷、失眠、食欲不振、脘腹不适、便溏便秘、性欲减退、不耐寒热、易于感冒、眼部干涩等为常见症状；心理亚健康以情绪低落、心烦意乱、焦虑不安、急躁易怒、恐惧胆怯、记忆力下降、注意力不集中、精力不足、反应迟钝等为常见症状；社会亚健康以不能较好地承担相应的社会角色，工作、学习困难，不能正常地处理好人际关系、家庭关系，难以进行正常的社会交往等为常见症状。

《亚健康学》与《亚健康学基础》将亚健康分为躯体亚健康、心理亚健康、社会交往亚健康、道德亚健康四类。躯体亚健康分为疲劳性亚健康、睡眠失调性亚健康、疼痛性亚健康、其他症状性亚健康四个亚型；心理亚健康分焦虑性亚健康、抑郁性亚健康、恐惧或嫉妒性亚健康、记忆力下降性亚健康四个亚型；社会交往亚健康分为青少年社会交往亚健康、成年人社会交往亚健康、老年人社会交往亚健康三个亚型；道德性亚健康指持续3个月以上的道德问题，直接导致行为的偏差、失范和越轨，从而使人产生一种内心深处的不安、沮丧和自我评价降低的状态。

二、亚健康流行病学调查

（一）亚健康流行病学特点

由于缺乏大规模、规范的有关亚健康流行病学调查数据，国内一些亚健康的区域性调查缺乏统一的评判标准，导致亚健康流行病学研究结果存在一定差异，根据调查报告显示目前有关一般人群的亚健康患病率为17.8%～60.5%。早年间世界卫生组织一项全球性调查研究显示，世界上仅有5%的人口处于真正健康状态，75%人群处于亚健康状态。2002年"中国国际亚健康学术成果研讨会"上指出，中国有70%的人处于亚健康状态，亚健康人数大于8亿。另有研究报告，我国18岁以上的普通群众既往和现患亚健康（状态）者检出率为22.48%～65.1%。这些调查结果间虽然存在差异，但反映了亚健康状态在多数人群中普遍存在。

（二）亚健康患者群特点

1. 亚健康患病地区差异

在不同地区、不同职业，不同社会群体间亚健康患病率也有所差异。有研究报道：北京市亚健康患病率为75.31%；上海市亚健康患病率为73.49%；广东地区亚健康状态的现患率为46.0%；苏州市居民亚健康患病率为23.58%；天津市城镇居民亚健康总检出率为66.37%。导致这种差异的影响因素比较复杂，与不同地区经济发达程度、当地居民生活特点、健康教育水平、被调查人群职业和年龄以及调查机构的研究方法都有一定关系。

2. 亚健康患者群特点

研究报道，亚健康状况与性别、年龄、职业、收入水平、工作时间及生活方式等有关。

在性别方面，女性亚健康检出率高于男性，这与女性的生理特点和承担着复杂多变的社会角色有关，由于承受的社会和家庭压力以及经历更多的负面事件，使得女性健康受到诸多因素影响，健康水平降低。

一些研究显示，中青年人群的亚健康发生比例大于其他人群，尤其是30～50岁之间的人群。这个年龄段人群往往正处于工作事业的关键时期，也是人际关系最复杂的阶段，老人赡养、子女教育、个人升职以及经济压力等问题造成生活和工作压力较大，也会导致不良心身问题的产生。

不同职业人群亚健康患病率调查显示大学生人群的现患率为55.90%；中学教师人群的现患率为29.70%；企业人群的现患率为76.80%；公务员人群的现患率为69.40%；主流城市的白领人群处于亚健康状态者约占76.00%；信息技术工作者的亚健康的发生率为94.40%；医务人员亚健康率为14.30%，40～45岁的医务人员高达20.00%，尤其近年来医疗体制改革的推进和公众健康需求大幅度提升，更加重了医务人员亚健康的发生。

由此可见亚健康状态在很多职业人群中普遍存在，而其发生因素与生理状况、心理状况、社会、环境等诸多因素有关。在很多情况下，是诸多因素综合作用的结果，这种情况给亚健康的有效干预带来了一定的困难，也提示我们，身体与心理的综合调理是干预亚健康状态的有效方法。

三、亚健康在黑龙江省的发病特点

黑龙江省位于中国的东北部，南邻吉林省，西接内蒙古自治区，北部和东部是与俄罗斯接壤，属于中国地理位置最北，纬度最高的省份。黑龙江省夏季最高温度达到31℃到33℃之间。冬季西北风的侵入致使气温骤降，同时受西面的西伯利亚极地大陆气团影响，黑龙江北部最低温度可达到-52.3℃，寒风刺骨，冬季甚少有人外出。冬夏温差超出了全国其他各省及各地区，全省年平均气温在-2℃到-4℃之间。由于冬夏温差极大，春秋时间短促，给生活在这一地区的居民机体造成了很大影响，也影响了当地居民的生活习惯和活动方式。黑龙江省居民生活主要有以下特点：第一，高盐饮食。由于冬季较长，饮食较为单调，腌制食品占比例较多，造成居民饮食结构中食用盐过多和肉菜比不均衡。第二，饮食热量较高。由于日常平均气温较低，为了抵御严寒，冬季选择高热量、高蛋白质的食物，且烹饪中食用油量较大。第三，有饮酒习惯。一方面酒能温经活血有助于抵御寒冷，另一方面饮酒习惯也与本地居民粗犷豪爽的民风有关。第四，冬季户外运动较少。冬季时间长且较为寒冷，限制了居民出行与活动。这些不良生活方式都会对健康造成不利影响。

除地域因素以外，经济发展水平、社会人文环境等因素也影响着黑龙江地区居民健康水平。2008年由原卫生部组织，中国健康教育中心提供技术支持，在全国34个省（市、区）开展了第一次全国居民健康素养调查。调查结果显示，中国居民健康素养水平为6.48%。2012年全国居民健康素养水平8.80%，较2008年提升了2.32%。提示随着经济发展、医疗水平提高、健康教育的普及，民众健康素养有所提高，然而依然处于较低水平。而黑龙江省居民健康素养水平更加不容乐观，2012年黑龙江省居民健康素养水平为8.1%，即每100个15～69岁的人群中不到9人具备基本的健康素养，相比于同年全国居民健康素养水平（8.80%）低了0.7%。在细化的健康素养评价维度中科学健康观为28.00%，传染病防治素养为14.60%，慢性病防治素养为8.90%，安全与急救素养为26.20%，基本医疗素养为10.90%，健康信息素养为20.20%。由此可知黑龙江省城乡居民健康素养具备率较低，需要针对健康素养中较薄弱的环节，制定有针对性的宣传策略，开展健康教育与健康促进，提高全省居民健康素养水平。

一项针对黑龙江省普通高校学生体质健康现状的研究报告显示，黑龙江省高校男女身高平均值都高于国家颁布的标准，而男女学生的平均体重指数处于标准体重范围仅占59.5%和58.5%，相当一部分女生体重不足，而男生主要体现有些偏胖。黑龙江省男女大学生肺活量指数平均值与全国男女肺活量指数平均值存在显著差异，均明显低于全国平均值水平。这些亚健康状态与黑龙江省地处严寒，冬季漫长，户外活动少有较大关系。

有研究资料表明，我国的脑血管病患病率为21%，而黑龙江省的脑血管病患病率为23.59%；我国的高血压患病率为27%，而黑龙江省的高血压患病率为30%，其中农村高血压患病率为36%，城市高血压患病率为31%，呈上升趋势。相应的用于医疗卫生的费用也很巨大。有研究表明，黑龙江省居民从2008年到2013年的医疗住院费由4975元上升到8187元，增长了 64.56%。县（市）、区医院和县以上医疗机构次均住院费用的增长率分别高达 101.51% 和 125.75%，3 个级别医疗机构的次均住院间接费用分别增长了 6.58%、87.27%、104.46%，从资料上看黑龙江省的医疗住院费用增长速度比南方同级城市快得多。

2014 年黑龙江省印发的《健康龙江行动（2014～2020 年）实施方案》中："黑龙江省人均期望寿命明显偏低，2013 年为 74.3 岁，比全国平均 75 岁低 0.7 岁……亚健康状态人群接近半数。"我省居民近 50%人群面临亚健康问题，且健康水平低于全国平均水平。此外，方案中还提到"黑龙江地处高纬度地区，冬季漫长寒冷，居民油脂、食盐摄入量明显过高；慢性病综合防控问题日渐突出，高血压、冠心病、脑卒中等发病率均居全国第一位；绝大多数居民体育锻炼意识不强，存在不良生活习惯，半数以上男性居民经常吸烟，相当一部分人过量饮酒；居民食物结构不合理、膳食不平衡，特殊人群健康问题表现突出。"亚健康与慢病的发生息息相关，这也间接反映了我省居民亚健康、疾病状况以及与之相关的危险因素的存在情况，也提示为切实改善全省人民主要健康指标，应进一步提升我省人民群众健康素质，大力普及健康知识，开展全民健身运动，改善不良饮食习惯，营造健康生活环境，让广大人民群众养成健康文明的生活方式。

第二节　亚健康的检测方法

迄今亚健康的发病机制仍未明确，国际上缺乏特异性诊断标准，目前国内对其诊断也是综合性或排除有关疾病的临床或亚临床诊断标准。亚健康的判断标准根据《亚健康中医临床指南》：①反复出现（持续 3 个月以上）的以躯体和/或心理不适及适应能力减退为主要不适症状，但仍能维持正常工作；②所有实验室检查结果正常或虽有所偏离但未达到临床疾病诊断标准；③无重大器质性疾病及精神心理疾病；④尽管有非重大器质性疾病但无须用药维持，且与目前不适状态或适应能力减退无明确因果联系。有关亚健康检测的技术、方法与评估标准一直是亚健康研究领域的热点和难点问题。理论上所有用于疾病早期筛查和亚临床诊断的设备、仪器和技术，都可以用于亚健康检测与评估。在进行亚健康检测时需要注意以下两点：第一，亚健康检测是以人体健康检测与评估为前提；第二，亚健康状态的表现形式多样而复杂，因此检测方法和技术应该建立在多学科、多途径、多层次的基础上，注重检测方法和指标的综合性、系统性和统一性，充分发挥中西医结合优势。目前亚健康检测主要通过中医四诊和辨证、量表和问卷测量、现代医学检测三方面的检测与评估，近年来亚健康微观检测与中医四诊客观化研究成为人们研究的热点，也取得了一些成绩。

一、亚健康中医四诊、辨证及中医四诊客观化研究

中医学对人体的认识遵循"整体观"原则，注重研究人体的功能反应状态，并且通过历代医家反复临床实践，积累并形成了以望、闻、问、切为主的方法，能够全面、系统、动态地把握人体的生理病理信息，对疾病的诊断总结概括为特定的本质"证"。以四诊为主要手段的辨证诊断模式不依赖于现代医学"疾病"的概念和诊断手段，使中医辨识亚健康状态具有了明显优势。望闻问切、四诊合参是辨识亚健康状态的重要方法，特别是建立在中医未病学有关潜病态和欲病态基础上的潜在病理信息挖掘提取技术与方法，将对最终建立起有中医特色的亚健康检测与评估体系发挥重要作用。

传统的中医诊断方法多依赖主观感觉，而近年来现代中医诊断技术的信息化、数字化研

究已取得了一定的进展，面色、舌象、脉象正在逐渐实现从客观上定性、定量分析，而且应用信息采集技术和数据挖掘技术对辨证信息智能化、规范化研究也逐步深入，并初步应用于亚健康的诊断分析。因此在主观症状评价的基础上，结合四诊信息在舌诊、面诊、脉诊等具有中医特色的诊断方法的客观化研究成果，将有助于建立有效的、客观的中医亚健康诊断评价标准，更好地指导中医药对亚健康的干预治疗。

上海中医药大学的许家陀课题组在"十一五"、"十二五"期间，对健康、亚健康（包括中药干预前后的亚健康人群）大学生进行了面色、舌象、脉象的数字图像采集与分析，并对健康、亚健康以及亚健康不同证型的四诊特征进行分析比较，研究结果说明运用现代中医诊断技术用于亚健康状态及证候的评估和分类是可行的，能够为亚健康分类量化诊断及疗效评价提供客观研究依据。

此外，有学者提出在中医整体观指导下，通过诊察四诊信息，特别是对舌象、脉象、面色、体质状态等辨识，对亚健康的中医诊断、干预与评估均具有举足轻重的作用，尤其是中医舌诊犹如窥视人体生理病理的一面镜子，可为亚健康早期预警评价提供客观依据。

张爱华等运用脉诊图识别亚健康状态，梁嵘等开展的亚健康上火人群的舌象特征研究，都是现代中医诊断技术在亚健康诊断和评价领域的合理应用。

二、亚健康量表调查

亚健康状态概念宏观，形成原因复杂且不明确，临床多表现为主观感受上的各种不适症状，而无明显的阳性体征，缺乏特异性的实验室指标，因此亚健康状态的测量成为目前学术界研究的难点之一。为了克服传统生物学指标的局限性，越来越多的研究将量表或问卷学的评价方法引入到亚健康研究领域运用。量表评估亚健康状态的优势，主要体现在量表非常适合对"软指标"（各种主观症状）进行测评。近年来的实践证明，量表测量的结果作为对具体事物的研究是可以计算和评价的，人的精神、心理、情志等活动表现（症状）是可以被评估的，能够成为客观的证据。因此将量表评估法引入到亚健康领域，根据量表设计方法，把自觉症状按照一定规则量化测量，从得到的指数来判断严重程度，不仅能够测量客观指标，也能用于测量主观感觉性指标，能够很大程度上弥补目前评估手段对亚健康人群自我感受（心理、情感）评价的不足，从而有效地判断和测量亚健康状态。

在亚健康量表应用中，需要注意的是部分应用量表并非亚健康状态专用量表，而是针对健康或疾病状态评估而设计的，但在国内外广泛使用的健康、心理、生存质量测量量表如心理社会应激评定量表(psychosocial stress rating scale，PSAS)、康奈尔医学指数(Cornell medical index，CMI)、焦虑自评量表（self-rating anxiety scale，SAS)、抑郁自评量表（self-rating depression scale，SDS）等等，尚不能满足亚健康状态的临床评估和研究需要，其调查结果有待进一步分析和验证。亚健康量表应用范畴一般包括亚健康筛查，亚健康人口学特征分析，亚健康主要症状、证素和证候特征分析，亚健康中医偏颇体质分析，亚健康干预方法的疗效判定，亚健康生存质量评价、亚健康影响因素分析等等。

三、亚健康现代医学检测

据不完全统计，目前用于亚健康状态检测的技术和方法不下几百种，涉及人体各个系统的各个方面，包括心理、生理、社会适应性、营养与运动、中医未病态及环境等内容，本节主要介绍一些常用的亚健康测评技术及应用方法。

1. 常规体液微观筛查技术

目前用于人体健康状态、亚健康状态检测的体液微观筛查技术主要有血液代谢性指标检查、酶学及其他蛋白分析、肾功能检查、心肌酶谱及标志物检查、肿瘤标志物检查等。

有学者提出微循环是人体细胞代谢赖以生存的内环境，微循环异常将直接影响组织细胞的正常生命活动，影响组织器官的正常功能。因此，微循环紊乱会影响组织细胞代谢，出现相关指标的异常，属于亚健康的客观指标。临床研究证实，通过微循环相关项目的检测，作为治疗亚健康是否有效指标，具有临床疗效评定意义。

2. 功能影像技术及其应用

功能影像技术包括 X 线透视和摄影，比如专属性乳腺 X 线摄影、全数字化彩色超声、CT 及 CT 血管成像（CTA）、数字减影血管造影（DSA）、磁共振成像（MRI）及磁共振血管成像（MRA）、正电子发射体层摄影（PET）、单光子发射体层摄影（SPECT）等。医学功能影像不但已成为现代临床医学最重要的诊断方法，而且由于功能影像能在活体显示组织器官的解剖、生理、病理等情况，故而也成为基础医学（包括动物和人体）预防医学及亚临床、亚健康研究的重要手段。

3. 心血管病风险检测技术

所谓血管健康是指血管走行与结构正常，血管壁具有良好的柔韧性和弹性，血液有形成分正常，功能好，且能保持血液在血管中顺利流动；血管内皮功能好，抗氧化能力强，血管内膜连续光滑，内、中膜厚度正常，无血小板黏附或血管壁上斑块形成。目前对静脉血管功能的检测和评价比较少，而对动脉血管健康检测与评价的研究较多和较深入，并取得了许多共识。动脉血管健康常用的检测方法有：颈动脉超声检测、血管弹性功能检测、血管内皮功能检测等。

4. 全息分析评定技术

生物全息论认为人体是一个小宇宙，每一个局部（包括每一个器官、每一个组织、每一个细胞）均可从不同侧面反映全局，均是整体的一个信息窗或显示屏。因为人体的所有组织、细胞均起源于同一受精卵，都有着相同的染色体数、相似的基因组及类似的遗传密码，所以每一个局部都带有整个机体的全部信息或缩影。中医学也认为，机体体表与脏腑、经络、气血等是一张张由众多全息场组合而成的巨大全息片，每一个器官、组织、脏腑都是一个小系统，其局部均可以集中反映整体的局部功能。中医学通过舌诊、耳诊等方法判断健康、诊断疾病，这是最早用全息思想诊察疾病的典范。同样，整体有病或处于未病、亚健康状态，其信息也可反映在某一局部，这是全息评价预测健康、疾病的基本理论依据。运用全息分析法的技术有多功能超高倍显微技术、虹膜检测技术和中医舌诊等。

5. 基本体质状况测评技术

基本体质体能测试又称身体素质测试，是指对机体基本活动能力、耐力、储备力和适应能力的测试。亚健康状态者由于其存在与年龄不相称的机体组织结构退化和功能减低、活力下降，多表现为不明原因的身体疲劳或虚弱等。因此通过测试个体或某一群体的基本体质，不但可以帮助我们评价身体健康水平和专项身体素质与能力，而且还可以及时发现亚健康状态和评价亚健康综合干预效果。

6. 亚健康微观检测

当前亚健康微观检测的现代生物技术主要包括多功能超高倍显微仪技术、热扫描成像技术、福贝斯远程健康检测技术、生物电反馈仪、量子共振检测法、脑电超慢涨落图分析技术、人体热代谢层像技术、中医脉象检测技术、微动敏感床垫睡眠监测系统等等。这些技术共同的特点是从功能学的角度评价人体的健康状态，是一种功能评价，弥补了现代医学仅从结构方面进行研究的不足，对研究亚健康状态功能表征，提高亚健康评估的准确性，提供了重要的技术支撑。但尚难于大范围推广，需要更多规范的数据支持和分析，以及横向和纵向的比较和整合分析，才能提取出高质量信息用于指导临床。

7. 机体免疫状态检测技术

目前普遍认为，亚健康状态是由于心理、生理、社会三方面因素导致机体的神经系统、内分泌系统、免疫系统整体协调失衡、功能紊乱而致。机体免疫状态检测技术是通过定性、定量检测机体的细胞免疫、体液免疫状态和功能及免疫复合物等，获取血液、组织和生物体内数百种与免疫相关的极其微量的物质（如抗原、抗体、补体、干扰素、糖蛋白、免疫复合物及各种免疫活性因子等），为科学评测亚健康状态提供免疫学信息和依据。有研究报道，相当多亚健康的患者，大多伴有免疫功能低下的表现。临床可见患者免疫球蛋白 IgA、IgG、IgM 存在偏低的现象，这些表现与所具备症状相符，而且亚健康症状越突出，所表现的免疫指标越低。

目前亚健康主要的评估方法是：除外西医的器质性诊断标准，还要具有持续半年以上的主观症状，或实验室物理检查出现异常但未达到西医器质性疾病诊断标准。中医主要采用体质辨识、经络检测等方法对亚健康状态进行评估。

第三节 亚健康的调治原则和方法

虽然亚健康是介于健康和疾病之间的第三状态，但是我们不能忽视，这种中间状态具有既可回归健康，又可进展为疾病的双向性转化特点。亚健康状态与慢性非传染性疾病有着密切的关系，有可能是大多数慢性疾病的病前状态。若不及时纠正，长期处于亚健康状态容易导致许多疾病的发生，尤其是代谢性疾病、心血管疾病以及肿瘤等慢性非传染性疾病，甚至有可能引起疲劳死，具有十分大的危害性。

因此，采取积极的调治方法干预亚健康状态意义重大。亚健康研究也逐渐受到医学界与世界各国政府的重视。1996 年，世界卫生组织发布的《迎接世纪的挑战》报告就呼吁："21世纪的医学，不应继续以疾病为主要研究对象，而应以人类健康作为医学研究的主要方向。"从现代流行病学角度看，通过综合干预亚健康，不仅可以提高全民健康水平和健康意识，而且通过改变不良生活方式、合理膳食、注意体质锻炼以及掌握科学保健技能，也有助于降低一些慢性病及传染性流行疾病的发病率，节约医药卫生资源，也全面提高人们的生活质量。

一、亚健康的调治原则

《亚健康中医临床指南》（中华中医学会发布）提出了五条亚健康干预原则，由于亚健康不仅涉及医学、社会学、心理学等学科，也和营养学、体育运动以及各地的风俗习惯、文化传统有着密切的关系，这就决定了亚健康的干预不是单一的生物医学干预，也必然包括行为干预、心理干预、运动调摄、饮食调养、健康教育等多方面内容。

1. 积极开展健康教育，提高全面健康意识

健康教育是通过信息传播和行为干预，帮助个人和群体掌握卫生保健知识，树立健康观念，自愿采纳有利于健康的行为和生活方式的教育活动与过程。即把卫生科学知识普及到广大人民群众之中，给人民群众以认识健康与疾病的自然、社会心理因素和保健的观念、方法和技能，潜移默化地影响人们的卫生价值及与保健有关的行为方式和生活方式，同时唤起人们对个体卫生和社会卫生的自觉性和责任感，积极投入以群众参与为中心的卫生保健活动，促进和提高人们的健康素质，达到身体上、精神上及社会适应上的完美状态。最终达到消除或降低疾病的危险因素、促进健康、预防疾病、加速康复、提高生活质量的目的。

2. 改变不良生活方式，筑牢健康五大基石

良好的生活方式是人们通向健康大口的钥匙。五大基石，即：合理饮食、适量运动、戒烟限酒、心理平衡、充足睡眠，是我们提倡健康生活方式的核心。

研究发现人类的健康和长寿 40%取决于遗传基因和客观条件，其中 15%为遗传基因，10%为社会环境，8%为医疗条件，7%为气候条件，60%取决于自己建立的生活方式和心理行为习惯。据世界卫生组织报告，全球人类死因中因不良生活方式所引起的疾病占 60%，其中发达国家高达 70%～80%，发展中国家也达到 50%～60%。如果排除 40%非人为可控的遗传、社会、环境、医疗和气候等因素，那么 60%的人为可控因素——生活方式对疾病的影响将变得极为重要。

陈海春研究了亚健康、生活方式与运动健身的关系，指出健康的生活方式是指有规律的体育锻炼、适宜营养、消除不良生活习惯及控制精神压力。运动健身是健康生活方式中最为重要的一环，体育锻炼活动有益于身体健康，降低疾病的患病率。李静等研究了人们的生活方式，从而得出加强合理膳食，适当运动，减少静坐时间，增加睡眠时间可促进健康，预防和控制慢性病。由此可见，良好的生活方式可降低疾病发生。

所以不良的生活方式与亚健康甚至疾病的发生密切相关，人们应该在没有发生疾病之前，改变不良的生活习惯，将疾病遏制在萌芽中。

3. 适时缓解紧张压力，有效消除心身疲劳

随着现代生活节奏的日益加快，社会竞争、就业、人际关系紧张等，使人们承受着越来越重的心身压力，如不能及时调整心态、化解压力，精神长时间处于紧张状态，就会引起各种疾病。适时缓解过度的紧张和压力是人们走出亚健康，恢复健康状态的关键。

4. 以中医理论为指导进行辨证调摄

《素问·四气调神大论》曰："是故圣人不治已病治未病，不治已乱治未乱。夫病已成而后药之，乱已成而后治之，譬犹渴而穿井，斗而铸锥，不亦晚乎。"中医这种"治未病"的理论，也就是现代防治亚健康的治疗理念。中医理论指导下的预防性调摄内容丰富，可根据具体表现特征与轻重，予以相应的干预措施，如中药、气功、针灸、按摩、食疗等多种中医传统特色干预方法，防止健康状态向亚健康状态、亚健康状态向疾病状态发展。

5. 针对个体情况开展心理疏导与行为指导

对于存在有精神心理不适，或社会交往困难的亚健康者，可根据具体情况给予心理疏导，或认知行为方面的指导：引导他们树立积极健康、奋发向上的人生观、价值观，正确对待生活和工作中的压力与挑战，不断提高自身的心理承受能力，改善心理素质；鼓励他们参与或从事各种活动，使他们产生兴趣，扩大生活范围。

二、亚健康调治方法

1. 健康教育

健康教育的最终目的是提高人民健康水平，让亚健康状态的人转变到健康的状态。可以通过制作各类图、文、声、像等卫生健康教育宣传资料，传播健康防病知识；也可以借助大众传播媒介组织开展广泛的宣传教育活动；此外还可以设立健康咨询热线、健康教育门诊等开展人际传播。通过直接或间接参与健康教育传播活动，影响人们的生活决策，构建科学健康的生活方式。

亚健康人群的健康教育与健康促进主要从生活、行为着手，注意生活规律性，工作有张有弛，遇到挫折不要灰心失望，改掉吸烟、酗酒等不良习惯，应增强体育锻炼，饮食有度，定时参加体检等。可以按年龄阶段确定目标人群及其健康教育与健康促进内容，如儿童和青少年人群、成年期人群、老年期人群。也要特别关注亚健康人群中高危人群的健康教育与健康促进，根据不同人群的高危因素确定相应的健康教育与健康促进内容和规划，如心血管疾病的高危人群是吸烟、饮酒、紧张、性情暴躁者，应有针对性进行健康指导，树立健康观念，自愿采纳有利于健康的生活方式。

2. 饮食调摄

良好的饮食习惯及合理的营养是保证身体健康、预防疾病的首要因素。饮食调理得当，不仅可以保持人的正常功能，提高机体的抗病能力，还可以治疗某些疾病；相反，若饮食不足或调理不当，则会诱发某些疾病，如冠心病、脑卒中、糖尿病、肥胖症、血脂异常和癌症等，这些疾病的病因大都与不科学的饮食习惯密切相关。因此，饮食的合理调摄是亚健康干预中的重要环节。

饮食调摄要注意以下几个方面：①饮食有节。要有规律的定时进食，且进食应定量，饥饱适中，恰到好处。②全面均衡。食物种类多种多样，所含营养成分各不相同，只有做到各种食物合理搭配，才能构成平衡饮食，满足机体对各种营养的基本需要和各种生理功能的基本要求。《中国居民膳示指南（2016）》建议：食物多样，谷类为主。每天的膳食应包括谷薯类、蔬菜水果类、禽畜鱼蛋类、大豆坚果类等食物。每天平均摄入 12 种以上食物，每周 25 种以上。此外还指出要培养清淡饮食的习惯，少吃高盐和油炸食品，成人每天食盐不超过 6g，每天烹饪油 25～30g。还要控制添加糖的摄入，每天摄入不超过 50g，最好控制在 25g 以下。要饮水充足，成人每天 1500～1700ml 水。③饮食卫生。食物要新鲜清洁，不要吃发霉的花生、玉米、大豆、薯类等，以免食入黄曲霉素增加肿瘤的发生机率。同时要少吃用盐腌制的咸鱼、咸肉、卤虾酱、腐烂发霉的酸菜以及加入亚硝酸盐的火腿、香肠等，避免"病从口入"。④因人而宜。饮食调摄因人而宜，是指要根据个人体质虚实寒热，脏腑盛衰，给予相应的辨体辨证施膳。如气虚之人，应以补气健脾为主，可常食大枣、扁豆、粳米等，不宜苦寒、辛烈之品；阳虚之人，应以温补壮阳为主，可常食羊肉、狗肉、韭菜、胡桃、虾等，不宜生冷、寒凉之品等。

3. 运动健身

运动是健康长寿之本，通过运动既能流通气血，舒筋健骨，又能锻炼毅力，增强身体素质。同时运动还可使人感到心情舒畅，消极情绪，脱离病态心理。常见的运动项目包括游泳、走路、跳绳、爬山等日常运动，太极拳、八段锦、五禽戏、武术等健身养生活动，以及使用跑步机、脚踏车等。

运动健身的原则如下：①因人而宜。要根据个人身体素质、年龄、职业、性格、健康状况选择合适的运动形式、运动强度、运动持续时间及运动频率。如体质壮实、精血充足者，可以选择以动为主的运动，但是要避免高强度运动耗伤元气；体质较弱、气血亏虚者，适宜选择以静为主的功法，先强肾健脾，再练习运动量大的功法；肥胖之人，多痰多湿，"好逸恶劳"，稍动即疲，应该以练形为主，如五禽戏、八段锦等；形瘦者多属于阴虚体质，肝火易动，情绪急躁，应以练意为主，着重补肝肾，适合放松功、内养功等静功。②循序渐进。人体内脏器官系统的功能活动有一定的惰性，因此在身体训练及学习技能时运动量要由小到大，技术要求由简单到复杂逐步增加，从而使机体从相对安静状态进入工作状态，如果运动量提高过快，超过机体适应速度，非但不能增强功能，反而会引起运动性疾病或损伤的发生。③持之以恒。人体因缺乏运动而引起的体质下降是慢慢发生的，要扭转这个局面，同样需要一段时间，一般至少锻炼 6 周以上才能收到效果。训练效果通常可维持 6～8 周，若停止运动、运动能力则在 2 周内显著降低，12 周后恢复到运动前水平。因此，运动重要的是坚持，而不是要求速成。

4. 心理调适

针对心理亚健康，可以运用中、西医心理学的原则与技巧，通过语言、表情、姿势、行为以及周围环境的作用，对亚健康状态者进行启发、教育、劝告、暗示。从中医角度来说，任何外在的表现，包括心理问题的发生，均与内脏功能失调有关，即所谓"有诸内者，必形诸外"，所以跟患者讲清问题发生的缘由和中医调养的具体方法，配合中医养生、保健知识与方法传授等对心理亚健康进行干预均有重要作用。

5. 戒烟限酒

任何人在任何年龄戒烟均可获益，且戒烟越早、持续时间越长，健康获益越大。目前已有能够长期戒烟率的有效治疗方法，包括戒烟的简短建议、药物治疗、戒烟咨询及戒烟热线。中等量饮酒（男性每天 20～30g 纯酒精量，女性每天 10～20g 纯酒精量）能升高高密度脂蛋白胆固醇（HDL-C）水平。但即使少量饮酒也可使高甘油三酯（TG）血症患者 TG 水平进一步升高。饮酒对于心血管事件的影响尚无确切证据，提倡限制饮酒。有酒癖者，最好控制酒量，每天啤酒不过 750ml，葡萄酒 250ml 为度，若是白酒则 75ml 足矣。

6. 睡眠调理

睡眠是消除疲劳、恢复体力的主要形式，又是调节各种生理功能的重要环节，也是维持生命的重要手段。在睡眠调理中注意以下两方面：①养成良好的睡眠习惯，睡前不宜吃得过饱、不吃刺激性和兴奋性食物、不做剧烈运动。定时上床，按时起床，形成固定的睡眠节律。②保证充足的睡眠时间。大部分成人应保证 8 小时睡眠，儿童为 12～14 小时。一些老年人的新陈代谢减慢，体力活动减少，则睡眠时间较一般成年人少。有睡眠障碍者也可以通过放松训练、冥想、认知训练、足疗、热水浴疗法、音乐疗法、自我按摩法等疗法改善睡眠状况。

7. 中医辨证调理

中医调理亚健康是建立在中国传统文化及天人合一的基础上，运用中医"整体观"及"治未病"思想，通过中医四诊合参，全面搜集信息，辨识人体"阴阳偏颇"，并运用中医养生理念、传统药物及非药物疗法对人体进行干预，以改善机体症状和功能，促进人们身心健康，达到"阴平阳秘"的平和状态。正所谓"谨察阴阳之所在而调之，以平为期"。

《素河遗篇·刺法论》曰："正气存内，邪不可干""邪之所凑，其气必虚。"《伤寒论》："夫正虚邪旺，久而不瘥，但与扶正则邪自除……。"《彤园妇科》："凡治积聚癥瘕疝癖等症，当先审其形气状弱、病势缓急而治之，如其人虚弱，则气血衰微，不任攻伐，病势虽盛，当先扶正气而后治其病。"张元素提出："养正积自除，……令真气实，胃气强，积自消矣。"以上论述均强调在治病过程中扶正固本的重要性，形成了"养正积自除"的治疗思想。在亚健康中医辨证调治过程更要重视正气的固护，健脾同时予以固肾，益阴亦不忘护阳。中医调理亚健康的具体方法主要包括药物治疗和非药物治疗两个方面。

（1）药物疗法：药物疗法根据药物的四性五味，通过内服、外用等方式达到调理身体阴阳寒热虚实的目的，包括药物辨证论治、专方调治、中成药、单味药、药膳、药茶、膏方、中药熏蒸、中药沐足、穴位贴敷等治疗手段。干预的目的是为了调整人体阴阳气血的偏胜偏衰和正邪的消长，要使整个机体恢复到"平"的状态，即"正常状态"。中药在亚健康干预过程中除强调辨证外，还要注意剂量要轻、疗程要短、用药个体化的原则。其中药膳以辨证施膳为基本调理原则，将不同药物与食物合理组方配伍，既能满足人们日常对美味食品的追求，同时又能发挥调理生理机能、增强机体素质、预防疾病发生、保持人体健康的作用。在亚健康状态干预治疗手段中具有简便易行、价格低廉、无副作用的优点。膏方剂型在亚健康调理中也有优势，其体积小、含量高、便于服用，即使出门在外，由于方便携带，服药不会间断，能做到坚持服药。膏方在配制过程中可根据患者不同体质特点和不同症状、体征而组方，充分体现辨证论治和因人而宜的个体化治疗原则。此外，由于膏方滋药味相对较多，一般在20～40味左右，因此兼顾面广，具有调理滋补作用，特别适用于亚健康者长期服用。

（2）非药物疗法：非药物疗法主要包括针灸、推拿、整脊、刮痧、拔罐、气功、导引、传统体育疗法（如太极拳、八段锦、五禽戏等）、饮食、音乐等，都是在中医学理论指导下进行整体锻炼、整体调节的有效手段，具有强身、健体、防病和康复等功能，可以养精、练气、调神，在调治亚健康方面具有显著效果。

第四节　中医调治亚健康的特色与优势

亚健康状态受生理、心理、社会、环境等诸方面因素影响，其临床表现多种多样，可归结为躯体、精神心理及社会适应性等三个方面。其临床表现多以个人主观感受为主，缺乏阳性体征和实验室阳性指标，现代医学往往找不到治疗的客观依据和指标，因此很难达到满意的干预效果。中医学认为"有诸内者，必形诸外"，任何症状的出现，无论是有实验室物理检查显著异常的器质性疾病，还是缺乏客观依据的主观症状，均与阴阳失衡、气血不和、脏腑功能失调有关。所以中医可以通过望、闻、问、切四诊，"司外揣内"，判断疾病发生的原因、机制及预后，同时采用汤、丸、散、膏、丹、茶、膳、针灸、推拿、刮痧、导引等丰富的药物、非药物干预手段调理亚健康。在施治过程中重视情志、环境、生活习惯等因素在疾病发生、发展、预后方面所起的作用，且主张饮食有节、起居有常、情态调畅、劳逸适度、顺应自然的养生之术，既重视体育锻炼躯体，又强调心理养生，在亚健康状态的预防与干预方面具有独特的优势。

一、"治未病"思想为亚健康的防治奠定了坚实的基础

二十一世纪医学从"注重治疗"向"注重预防"发展，从"疾病医学"向"健康医学"发展，"治未病"是思想先进、发展超前的预防和治疗疾病理念。中医养生重点在"未病先防"，

亚健康防治重点在"未病欲发"阶段的防治干预。中医十分重视"治未病"，认为为了防患于未然，在亚健康阶段及时进行调治是非常必要的，此时机体的阴阳、脏腑、气血等已经失调，不及时调治，终会发展成"已病"、"大病"，难以挽回。

《黄帝内经》中有关"未病"记载颇丰，如《素问·四气调神大论》载："圣人不治已病治未病，不治已乱治未乱。夫病已成而后药之，乱已成而后治之，譬犹渴而穿井，斗而铸锥，不亦晚乎？"《素问·刺论》："病虽未发，见赤色者刺之，名曰治未病。"《灵枢·逆顺》："上工治未病，不治已病，此之谓也。"《素问·八正神明论》曰："上工救其萌芽。"由此可见，自汉代起就强调要注意识别疾病的早期征象，认识到"治未病"的重要性，也强调了早期治疗的重要性。历代医家在此基础上不断有所发挥，如《千金要方》曰："上医医未病，中医医欲病，下医医已病。"《备急千金要方》："五脏未虚，六腑未竭，血脉未乱，精神未散，服药必活；若病已成，可得半愈；病势已过，命将难全。"也从预后的角度强调了在疾病初起或疾病尚未严重阶段进行调治的重要性。

"未病"既指尚未患病的健康状态，更指某些疾病的潜伏、隐匿阶段。包括身体健康无疾、疾病隐而未发、疾病发而未传三种状态，其内涵包括现代医学亚健康群体。而"治未病"就是要预先采取措施，防止疾病的发生、发展，体现了"未病先防，养生保健""欲病救萌，防微杜渐""已病早治，防止传变"的中医重预防的思想。

诸多研究证实目前针对亚健康状态，行之有效的防治策略多提倡中医"治未病"的思想，"治未病"理论体系在亚健康的辨别、预防与治疗方面优势明显。

二、重视天人相应、形神合一的整体观，强调三因制宜的个体治疗

"天人相应"、"形神合一"是中医学从整体观出发而建立的独特理论，认为亚健康状态的形成与生理、心理、社会、环境的相互作用相关，故基于中医整体思维的诊疗模式在亚健康状态的预防与干预方面具有独特优势。

"天人相应"是指人体与自然是一个统一的整体，《素问·生气通天论》曰："阴平阳秘，精神乃治。"中医把人与自然看作是一个不可分割的统一整体，人的生命现象是自然现象的一部分，将阴阳平衡作为心身和谐的健康标准，其内涵包括人体阴阳平衡以及人与生存环境协调两个方面。人察天地之气而生，人与自然息息相通，人与自然界在对立统一的运动中维持着正常的生命活动。人体自身阴阳气血平衡，脏腑功能协调，气血充盛调畅，同时人能适应环境，与环境和谐共处是健康的两个根本要素，所以人体要保持健康无病，必须维持人与自然规律的协调统一。人亦应根据这一规律，安排生活作息，调摄精神活动，以适应自然环境的改变。亚健康状态的发生与不良的生活方式和行为习惯关系密切。从中医角度理解，这是人与自然规律的协调出现紊乱，而导致自身阴阳、气血、脏腑的失衡状态。可见，中医的健康观是整体平衡观。阴阳失调是疾病的基本病机，如张元素《医学启源·内经主治备要》曰："偏阴偏阳之谓疾。"人体阴阳失调，表现为脏腑功能失常，气血失调，形神失养，人与环境不能和谐共处，人体不再健康，进入亚健康或疾病状态。从这一认识出发，中医治疗亚健康状态总的指导原则就是调整这种失衡状态。

所谓形，就是形体，是指人的身体和体质，包括脏腑、经络、气血、津液、骨、肉、血、脉、髓等及其生理活动。神是指人的理智、意识、思维、记忆等。形是神的载体，神是形的功能表现。形与神在生理上相互影响、病理上相互作用。神伤及形、形损及神，故情志因素

与机体生理病理功能具有相关性。基于心理活动对形体及功能活动的影响，中医学非常注重心理因素在疾病发生、发展、转归及养生、防病等过程中的作用，在调治亚健康状态方面发挥着自己的优势。

"天人相应"、"形神合一"这一整体观念对解释亚健康发生机理和亚健康的治疗都有非常重要的实际意义。疾病的发生、发展是天、地、人等诸多因素共同作用的结果。中医治病强调因时制宜、因地制宜、因人制宜。即审察天地之阴阳、环境之变化，明辨个体的差异，据不同季节气候的特点，不同地理环境特点，病患年龄、性别、体质、生活习惯等不同特点，来制定适宜的治法和处方原则。采取因时、因地、因人制宜的治疗方法，充分体现出中医个体化治疗的优势。

三、四诊合参、辨证论治是亚健康状态辨识与干预的有效手段

亚健康大多没有明显的器质性病变，只表现为功能的异常，以自觉身体不适为主，是躯体、心理、情感等多方面较复杂的表现与感受，临床物理检查、实验室化验没有明显异常，现代医学往往因找不到肯定的病因而无法干预。辨证论治是中医诊断和治疗疾病的主要手段之一，可分为辨证和论治两个阶段。所谓"辨证"，就是将四诊所收集的资料、症状和体征，通过分析、综合，辨清疾病的原因、性质、部位和邪正之间的关系，概括、判断为某种证。"论治"，则是根据辨证的结果，确定相应的治疗方法。"辨证"的核心为"证"，是"论治"的前提和依据。"证"是中医学特有的概念，是对疾病所处一定阶段的病因，病性、病位等所做的概括。换个角度去看，中医的"证"是疾病发生及发展过程中某一特定阶段的状态性描述。这里所谓的"疾病"，是相对健康而言的病，并非指西医中具体疾病的名称。"证"是一种状态，对于亚健康而言，不管现代医学的诊断能否成立，其表现在躯体上、心理上出现种种异常的感觉、症状和体征，如异常的面色、舌象和脉象等。根据中医理论，"有诸内者，必形诸外"，外在症状是内在脏腑、气、血阴阳的反映，任何感觉和症状，以及不正常的面色、舌象或脉象等，都是机体脏腑经络、气血阴阳功能失调的反映，中医通过望、闻、问、切收集亚健康各种症状，然后按其中医理论加以综合、分析、归纳，辨出"证"来，认清亚健康的病理本质。用辨证论治思维干预亚健康状态，可动态地紧贴亚健康状态不同阶段的病理发展，适当地做出相应的预防及干预手段，才能"对症下药"，达到"谨察阴阳所在而调之，以平为期"的目的。所以，中医不管在诊察还是在调理亚健康状态方面都有着很大的优势。

四、体质学说有助于从体质角度认识亚健康

《灵枢·寿夭刚柔》曰："人之生也，有刚有柔有弱有强，有短有长，有阴有阳。"提出了人先天禀赋存在差异，属于体质的范畴。而最早提出"体质"一词的医家是张介宾，见于《景岳全书·杂证谟》："矧体质贵贱尤有不同，凡藜藿壮夫，及新暴之病，自宜消伐。"此后重视体质、辨识体质的思想也贯穿于后世医家的临床实践中，现代以匡调元、王琦为代表，提出"中医体质学"，并建立起相应的理论框架，有关体质与亚健康的研究也成为现在的研究热点之一。

体质学说认为每个人在形态结构、生理功能和心理状态方面相对稳定的固有特质，就是

体质。体质禀受于先天，得养于后天。有正常体质和病理体质之分。正常体质阴阳平衡，健康无病；具备病理性体质之人，实际上已处于阴阳、气血或脏腑的失调状态，虽尚未发展成疾病，处于病与未病之间（亚健康），对某些致病因素具有易感性。目前相关的流行病学调研显示，与平和质比较，气虚质、阴虚质、阳虚质、痰湿质、湿热质、血瘀质、气郁质和特禀质等8种偏颇体质的人群在相同的影响因素下出现亚健康的机率更高。因此，体质的判断与调理病理体质阴阳失衡，有助于亚健康的预防及调理。

在未病之先，通过审查人的神、色、态、脉、舌等体征和性格、饮食、二便等，辨证论治、综合分析，可以诊断出病理体质，如阳虚体质、气虚体质、阴虚体质、血瘀体质、痰湿体质、湿热体质等。早期通过改变个体的生活环境、饮食因素，并通过必要的锻炼和药物等摄生方法，可逐渐使病理体质的偏性得以纠正，恢复到平衡，进一步阻断亚健康状态发展到疾病状态。

通过筛检，早期诊断，识别并积极改善特殊病理体质，实现体质的调整优化，可起到预防疾病的作用。中医体质理论给亚健康的防治提供了理论依据，调理体质也将会是中医有效预防亚健康状态的重要手段。

五、干预手段丰富、调理方法多样

《素问·异法方宜论》曰："杂合以治，各得其所宜。"中医学在长期的临床实践中，形成了内服药物（汤、丸、散、膏、丹、药膳、药茶）、外用药物（穴位敷贴、药浴、足浴）、针灸、推拿、刮痧、气功、导引以及情志调摄等丰富多样的治疗方法与手段。药物疗法在辨证论治的基础上，通过药物的寒热偏性、补虚泻实，纠正机体的阴阳失调，气血失和状态，调理亚健康。此外药食同源，利用食物或配合天然药物，结合具体症状表现辨证施膳，通过食疗扶正、祛邪也可以协调机体阴阳、调理亚健康。针灸推拿等非药物疗法针对亚健康的调治充分体现了自然、安全、有效、无副作用的优点，可以通过刺激经络腧穴，畅通经络、调节脏腑气血，达到调治亚健康的目的。通过刺激经络和腧穴，调节机体脏腑、气血、经络的阴阳平衡，泻其有余，补其不足，使机体处于"阴平阳秘，精神乃治"的健康状态。不同施治手法各有所长：针刺有补有泻；灸法长于温补、温通；按摩侧重于筋骨关节；刮痧侧重活血化瘀。各种疗法合理使用，对亚健康引起的疲劳有很好的改善作用，如灸百会、四神聪以提神；刺合谷、太冲以止痛；灸足三里以益气补虚等。中医学还倡导健康生活方式，纠正不良生活习惯，戒烟酒，合理饮食，起居有规律，劳逸结合，适度锻炼，节欲保精，以改善体质，减轻焦虑抑郁等不良情绪，预防和缓解亚健康。

综上所述，中医学丰富的"治未病"理论，独特的整体观及辨证论治方法，丰富的药物及非药物疗法手段在亚健康状态辨识、预防与调治等方面均发挥了极其重要的作用，较现代医学具有独特的优势。

第五节　亚健康的自我管理

一、亚健康自我管理的意义

自我管理又称个人管理，是指个体对自己身体的健康信息和健康危险因素进行分析、预测和预防的全过程，具有对威胁健康的因素进行全面干预管理的特性，是健康管理重要组成部分。健康自我管理的管理者本身既是健康管理实施者又是被健康管理的对象，可以通过自我心理调节和情绪控制提高心理免疫力，缓解自身受环境压力和外界不利信息的负面影响，还可以调动个人的积极性构建自我良好健康习惯以增强自身健康意识，进而维持、促进并提升个体的健康状态，是防治亚健康的主要有效手段。培养健康自我管理能力，可以帮助亚健康患者树立健康生活理念、形成健康的生活方式，是解决亚健康的重要环节。

个体在自身健康的管理中具有至关重要的作用，自我管理首先要增强自我健康管理意识，认识健康管理的重要性、作用和意义。健康的关键是让人们学会自己管理健康。对于个体健康来说，最重要的不仅仅是医疗，还包括改变自然和社会环境以及调动人们维护自身健康的积极性，改变不健康的行为和习惯。其次要提高自我管理能力，正确认识健康状况，评估自身存在危险因素水平，个性化地设计自己的健康管理重点，通过科学方法有的放矢地进行健康管理。健康自我管理的途径和方法主要从生活方式和行为方面进行。自我健康管理不同于传统的健康教育，传统的健康教育是为患者提供知识和应对疾病的技能，自我健康管理更强调自身的参与，重点是提高解决问题的技巧，教会人们改变导致健康水平下降的相关不良行为，从而改善生存质量。自我健康管理是个性化的健康管理模式，需要因人而异制定健康管理计划。每个人结合自己的健康状况，了解自身相关的健康风险因素，有针对性地改变行为，形成良好的生活习惯，从而提高生活质量，改善自身健康状况。自我健康管理是一套科学的自我管理和日常保健方法，它通过改变不合理的饮食习惯和不良的生活方式来达到防治亚健康的目的。

二、亚健康自我管理途径与方法

（一）学习有关健康的医学知识，增强健康意识，提高健康素养

健康意识缺乏会对身体健康造成负面影响并产生生理亚健康。学习有关健康的医学知识可以使人们掌握更多的强身健体和防病治病知识，增强自我保健意识，促进健康文明生活方式和卫生习惯的逐步养成，从而降低危险因素，减少与生活方式密切相关疾病的发生，提高抵御疾病能力，做到无病早防。健康医学知识解决的是健康自我管理如何做的问题，是自我健康管理的基础。学习内容主要是人体解剖生理知识；常见病（包括现代病）的急救和预防知识；关于营养与饮食卫生、运动、作息、性格修养、善处人际关系等保健养生知识，以及不同层次的健康内涵等知识。

（二）培养健康行为，改善不良生活方式

目前国内对亚健康的横断面调研及国外对不利健康因素的研究认为，亚健康状态可能与个人不良的生理状况、心理状况、职业情况、行为习惯、居住环境、社会交往等多种因素有关。WHO 有报道显示，在导致亚健康问题出现各类因素中，个体不良生活方式占了 60%。不良的生活方式（如不良饮食习惯、缺乏运动锻炼、熬夜、吸烟、酗酒等）、心理压力、工作压力、环境污染等因素，为亚健康发生的危险因素。这些因素能使机体神经系统功能、内分泌系统功能、免疫系统功能及基因表达异常改变等从而影响健康状态，是诱导亚健康状态转化的重要因素。健康的生活方式可以减少疾病的发生，如冠心病、糖尿病、肥胖、代谢综合征、肠易激综合征等。预防和干预生活方式中的危险因素，是促进亚健康状态回归健康的重

要途径。因此，作为疾病与健康之间的亚健康状态，对生活方式进行干预，建立健康科学的生活方式，是促进亚健康向健康状态的转归的行之有效的防治策略。

1. 按时作息，生活规律

起居有时，生活适度，劳逸结合，适当放慢生活节奏，善于休息，主动变化行为方式，保证睡眠充足可以有效提高健康水平。现代生活方式导致很多人存在睡眠问题，如熬夜、睡眠不足、失眠等，是亚健康发生发展的重要危险因素。相关调查显示，睡眠异常是亚健康状态的重要表现之一，且对亚健康的发生发展具有重要的促进作用，如睡眠时间不足与亚健康临床表现中的睡眠紊乱、记忆力下降、精神紧张、反应迟钝等具有显著的相关性，且长期熬夜还会影响机体内分泌紊乱、导致免疫力下降，引起感冒、胃肠功能不适等。

2. 规律饮食，营养平衡

营养对于机体能量的供给、维持健康有着重要的作用。合理的营养可以维持机体生理需要，营养过剩或营养素不平衡导致高血压、高脂血症、肥胖症的明显增加。《中国居民膳示指南（2016）》建议：食物多样，谷类为主。每天的膳食应包括谷薯类、蔬菜水果类、禽畜鱼蛋类、大豆坚果类等食物。每天平均摄入 12 种以上食物，每周 25 种以上。此外还指出要培养清淡饮食的习惯，少吃高盐和油炸食品，成人每天食盐不超过 6g，每天烹饪油 25～30g；还要控制添加糖的摄入，每天摄入不超过 50g，最好控制在 25g 以下；要饮水充足，成人每天饮用 1500～1700ml。

此外要注意饮食有节、三餐规律。相关调查表明，吃早餐习惯与生活方式显著相关，它是健康生活方式的一个强有力预测者。不规律的早餐饮食习惯（如不吃早餐等）与发生健康的风险增加相关。此外，饮食的时间对于健康也很重要，正确的饮食时间不仅能促进健康，预防亚健康。相关的动物模型已证实夜宵会对加重心脏功能负担，加速心脏衰老。正确的饮食时间能扭转肥胖和糖尿病，这可能与编码生物钟的基因元件等密切相关。

3. 经常运动，加强锻炼

运动锻炼不足或久坐行为与亚健康状态的发生有着密切的联系，比如体重的增加、过度肥胖、抑郁、焦虑、睡眠质量或生活质量下降等。有益的运动可加强人的心脏功能，维持正常血压，加速脂肪代谢，防止血脂升高，同时还能增强体质，提高人体免疫力。现在最新的研究也表明运动锻炼可以促进机体甘丙肽的生产，甘丙肽通过保留突触可塑性、或使神经连接随时间变化得到加强或减弱的方式来维持应变，以减轻压力的产生。

科学健身和持之以恒的体育锻炼是脑力劳动者预防亚健康发生的重要措施。体育锻炼贵在坚持，重在适度。体育锻炼应达到每周 3 次以上，每次持续 30 分钟以上。自我健康管理干预注重个性化的运动方式，可根据自身情况选择相应的运动项目，如步行、登楼、体操、慢跑、登山、太极拳、练功十八法等，不必硬性规定，但运动必须要适度，以不觉得心慌气急为度。

4. 戒烟限酒

很多流行病学研究表明，吸烟、饮酒是亚健康发生发展的危险因素，且与某一维度的亚健康（如生理、心理等）有着显著的相关性。戒烟可降低或消除吸烟导致的健康危害。

（三）调节心理素质，改善心理健康

心理调节是健康自我管理的重要组成部分，也是提升个体心理健康素质，解决心理亚健康的重要手段。因此充分发挥自身主观能动性，提高自我调节能力有利于增强个体社会适应与抗压能力，从而解决心理亚健康问题。心理素质指人们心理活动方面的能力，主要指人们应付、承受及调节各种心理压力的能力，表现在情绪及其行为的稳定性方面。心理素质主要从以下方面判断：智力是否正常；情绪是否稳定、愉快；意志是否顽强、果断、自觉；行为是否一致、协调；人际关系是否和谐；反应是否适度。

1. 精神境界陶冶法

精神境界是一个人文化修养、生活情趣等方面的综合反应，是多年学习、生活的积累与升华，是其他提高心理素质方法的基础。可通过音乐、书籍、情趣、幽默、家庭等方面陶冶情操，使精神境界高雅一些，宽阔一些，富于活力并富有弹性。

2. 自我控制法

自我控制就是自我克制。这既是人区别于动物的文明标志之一，也是衡量其心理素质的主要标准之一。自我控制方法很多，既有升华（最具积极意义）、补偿、情景转换、抑制、自我暗示、交往调适及适当发泄等一般方法，也有制怒法、控制焦虑法、解除苦恼法（如上下级、同事间关系烦恼，"马太效应"烦恼，交友烦恼等）、身心松弛法、行为影响控制法等来进行自我控制。

3. 培养自信心和意志力

一个人的自信心是事业成功的一半。自信、自尊是人类最重要的需要，也是心理素质诸多方面具有决定性的因素。在一个人的生活追求中，要善于鼓励和肯定自己，给自己打气；克服某些消极心理束缚（如"别人会怎么看"、"我会失败"、"为时太晚"等）；克服自卑感，正确看待竞争和塑造自己坚强的个性和意志。意志力表现为人去从事达到预定目的所必需行动的推动力，以及制止与预定目的不相符的愿望和行动。一个意志坚强的人，在行动上表现出高度的自觉性、果断性和自制性；在事业上表现出坚韧性和不达目的誓不罢休的精神。培养意志力同自信心一样，应客观地认识现实生活，认识世界及对生活抱有乐观态度，目的明确及有比较全面而长远的计划，坚持从日常小事做起并能经受逆境的考验。

4. 情景模拟训练法

心理素质表现不良都有其特定环境，情景模拟训练法就是主动寻找、或设计相类似的环境，进行耐受力的体验、调整和训练，使相应的心理反应日趋正常、稳定，增加应变经验，提高耐受水平。多和有利于提高自己心理素质的人接触，间接学习他们的特定环境的处理办法，从中吸取力量。主动参与各种活动，寻找和体验特定的环境，多参加集体活动，多接触各种人和事，锻炼自己，培养自己对各种人和事物的心理耐受力。

（四）搞好人际关系，建立强有力的社会支持系统，增强社会适应能力

两人以上的社会生活最重要的就是人际关系的处理。胸怀豁达，坦荡热情，严己宽人，真诚利人。正确处理上下级、同事、家庭亲友间的关系，广交善择朋友，就能建立强有力的社会支持系统，增强有力的社会支持系统，在平时可产生欢乐愉快的积极情绪，是增进健康的营养剂；在遇到挫折时是消极情绪的缓冲剂，在遭受巨大挫折打击时是"救急良方妙药"。

（五）创造良好的微小生活环境

微小生活环境主要指家庭居室生活环境，包括微小气候，空气污染及生活设施。保持室

内温度、湿度适宜，空气流通、新鲜、无污染，生活设施卫生、完善、方便，有利于健康。

（六）建立个人健康档案

制订个人健康计划，定期健康体检，定期检查血压、血糖、肝功、尿常规、心电图、超声和 X 线检查，及早发现亚健康状态并进行预防。将检查结果记录在案，建立个人健康档案，以便各种健康资料入档而不失散，有利于查找；制订个人健康计划，不仅要有目标，而且要有具体措施，包括健康医学知识的学习及作息、运动、饮食等卫生、生活制度心理卫生的性格锻炼，人际关系处理等。定期自查自评是一种自我监督和促进，只有坚持，才会有收获。

三、亚健康自我推拿

自我推拿指术者运用简单的手法，通过自己的双手在自身体表某些部位进行推拿，以达到强身保健和减轻某些疾病症状及治疗目的的方法。自我推拿在我国已有悠久的历史，几千年来，推拿在养生、防病、保健强身方面起了积极作用。由于通过推拿可以疏通经络、行气活血、调整脏腑器官功能、增强人体抗病能力，所以自我推拿成为我国古代养生学的重要内容之一、在预防医学领域占有一定地位。自我推拿的方法很多，内容丰富，方法简单易学，很适合中老年人、体弱者以及慢性病患者作为一种锻炼的方法。

1. 眼部自我推拿

（1）揉攒竹穴：以左、右手拇指螺纹面分别按压、出现酸胀感为宜。

（2）按睛明穴：右眉内侧的凹陷处，轻揉攒竹。用力不宜过重，以左、右手的拇指螺纹面分别按在内眼角上方凹陷中，先向下按，然后向上挤，一挤一按，重复进行，以出现酸胀感为宜。

（3）按揉四白穴：以左、右手示指螺纹面分别按在目眶下 1 寸处，持续按揉，以出现酸胀感为宜。

（4）刮眼眶：以左、右手示指屈成弓状，第二指节的内侧面紧贴上眼眶，自内而外、先上后下刮眼眶，重复进行，以出现酸胀感为宜。

（5）揉太阳穴：以左、右手中指螺纹面紧贴眉梢与外眼角中间向后约 1 寸凹陷处，按揉太阳穴，以出现酸胀感为宜。

以上方法每天早晚各做 1 次，每次 3～5 分钟，也可在视物过久（如连续看书等）而眼睛疲劳、视物不清，或视力减退以及老人目花等时运用。

2. 上肢部自我推拿

（1）按揉肩贞穴：以示指螺纹面紧贴三角肌后缘、腋后皱襞上 1 寸，持续按揉，以出现酸胀感为宜。

（2）按揉肩前：以一手中指螺纹面紧贴肩端前面的陷凹处，用力持续按揉，以出现酸胀感为宜。

（3）按肩井穴：以一手中指螺纹面持续用力按揉肩井穴，同时活动肩关节，以出现酸胀感为宜。

（4）掌擦肩部：一手掌心紧贴肩部体表，上下擦动，以透热为宜。

（5）按揉肘关节周围：以一手拇指螺纹面在曲池、手三里、尺泽、曲泽等穴分别交替按揉，以出现酸胀感为宜。

（6）弹拨少海、小海穴：以一手拇指螺纹面在少海和小海穴持续弹拨，以酸胀麻等感觉放射至手指为宜。

（7）擦肘：一手掌心紧贴肘关节持续擦，以上下周围擦热为宜。

（8）捻指：以一手拇、示二指捏一手指，捻动指节，自上而下，轮换交替进行。

（9）搓手掌：以两手手掌相对用力搓动，由慢而快，搓热为止。

（10）擦手背：两手手掌和手背互相用力擦由慢而快，擦热为止。

（11）双手抓空：两足分开，距离约肩宽，身体直立，两臂由身前抬起，沉肩，垂肘，腕略背屈，五指如握球状，十指同时作幅度较小的屈伸运动。

以上方法每日1次，每次5～8分钟，对上肢酸痛、手指麻木、肩关节活动受限、肩及手部怕冷等症均可选择和连贯应用。

3. 下肢部自我推拿

（1）按揉大腿：以两手掌根紧贴大腿，自上而下用力按揉，以出现酸胀感为宜。

（2）拿捏或按揉髌骨：下肢放松，以一手拇指螺纹面及屈成弓状的示指拿捏或按揉髌骨。

（3）拿小腿：以一手拇、示、中指指端提拿腓肠肌，自上而下，用力柔和，以出现酸胀感为宜。

（4）弹拨阳陵泉穴：以一手拇指螺纹面紧按腓骨头前下方凹陷处，用力推按弹拨阳陵泉穴，以酸麻感放射至足趾为宜。

（5）拍击下肢：以两手掌心或掌根紧贴下肢，相对用力，由上而下拍击约20次左右。

（6）擦涌泉穴：用一手小鱼际紧贴足心，快速用力擦，以擦至出现发热感为止，两足交替进行。

（7）摇踝关节：正坐搁腿，一手抓踝上，一手抓脚，作旋转动作，顺、逆时针各转10次左右。

（8）搁腿弯腰：取正立位，一脚搁物，双手按膝，弯腰伸腿。两下肢交替进行。

以上方法每日1次，每次5～8分钟，对劳动后下肢疲乏、下肢酸痛、腓肠肌痉挛等症，根据各人具体情况均可选用。

4. 腰骶部自我推拿

（1）揉腰眼穴：两手握拳，用拇指指掌关节紧按腰眼穴，旋转用力按揉，以出现酸胀感为宜。

（2）擦腰部：两手掌根紧按腰部，用力上下擦动，动作要快速有劲，擦热为止。

（3）腰部活动：做前俯后仰及旋转动作。

以上方法每日1次，每次3～5分钟，对腰部保健、酸痛均可选用。

5. 胸腹部自我推拿

（1）按揉胸部：以一手中指螺纹面沿锁骨下、肋骨间隙由内向外、由上而下适当用力按揉，以出现酸胀感为宜。

（2）拿胸肌：一手拇指紧贴胸前，示、中两指紧贴腋下相对用力提拿，一呼一吸，一提一拿，慢慢由里向外松之，约5次左右。

（3）拍胸部：以一手虚掌拍击胸部约1次左右，在拍击时勿屏气。

（4）擦胸部：一手大鱼际紧贴胸部体表，往返用力擦，以擦热为止。

以上方法每日1次，每次3～5分钟，对岔气胸痛、胸闷、咳嗽、气喘等症均可选择应用。

（5）揉中脘穴：一手大鱼际紧贴中院穴，顺时针方向旋转揉动，用力要柔和，约 2~3 分钟。

（6）揉腹部：一手掌心贴脐部，另一手按手背，顺时针方向旋转揉动，动作较快，用力要柔和，约 2~3 分钟。

（7）擦少腹：以两手小鱼际紧贴肚脐旁（天枢穴上下），作上下往返擦动，以擦热为止。

（8）擦胁：以两手大鱼际紧贴两侧胁部，作前后往返擦动，应快速有力，以擦热为止。

以上方法对于胃脘不适、消化不良、大便秘结、腹痛、腹泻、气机不利等症均可选用。

6. 头面部

（1）抹额：以两手示指屈成弓状，第二指节的内侧面紧贴印堂，由眉间向前额两侧抹约 40 次左右。

（2）抹颞：以两手拇指螺纹面紧按两侧鬓发处，由前向后往返用力抹，约 30 次左右，以出现酸胀感为宜。

（3）按揉脑后：以两手拇指螺纹面紧按风池穴，用力作旋转按揉，随后按揉脑空穴约 30 次左右，以出现酸胀感为宜。

（4）振耳：两手掌心紧按两耳，然后作快速有节律的鼓动，约 30 次左右。

（5）拍击头顶：人正坐，眼睛前视，牙齿咬紧，用掌心在囟门处作有节律的拍击动作，约 10 次左右。

（6）搓手浴面：先将两手搓热，随后掌心紧贴前额，用力向下擦到下颌，连续约 10 次左右。

以上方法一般睡前进行，每日 1 次，每次 5~8 分钟，头晕、耳鸣、神经衰弱、失眠头痛等症均可选用。

第六节　亚健康的经络调治

一、亚健康经络调治的意义

经络是人体运行气血的通道，气血又是人体生命活动的物质基础，人体是由脏腑、组织、器官以及经络的络属作用组成的有机整体，在正常的生理情况下，机体处于经络畅通、气血调和、脏腑协调、阴阳平衡的状态。而在病理情况下，则经络壅滞、气血不畅、脏腑失调、阴阳失衡。正如《灵枢·经脉》所言："经脉者，所以能决死生，处百病，调虚实，不可不通。"中医治病历来重视通调经络，唐大烈《吴医汇讲》曰："用针通其外，由外及内，以和气血；用药通其里，由内及外，以和气血。其理一而已矣。"

亚健康者多是经络气血功能失调，经络调治就是按照人体气血运行的方向，对穴位、经脉和身体局部开展调治，经过皮部—络脉—经脉—脏腑这一由表及里的疾病防治网络，达到疏通经络，调和气血，提高脏腑功能，从而改善人体健康状态的方法，具体包括针灸、推拿、刮痧、拔罐、埋线等经络调治法。作用的部位可以是十四经及十四经所属穴位或经外奇穴，也可是十二经所属的经别、经筋、皮部。亚健康经络调治的最终目的是使人体从亚健康状态转向健康状态，同时经络调治对于疾病及病后康复期间的患者也有很好的调理、改善作用。

二、亚健康经络调治的作用机理

1. 疏通经络，行气活血

经络运行气血，《灵枢·本脏》篇中说"经脉者，所以行血气而营阴阳，濡筋骨，利关节者也"。《灵枢·营气》篇明确地指出了十二经脉是气血流注的主干，它们内溉脏腑，外濡腠理，循环往复，如环无端。经别则协助经脉将气血渗灌到脏腑、五官九窍。络脉、经筋、皮部则将气血分流到肌肉、骨骼、皮肤。奇经八脉对气血运行起着溢蓄和调节作用，从而使得气血周流上下内外而营养全身。人体各脏腑组织器官在气血的温养濡润后才能发挥其正常的生理功能，使人体处于"阴平阳秘，精神乃治"的状态。《素问·生气通天论》谓："气血以流，腠理以密，如是则骨气以精，谨道如法，长有天命。"强调气血运行流畅对人体健康长寿的重要性。经络通过运行气血，实现其协调阴阳的作用，保证人体正常生理功能活动的有序进行，为人体的健康长寿提供良好的物质基础。

中医理论中"不通则痛"即指许多临床疼痛症状均是由经络气血闭阻不通而引起，主要临床表现为疼痛、麻木等。经络调治可"以微针通其经脉，调其血气"，如《灵枢·刺节真邪》篇说："用针者，必先察其经络之实虚……一经上实下虚而不通者，此必有横络盛加于大经，令之不通，视而泻之，此所谓解结也。"解结就是疏通经络，使脉道通畅，气血畅行。

经络是运行气血的通道，经络调治通过刺激十二正经及其所属经筋、皮部、穴位等可以直接起到疏通经络、行气活血的作用。现代研究证明，经络调治过程中采用的中医手法虽然作用于机体表面，但是手法的刺激感能够传递到机体的血管壁，促使血管有节律的舒缩变化，提高血液流速，降低血流阻力，改善血液流变，并促进微循环的建立，具有行气活血功效。而且中医手法具有明显的镇静、镇痛的作用，可以通过缓解局部肌肉痉挛、紧张，达到舒经通络的目的。同时，中医手法中的一些推拿、正骨手法，通过手法外力直接作用于关节或软组织病变处，促使筋络顺接，气血通畅，机体组织各守其位，经络关节通顺而起到治疗作用。

2. 平衡阴阳，补虚泻实

经络是脏腑相互联系的重要通道，经络不通畅，脏腑失去正常联络，脏腑的功能不能正常发挥，则气血阴阳失调失和，便会影响健康、伤害形体，这是疾病产生的常见原因和内在条件。疏通人体经络，使全身气血运行流畅，阴阳协调平衡，则"阴平阳秘，精神乃治"。

疏通经络，运行气血要分清虚实。当脏腑功能减退表现为虚证时，治疗宜采用补法；当脏腑功能亢进表现为实证时，治疗宜采用泻法，经络调治可起到补虚泻实的目的。由于经脉不通的因素较多，故《内经》中针对不同病因，提出不同的疏通经络的方法，即"针所不为，灸之所宜"。《千金方》说："凡病皆由血气壅滞不得宣通，针以开导之，灸以温暖之。"可见，针刺治疗有祛风除湿、活血化瘀、通经活络而止痛的作用；艾灸治疗可起到益气养血、温经通络而补虚的作用。

经络调治通过刺激十二正经及其所属经筋、皮部、穴位，使机体气血津液、脏腑经络发生相应的变化，从而达到平衡阴阳、补虚泻实治疗疾病的目的。其补虚泻实的功能则通过不同的操作频率、力量、方向、刺激强度等中医手法及结合实际情况予以辨证取穴实现，如补益可选取关元、气海、肾俞、命门等腧穴；泻实可选取大椎、曲池、水沟、十宣、十二井穴等腧穴；具有双向调节的腧穴有内关、足三里、三阴交、太冲。如脾肾阳虚的腰膝酸软、四肢厥冷、大便稀溏、神疲倦怠、面色㿠白、食欲不振、阳痿遗精等表现，当以温阳健脾，补肾壮阳，可取肾俞、命门、关元、气海、三阴交等穴位治疗；阳气盛、阴气虚而导致失眠可补照海、泻申脉（补阴泻阳）；而阴气盛、阳气虚而导致嗜睡应补申脉、泻照海（补阳泻阴）。经络瘀滞、气血痹阻者可采用刺络放血进行治疗，如目赤肿痛刺太阳穴出血；软组织挫伤在其损伤局部刺络拔罐等。经筋疾患多因疾病在筋膜、肌肉，表现为拘挛、强直、弛缓，可以用"以痛为腧"的原则取其局部痛点或穴位进行针灸推拿治疗。

3. 调节脏腑，沟通内外

《内经》把人体看作是一个以五脏为中心的有机整体，脏腑之间相互联系，相互制约，使人体的功能活动保持相对的稳定，并与外部环境保持统一和平衡。而脏腑之间和人体各部位之间的功能联系及其动态平衡的保持则是通过经络实现的。《素问·调经论》曰："五脏之道，皆出于经隧。"王冰注："隧，潜道也。经脉伏行而不见，故谓之经隧焉。"强调经络是脏腑协调的主要通道。经络内属于脏腑，外络于肢节，因此刺激经络，疏通经气，向内的作用表现为调节脏腑功能，向外表现为"濡筋骨，利关节"的作用。

三、亚健康经络辨证原则

1. 依循经归经辨证

此原则是以经脉循行为基础。当症状出现在某一部位时，应归于所过经脉。如拇指的症状，应归于手太阴肺经。头痛在前额者多与阳明经有关；痛在两侧者多与少阳经有关；痛在后项者多与太阳经有关；痛在巅顶者多与督脉、足厥阴经有关。若症状涉及的范围较大、较广时，应归于循行于此的诸多经脉。如整个小腿部酸胀疼痛，应归于足三阳经和足三阴经气血不畅，治疗时当疏通足三阳和足三阴经的气血，通常采用推法、拿法。

2. 依脏腑归经辨证

经络有一定的循行部位和络属脏腑，可以反映所属脏腑的病证，《灵枢·卫气》篇曰："能别阴阳十二经者一，知病之所生，候虚实之所在者，能得病之高下。"依脏腑归经辨证即以经脉的"属络"关系为基础。若亚健康症状出现于脏腑，依经脉的"属络"关系，将症状归于相应的表里经。如肝病胁痛、目赤肿痛；肾病腰痛、耳聋；心火上炎致口舌生疮。如咳嗽、鼻流清涕、胸闷，或牙上方、上肢内侧前缘疼痛等，与手太阴肺经有关；脘腹胀满、胁肋疼痛、食欲不振、嗳气吞酸等，与足阳明胃经和足厥阴肝经有关；再如心经有热，应归于手少阴心经和手太阳小肠经。

3. 依中医其他理论归经辨证

人体是一个有机的整体，包括五脏、五体、五窍、五志等，它们之间互生互用，其中又以五脏为基础。调理五体、五窍、五志等方面的亚健康状态，当从脏腑调理入手。临床上可根据出现的证候，结合其所联系的脏腑，进行辨证归经。如消化不良，症状应归于足太阴脾经和足阳明胃经；如疲乏无力，病位为肉与筋，应归于脾与肝两脏，经络调治时除从健脾养肝角度调理外，还当从足太阴脾经和足厥阴肝经进行调理，治疗时可选用摩腹、点揉太冲。再如脾气暴躁、激动易怒时，当属肝气不疏，应责之于肝，经络辨证时应归于足厥阴肝经，治疗时可在肝经所属两胁部位进行推擦。

亚健康经络调治同样注重与其他养生方法的相互配合应用。如与传统功法、药膳、运动、起居等方法，在整体观、中医辨证的基础上合理使用，以达到更好的调理、养生的目的。

第七节　亚健康的中药调治

中药调治是亚健康治疗的重要部分。当人体处于亚健康状态时，人体内的阴阳已经失去平衡，脏腑气血的运行也发生紊乱，虽然还没有到诊断某种疾病的程度，但单纯依靠饮食、运动等方式调节收效较慢时，就可以考虑适当使用一些中药来调节。用中药调治亚健康，其基本要点在于调整阴阳的偏盛偏衰，使其复归阴平阳秘的平衡状态。

一、亚健康中医辨证分型

亚健康状态的表现是多种多样的，《亚健康中医临床指南》指出亚健康常见中医证候主要有肝气郁结、肝郁脾虚、心脾两虚、肝肾阴虚、肺脾气虚、脾虚湿阻、肝郁化火、痰热内扰8个证型。

1. 肝气郁结

肝气郁结是由于肝的疏泄功能异常、气机郁滞所表现的证候。其主要临床表现为：胸胁满闷，喜太息，周身窜痛不适，时发时止，情绪低落和（或）急躁易怒，咽喉部异物感，月经不调，痛经，舌苔薄白，脉弦等。

2. 肝郁脾虚

肝郁脾虚是指肝郁乘脾、脾失健运所表现的证候。临床常见：胸胁满闷，喜太息，周身窜痛不适，时发时止，情绪低落和（或）急躁易怒，咽喉部异物感，周身倦怠，神疲乏力，食欲不振，脘腹胀满，便溏不爽，或大便秘结，舌淡红或暗，苔白或腻，脉弦细或弦缓等。

3. 心脾两虚

心脾两虚是指心血虚证与脾气虚证同时出现的证候。此型是亚健康状态最常见的类型。临床常见：心悸胸闷，气短乏力，自汗，头晕头昏，失眠多梦，食欲不振，脘腹胀满，便溏，舌淡苔白，脉细或弱等。

4. 肝肾阴虚

肝肾阴虚是指肝肾两脏阴液亏虚、虚热内扰所表现的证候。临床表现为：腰膝酸软，疲乏无力，眩晕耳鸣，失眠多梦，烘热汗出，潮热盗汗，月经不调，遗精早泄，舌红少苔，或有裂纹，脉细数等。

5. 肺脾气虚

肺脾气虚是指由于脾肺两脏气虚，其基本功能减退所表现的证候。临床症状主要有：胸闷气短，疲乏无力，自汗畏风，易于感冒，食欲不振，腹胀便溏，舌淡，苔白，脉细或弱等。

6. 脾虚湿阻

脾虚湿阻是指脾气虚弱、脾失健运、湿浊内阻所表现的证候。临床常见：神疲乏力，四肢困重，困倦多寐，食欲不振，腹胀便溏，面色萎黄或晄白，舌淡苔白腻，脉沉细或缓等。

7. 肝郁化火

肝郁化火是指肝气郁滞、气郁化火而肝经火盛、气火上逆的证候。临床常见：头胀头痛，眩晕耳鸣，胸胁胀满，口苦咽干，失眠多梦，急躁易怒，舌红苔黄，脉弦数等。

8. 痰热内扰

痰热内扰是指痰火内盛、扰乱心神，以神志症状为主的证候。临床常见：心悸心烦，焦虑不安，失眠多梦，便秘，舌红苔黄腻，脉滑数等。

二、亚健康中医体质分型

亚健康状态与偏颇体质之间存在相关性。根据王琦九种体质学说，体质分为平和质、气虚质、阳虚质、阴虚质、痰湿质、湿热质、血瘀质、气郁质、特禀质。除平和质外，其余八种体质均为偏颇体质。改善和治疗这些病理体质可起到调理亚健康、预防疾病的作用。

一项在哈尔滨开展的涵盖1877例体检人群的体质类型研究显示，体检者中常见的体质类型为平和质、气虚质、阳虚质、湿热质以及在此基础上兼夹气郁、痰湿、血瘀的复合体质为主。这些体质类型特点与哈尔滨地处偏寒及当地居民特殊的生活方式直接相关。

1. 气虚质

总体特征　元气不足，以疲乏、气短、自汗等气虚表现为主要特征。

形体特征　肌肉松软不实。

常见表现　平素语音低弱，气短懒言，容易疲乏，精神不振，易出汗，舌淡红，舌边有齿痕，脉弱。

心理特征　性格内向，不喜冒险。

发病倾向　易患感冒、内脏下垂等病；病后康复缓慢。

对外界环境适应能力　不耐受风、寒、暑、湿邪。

2. 阳虚质

总体特征　阳气不足，以畏寒怕冷、手足不温等虚寒表现为主要特征。

形体特征　肌肉松软不实。

常见表现　平素畏冷，手足不温，喜热饮食，精神不振，舌淡胖嫩，脉沉迟。

心理特征　性格多沉静、内向。

发病倾向　易患痰饮、肿胀、泄泻等病；感邪易从寒化。

对外界环境适应能力　耐夏不耐冬；易感风、寒、湿邪。

3. 阴虚质

总体特征　阴液亏少，以口燥咽干、手足心热等虚热表现为主要特征。

形体特征　体形偏瘦。

常见表现　手足心热，口燥咽干，鼻微干，喜冷饮，大便干燥，舌红少津，脉细数。

心理特征　性情急躁，外向好动，活泼。

发病倾向　易患虚劳、失精、不寐等病；感邪易从热化。

对外界环境适应能力　耐冬不耐夏；不耐受暑、热、燥邪。

4. 痰湿质

总体特征　痰湿凝聚，以形体肥胖、腹部肥满、口黏苔腻等痰湿表现为主要特征。

形体特征　体形肥胖，腹部肥满松软。

常见表现　面部皮肤油脂较多，多汗且黏，胸闷，痰多，口黏腻或甜，喜食肥甘甜黏，苔腻，脉滑。

心理特征　性格偏温和、稳重，多善于忍耐。

发病倾向　易患消渴、中风、胸痹等病。

对外界环境适应能力　对梅雨季节及湿重环境适应能力差。

5. 湿热质

总体特征　湿热内蕴，以面垢油光、口苦、苔黄腻等湿热表现为主要特征。

形体特征　形体中等或偏瘦。

常见表现　面垢油光，易生痤疮，口苦口干，身重困倦，大便黏滞不畅或燥结，小便短黄，男性易阴囊潮湿，女性易带下增多，舌质偏红，苔黄腻，脉滑数。

心理特征　容易心烦急躁。

发病倾向　易患疮疖、黄疸、热淋等病。

对外界环境适应能力　对夏末秋初湿热气候，湿重或气温偏高环境较难适应。

6. 血瘀质

总体特征　血行不畅，以肤色晦暗、舌质紫暗等血瘀表现为主要特征。

形体特征　胖瘦均见。

常见表现　肤色晦暗，色素沉着，容易出现瘀斑，口唇暗淡，舌暗或有瘀点，舌下络脉紫暗或增粗，脉涩。

心理特征　易烦，健忘。

发病倾向　易患症瘕及痛证、血证等。

对外界环境适应能力　不耐受寒邪。

7. 气郁质

总体特征　气机郁滞，以神情抑郁、忧虑脆弱等气郁表现为主要特征。

形体特征　形体瘦者为多。

常见表现　神情抑郁，情感脆弱，烦闷不乐，舌淡红，苔薄白，脉弦。

心理特征　性格内向不稳定、敏感多虑。

发病倾向　易患脏躁、梅核气、百合病及郁证等。

对外界环境适应能力　对精神刺激适应能力较差；不适应阴雨天气。

8. 特禀质

总体特征　先天失常，以生理缺陷、过敏反应等为主要特征。

形体特征　过敏体质者一般无特殊；先天禀赋异常者或有畸形，或有生理缺陷。

常见表现　过敏体质者常见哮喘、风团、咽痒、鼻塞、喷嚏等；患遗传性疾病者有垂直遗传、先天性、家族性特征；患胎传性疾病者具有母体影响胎儿个体生长发育及相关疾病特征。

心理特征　随禀质不同情况各异。

发病倾向　过敏体质者易患哮喘、荨麻疹、花粉症及药物过敏等；遗传性疾病如血友病、先天愚型等；胎传性疾病如五迟（立迟、行迟、发迟、齿迟和语迟）、五软（头软、项软、手足软、肌肉软、口软）、解颅、胎惊等。

对外界环境适应能力　对外界适应能力较差，易诱发宿疾。

三、亚健康中药调治剂型

1. 汤药

按照中医辨证养生的原则，提出中药调治的建议：肝气郁结型常用疏肝解郁法治疗，首选方剂为逍遥散；肝郁脾虚型应治以疏肝健脾，首选方剂为加味四逆散；心脾两虚型治以补脾养心、补气养血，首选方剂为归脾汤；肝肾阴虚型治以补血养阴，首选方剂为六味地黄丸；肺脾气虚型治以补气健脾，首选方剂为玉屏风散；脾虚湿阻型治以健脾祛湿，首选方剂为参苓白术散；肝郁化火型治以疏肝清热祛火，首选方剂为丹栀逍遥散或加味逍遥丸；痰热内扰型治以化痰清热，首选方剂为黄连温胆汤。

按照中医体质调理原则，提出中药调治建议：气虚质常用益气固表法治疗，方选玉屏风散；阳虚质常用温补脾肾法，方选金匮肾气丸或理中丸；阴虚质常用滋阴补肾法，方选六味地黄丸；痰湿质常用燥湿祛痰、行气健脾法，方选平胃散；湿热质常用清热祛湿法，方选龙胆泻肝丸；血瘀质常用活血祛瘀法，方选桂枝茯苓丸；气郁质常用疏肝解郁法，方选逍遥丸；特禀质常用疏风散邪法，方选消风散。

2. 中成药

中成药大多数为丸剂、散剂，其价格相对便宜，方便购买，又具有缓缓收效之特性，且其携带及服用极为方便，因此在亚健康人群中使用频率也较高。与传统汤剂相比，中成药辨证略显粗糙，仅针对主要证型给予辨证处方，有研究报道辨证应用中成药能显著改善亚健康状态的临床症状。肝气郁结证可给予柴胡舒肝丸；肝郁脾虚证给予逍遥丸；心脾两虚证选用归脾丸；肝肾阴虚证选用六味地黄丸；肺脾气虚证选用八珍丸。气虚质给予玉屏风散；阳虚质给予匮肾气丸或理中丸；阴虚质给予六味地黄丸；痰湿质给予二陈丸；湿热质给予龙胆泻肝丸；血瘀质给予桂枝茯苓丸；气郁质给予逍遥丸；特禀质给予消风散。

3. 膏方

中药膏方是一种理想的亚健康调治方法，其立方用药与一般处方相仿，也是按照中医辨证施治的原则进行处理的，是扶正固本的一种独特剂型。按照中医处方，将中药再三煎熬，去渣，煎出汁液，然后再用微火浓缩，加入蔗糖、饴糖、冰糖、蜂蜜、阿胶等继续煎熬至透，制成的稠厚半流体状内服剂。部分膏方因内有动物胶类，还要加黄酒矫味。根据不同需要，有些膏方还加入黑芝麻、核桃仁等物料，成膏后口感更好。膏方与其他剂型相比，有明显优越性：一是体积小、含量高、便于服用，即使出门在外，由于携带方便，服药不会间断，能做到坚持服药；二是根据患者不同体质特点和不同症状、体征而组方，充分体现了辨证论治和因人而宜的个体化治疗原则，比常规中成药针对性强；三是口感好，不伤脾胃，适宜久服；四是膏方药味相对较多，一般在 20~40 味左右，因此兼顾面广，具有调理滋补作用，特别适用于亚健康者长期服用。正因为膏方具有上述优点，并具有补虚和疗疾两方面的独特作用，因此千百年来深受医家和百姓信赖，国内大部分地区至今仍保留着冬令进补服用膏方的习惯。由于膏方多采用糖类及鹿角胶、阿胶等胶类作为基质，性偏滞腻，最适合在冬春之季服用，天气炎热时易霉变腐败，不易保存，因此夏秋季可根据病情制成丸、散剂为宜，以便于长期服用。

4. 药膳

中医主张"寓医于食"。《素问·脏气法时论》云："毒药攻邪，五谷为养，五果为助，五畜为益，五菜为充，气味合而服之，以补精益气。"强调了食疗的重要作用。药膳是将药物和食物相配合使之既有食物的营养作用，又有药物的治疗作用。药膳所采用药材多属于药食两用的药材，中医利用这些食物（药物）的四性五味，根据不同的人体的不同体质状态，选择具有不同偏性的食材（药材），或配合其他食物，经烹调加工制成各种饮食，用以补偏救弊，使人体恢复健康状态，针对亚健康状态的调整起到了良好的食疗效果。

药膳口感较佳，有炖、焖、蒸、煮、熬、炒、卤、炸、烧、烤、冒、煲、泡、拌、粥、糕、糖、汤、酒、饮等 20 种制作方法，可以根据个人习惯进行选择，易于长期服用。需要注意的是在调治过程中一定要辨证施膳、三因制宜。应根据不同年龄、性别及体格强弱等特点进行中医体质的辨识，结合四诊结果综合考虑，在此基础上进行中医药膳调理，则更具有针对性。如气虚之人，应以补气健脾为主，可常食大枣、扁豆、粳米等，不宜苦寒、辛烈之品；阳虚之人，应以温补壮阳为主，可常食羊肉、狗肉、韭菜、胡桃、虾等，不宜生冷寒性之品；阴虚之人宜滋补养阴，常食粥、汤、银耳、鸭、乳制品等，不宜辛热香燥食物；多痰之人宜健脾化痰湿，应多食萝卜、山楂、冬瓜、赤小豆等，不宜肥甘及滋补饮食；阳盛之人宜清泄内热，宜多食芹菜、黄瓜、绿豆、苋菜等，不宜温热辛燥、肥甘厚味等。此外，妇女有经、带、胎、产等情况，则药膳组方中遵循女性"以肝为先天"、"以血为本"的特点；小儿生机旺盛，但脏腑娇嫩，气血未充，脾常不足，则药膳组方以调养后天为主；老人天癸已竭，肝肾亏虚，因此药膳调补多以滋补肝肾为主。

四、亚健康中药调治注意事项

中药的使用在亚健康干预和疾病的治疗中不尽相同，在强调辨证的基础上，亚健康干预要注意剂量要轻、疗程要短、用药个体化的原则。遣方用药贵在中和，不要妄用汗、吐、下法，以免诛伐太过。偏性较大的大辛大热、大苦大寒，亦非所宜。同时还要调补结合，防止滥施补涩壅滞之剂，而应选用相对平和之剂，缓补平调，使正气得扶培而渐复，邪气因调理而自去。

（付 鹏）

第二章 疲 劳

疲劳是指人们由于连续不断地学习或工作所造成的学习或工作效率下降的一种身心状态。疲劳的表现可体现在躯体方面，如表现为无力继续做工作；也可体现在精神方面，如表现为对活动（体力或脑力）的厌恶感；在行为学上表现为工作效率的下降。疲劳既可出现全身不适表现，又可出现局部不适表现。疲劳是亚健康的常见临床表现之一。根据中医学理论，疲劳的发生是由于先天不足、劳逸失度、起居失常、饮食不当、情志不遂、居处不慎、年老体衰等因素，引起机体阴阳失衡、气血失调、脏腑功能失和所致。

一、诊断要点

（1）反复发作，以慢性疲劳为主要表现，且该疲劳是近患，不是持续用力的结果。

（2）经休息后不能明显缓解。

（3）导致工作、教育、社会或个人日常活动水平较前有明显的下降。

（4）常伴有下述症状：①短期记忆力或集中注意力的明显下降；②咽痛；③颈部或腋下淋巴结肿大、触痛；④肌肉痛；⑤没有红肿的多关节疼痛；⑥不能解乏的睡眠；⑦运动后的疲劳持续超过24小时。

（5）除外器质性疾病导致的慢性疲劳状态。

二、审析病因病机

1. 本虚为主

疲劳虽有因虚致病、因病成劳，或因病致虚、久虚不复不同，但其病性主要为气、血、阴、阳的亏虚，病损主要在五脏。由于虚损的病因不一，往往首先导致相关某脏气、血、阴、阳的亏损，但由于五脏互关，所以在病变过程中常互相影响。疲劳的发生与脾肾肝三脏关系最为密切，与心肺也有一定联系。

脾主四肢肌肉。脾的运化与输布功能正常，将水谷精微输布到四肢与全身肌肉，四肢与肌肉的营养充足，从而活动自如，轻劲有力；若脾失健运，清阳不升，四肢肌肉营养匮乏，则倦怠乏力，肌力不健，运动不利，日久甚至可见萎废不用。脾主升清，脾将水谷精微上注于头面诸窍，若脾失健运，清阳不升，清窍不利，则会出现神昏疲劳、困倦嗜睡的表现。

　　肾职司封藏，主藏先后天之精。肾中精气，内寓真阴真阳，为人体生命之本，脏腑阴阳之根。肾精宜蛰藏固秘，力求持满，不宜耗伤。精气固秘，才能维持正常生理功能，保持生命力旺盛不衰，而形体康健，精神内守。若精气耗损，则根本虚衰，诸病丛生，故有"精盈则神明，精亏则神疲"之说。肾主骨生髓，肾精充足，则骨骼坚固，髓海充盈，精神焕发，若肾精不足，则腰膝酸软，倦怠乏力，眩晕耳鸣，甚至健忘失聪等。

　　肝主筋，肝主一身之筋膜，筋膜主要功能是联络骨节、肌肉，主司人体的运动，肝血的充足才能养筋，筋得其养，才能运动有力而灵活。若肝郁血虚，筋失濡养，则见筋力不健，运动不利。

　　心主血脉，肺主一身之气，又主营气生成，心肺的功能受损会导致气血虚弱，神疲乏力，气短懒言等症状出现。

　　2. 邪实为次

　　饮食劳倦损及脾气，脾失传输，运化失司，水湿内停；久病劳欲，损及肾脏，则肾失蒸化，开合不利，水液泛滥；肺气失宣，不能通调水道，水液不行，此外三焦气化不利，亦可致水湿内停。气为血之帅，若阳气虚弱，鼓动无力，则因虚致瘀，瘀血内停。津血同源，互为资生转化，阴虚者血必不足，阴虚内热，耗伤阴血，使阴血更加亏虚，脉道不充，而致血行不畅，瘀血内停。

三、明确辨证要点

　　1. 辨阴阳，知脏腑

　　气血同源，阴阳互根，阳虚可以包括气虚在内，且阳虚往往是由气虚进一步发展而成。津液精血都属于阴的范畴。阳损日久，累及于阴；阴虚日久，累及于阳。从阴阳气血的虚损与五脏病变的关系来说，虽然五脏各有阴阳气血，但在生理和病理方面，尚有各自的特殊性，因此，五脏阴阳气血的损伤，也各有不同的重点。一般来说，气虚以肺、脾为主，但病重者可影响心、肾；血虚以心、肝为主，并与脾之化源不足有关；阴虚以肾、肝、肺为主，涉及心、胃；阳虚以脾、肾为主，重者易影响到心。

　　2. 明标本，察主次

　　疲劳的病机复杂多变，又多兼夹病证。故当明其所因，审其标本缓急，先其所主而调治之，才能收到事半功倍之效。一般说，如虚损不甚而又兼有积聚痰瘀等宿病者，则宿病为本，疲劳为标；虚甚者则宜先补其虚，后治宿病，病缓者则先治宿病，后补虚损，或标本同治；疲劳复有新感外邪者，则新感为标，虚损为本，当急则先治标而后图本；疲劳及于脾肾者，则脾肾之损为本，他脏之损为标，治疗重在脾肾；气虚及血者，气病为本，血病为标，亦或血虚及气者，血病为本，气病为标，治宜先本而后标，或气血同治。总之，要辨明标本主次，分先后次序进行治疗，才能针对病机的主导环节，逐步扭转其疲劳之病势。

四、确立治疗方略

　　1. 补益为重

　　《素问·阴阳应象大论》云："形不足者，温之以气；精不足者，补之以味。"指出了治疗疲劳的基本原则。在具体应用时，当根据阴阳气血，脏腑病机，生克制化，病势缓急，而施以不同的补虚方法。在进行补益时，要根据病性的不同，分别采取益气、养血、滋阴、温阳的治法。

（1）补脾土，助化源：甘温益气，补脾胃之气，强脾之运化，以助后天生化之源。

（2）补肾元，以葆真：肾为人本，喜补恶泻，故治之法，补肾填精，阴阳并补，阴中求阳，阳中求阴，以调理阴阳、化生肾气，肾气自固，精微得摄。

2. 辅以祛邪

调补肝，复条达。血归肝藏，其运行又赖肝之疏泄，使若肝气郁结，气滞而血瘀。柔肝疏肝，体有所化，体用齐调，气机条达，升降出入有序，气行则血行，肝血旺盛，周流全身。另有脾虚生湿，阻滞气机，则应健脾除湿；气虚无力推动血液运行产生瘀血，则应益气活血化瘀。

五、辨证调治

1. 脾虚湿困

（1）抓主症：神疲乏力，四肢困重，酸痛不适，头重如蒙，困倦多寐，胸脘痞闷或疼痛。

（2）察次症：饮食减少或不思饮食，口中黏腻，便溏，面色萎黄晦暗，甚者肢体浮肿，妇女白带增多。

（3）审舌脉：舌胖苔白腻，脉濡。

（4）择治法：健脾燥湿。

（5）选方用药思路：本证由脾胃气虚所致。脾胃虚弱，健运失司，湿从内生，困阻脾胃。应选四君子汤合平胃散加减。四君子汤方中人参甘温益气，大补脾胃之气；白术健脾燥湿，既助人参补脾胃之气，又增强脾之运化，以助后天生化之源，更以其苦燥之性，燥湿以利脾，尤适脾之喜燥恶湿之性；茯苓，其味甘以健脾，淡以渗湿；甘草既助参、术补中益气之力，又兼调和诸药。四药皆为甘温和缓之品，而呈君子中和之性，故以"君子"为名。平胃散方中苍术辛香苦温，为燥湿运脾要药，使湿去则脾运有权，脾健则湿邪得化；厚朴长于行气除满，气行则湿化，且其味苦性燥而能燥湿，与苍术有相须之妙；陈皮理气和胃，燥湿醒脾，协苍术、厚朴益彰燥湿行气之力；甘草甘平入脾，既可益气补中，又能调和诸药；煎加生姜、大枣调和脾胃。诸药相合，使湿去脾健，气机调畅，升降有序，胃气平和。

（6）据兼症化裁：食滞，加山楂、神曲、莱菔子消食导滞；呕吐痰多，加半夏化痰降逆；胸痞，加枳壳破气散结；腹痛，加木香理气止痛；属湿热者，舌苔黄腻、口苦咽干，可加黄芩、黄连清热燥湿；证属寒湿者，宜加干姜、草豆蔻以温化寒湿；湿盛泄泻者，宜加茯苓、泽泻以利湿止泻。

2. 肝郁脾虚

（1）抓主症：神疲乏力，四肢倦怠，不耐劳作，抑郁寡欢，腹胀、胸胁胀满疼痛。

（2）察次症：食纳不佳，情绪不宁，善太息，大便不调。

（3）审舌脉：舌胖苔白，脉弦缓无力。

（4）择治法：健脾益气，调肝解郁。

（5）选方用药思路：本证由肝郁血虚脾弱所致。情绪变化过剧，伤及肝气，疏泄不得，郁而上逆横乘，犯及脾胃，致成肝郁脾虚诸象。应选逍遥散加减。方中当归、白芍养血柔肝；柴胡疏肝解郁，加薄荷少许以增疏散条达之功；茯苓、白术、甘草培补脾土；煨姜与归、芍相配，以调和气血，与苓、术相配以调和脾胃。诸药合用，使肝郁得解，血虚得养，脾虚得补，则诸症自愈。

（6）据兼症化裁：肝郁气滞较甚，加香附、郁金、陈皮以疏肝解郁；血虚甚者，加熟地以养血；肝郁化火者，加丹皮、栀子以清热凉血；若胁痛，加姜黄、青皮以理气止痛；腹胀，加枳壳、佛手以行气消胀；纳差，加砂仁、山楂以醒脾消食。

3. 肺脾气虚

（1）抓主症：疲劳乏力，咳喘气短，声低神疲，腹胀便溏，肢体困重。

（2）察次症：自汗畏风，久咳不止，咳痰清稀，食欲不佳，面白无华，容易感冒，甚者面肿足肿。

（3）审舌脉：舌淡，苔白，脉缓无力。

（4）择治法：补脾益肺。

（5）选方用药思路：本证由肺脾气虚所致。肺虚不能主气，气不化津，痰饮蕴肺，肺气上逆；脾虚健运失权，中气不足。应选用补肺汤合参苓白术散加减。补肺汤方中人参、黄芪补肺益卫固表；熟地黄、五味子益肾固本，收敛肺气；桑白皮、紫苑敛肺止咳。诸药配伍，有补肺益气，止咳平喘之功效。组方之旨是以扶正为主，祛邪为辅，又以补肺益气为主，故名补肺汤。参苓白术散方中人参补益脾胃之气，白术、茯苓健脾除湿；山药补脾益肺，莲子肉健运脾气；扁豆、薏苡仁味甘可健脾，性淡渗湿，均可资健脾止泻之力；缩砂仁芳香醒脾，行气和胃，化湿止泻；桔梗宣利肺气，一者配砂仁调畅气机，治胸脘痞闷，二者开提肺气，以通调水道，三者以其为舟楫之药，载药上行，使全方兼有脾肺双补之功；炙甘草、大枣补脾和中，调和诸药。诸药相合，共奏益气健脾，渗湿止泻之功。至于肺脾气虚而生痰湿之证，本方能补肺脾之气，祛湿化痰，故可一并治之。

（6）据兼症化裁：若自汗较甚，宜加煅龙骨、煅牡蛎、五味子等，以收涩止汗；怕冷，畏风，易感冒，可加桂枝、白芍、附子；若泻利甚者，酌加肉豆蔻，以助止泻之功；兼里寒者，加干姜、肉桂以温中祛寒。

4. 心肝血虚

（1）抓主症：倦怠乏力，心悸怔忡，失眠多梦，面色苍白，唇淡爪枯。

（2）察次症：易恐健忘，头晕眼花、目眩，两胁隐痛，女子可见月经量少、色淡，甚至经闭。

（3）审舌脉：舌淡苔白，脉细弦。

（4）择治法：补血养心。

（5）选方用药思路：本证由阴血不足，心肝失养所致。心血不足，肝血虚，气血不能上荣，失于濡养所致，应选四物汤合养心汤加减。四物汤方中熟地、白芍为血中血药，阴柔补血，与辛甘之当归、川芎相配，动静相宜，重在滋补营血，且补中寓行，使补血而不滞血，行血而不伤血，共成补血调血之功。养心汤方中人参、黄芪、茯苓、五味子、甘草益气生血；当归、川芎、柏子仁、酸枣仁、远志养血宁心；肉桂、半夏曲温中健脾，以助气血之生化。诸药合用，谓之"润以滋之，温以辅之，酸以敛之，香以舒之，则心得其养矣"。

（6）据兼症化裁：血虚甚者，加制首乌、枸杞子、鸡血藤增强补血养肝的作用；失眠、多梦较甚，可加合欢花、夜交藤养心安神；胁痛，加丝瓜络、郁金、香附理气通络；目失所养，视物模糊，加楮实子、枸杞子、决明子养肝明目。

5. 气虚血瘀

（1）抓主症：身倦乏力，气短懒言，身体疼痛如刺，痛处固定不移。

（2）察次症：面色淡白而晦暗。

（3）审舌脉：舌淡紫或有紫斑苔薄白，脉沉涩。

（4）择治法：益气活血。

（5）选方用药思路：本证由正气亏虚，气虚血滞，脉络瘀阻所致。应用补阳还五汤加减。方中重用生黄芪，补益元气则血行；伍用当归尾，活血祛瘀而不伤血；赤芍、川芎、桃仁、红花四味，助归尾以活血祛瘀；地龙通经活络，周行全身，以行药力，共为佐药。合而用之，则气旺、瘀消、络通，诸症可愈。

（6）据兼症化裁：若偏寒者，可加熟附子以温经散寒；若脾胃虚弱者，可加党参、白术以补气健脾；若有痰者，加制半夏、天竺黄以化痰。

6. 气阴两虚

（1）抓主症：神疲乏力，气短懒言，自汗盗汗，口渴咽干，午后潮热。

（2）察次症：心悸少寐，头晕目眩，食少纳呆，干咳少痰，尿少便结，面色少华。

（3）审舌脉：舌淡红少苔，脉细无力。

（4）择治法：益气养阴。

（5）选方用药思路：本证由伤气耗津所致。气阴两伤，阴液亏虚，元气损伤，则神疲形怠、少气懒言，应用生脉饮加减。方中人参、麦冬相伍，其益气养阴之功益著；佐以五味子之酸收，配人参则补固正气；伍麦冬则收敛阴津。三药相合，一补一润一敛，共成益气养阴，本方气阴同治，补敛合法，使元气充，阴津复，而脉得生。方名"生脉"者，乃补其正气以鼓动血脉，滋其阴津以充养血脉，使气旺阴复，脉道得充而复生之意。

（6）据兼症化裁：方中人参为补气之要药，气虚重症必重用之；若阴虚有热者，宜用西洋参代之。兼血虚者，酌加当归以补血养心；兼有瘀滞者，宜加丹参等活血祛瘀；若咳嗽重，加百合、炙款冬花；失眠、心悸，加枣仁、柏子仁。

7. 气血亏虚

（1）抓主症：精神疲倦，四肢无力，劳则加重，心悸健忘，面色无华。

（2）察次症：胸闷气短，多梦易醒，食欲不振，腹胀便溏，或皮下出血，妇女月经不调，经色淡量多，或经少经闭，头晕头痛。

（3）审舌脉：舌质淡，脉细弱。

（4）择治法：养心血，健脾气。

（5）选方用药思路：本证由心脾两虚、气血不足所致。心主血脉，脾主运化。心血不足，脾气虚亏，气血不足，应用归脾汤加减。方中黄芪补气升阳，人参补中益气，白术益气健脾，三者合用，大补脾气，使气旺血生；龙眼肉补血养心，当归、酸枣仁补血养心安神；茯神、远志，助龙眼肉宁神定志；佐理气醒脾之木香，与诸补气养血药相伍，可使其补而不滞；炙甘草补益心脾之气，并调和诸药。引用生姜、大枣，调和脾胃，以资化源。如是心脾得补，气血得养，则神志得宁。

（6）据兼症化裁：神疲乏力，气短，失眠多梦，重用黄芪，加合欢皮、夜交藤、柏子仁宁心安神；自汗、盗汗者，加麻黄根、浮小麦、煅龙骨、煅牡蛎、糯稻根敛阴止汗；纳呆腹胀，加陈皮、谷芽、麦芽、神曲、山楂、鸡内金、枳壳理气消食。

8. 肾精不足

（1）抓主症：精神疲乏，头晕健忘，耳鸣耳聋，腰膝酸软，头发早白，足痿无力，性欲减退。

（2）察次症：两足痿弱、步履维艰、精神呆钝、动作迟缓。

（3）审舌脉：舌淡，脉细弱无力。

（4）择治法：补肾填精。

（5）选方用药思路：本证由真元虚损，精血不足所致。肾精亏损，脑髓失充，清窍失养。应用补天大造丸加减。方中紫河车补气养血益精，"主血气羸瘦"（《本草拾遗》）；人参大补元气；鹿胶温阳补血益精；龟胶滋阴养血；黄芪、白术、山药、茯苓，补气健脾，合人参以助后天生化之源；熟地、枸杞子，补肾养血，益精填髓；当归、白芍，合熟地以滋阴补血；枣仁、远志宁心安神。全方补先天，助后天，益精血，养气阴，补而不峻，滋而不腻，气血阴阳并补。

（6）据兼症化裁：神疲乏力甚者，加黄芪益气；尿频较甚及小便失禁者，加菟丝子、五味子、益智仁补肾固摄；脾失健运而兼见大便溏薄者，去熟地、当归，加肉豆蔻、补骨脂温补固涩；若脾胃虚弱，运化不及者，宜加砂仁、白蔻和胃醒脾，以使补而不滞。

9. 脾肾阳虚

（1）抓主症：精神萎靡，肢软无力，腰膝冷痛，面色苍白，少腹冷痛。

（2）察次症：困倦嗜卧，懒言易汗，畏寒肢冷，食少便溏、甚者下利清谷，阳痿遗精，小便频数，余沥不尽，夜尿频繁。

（3）审舌脉：舌质淡胖有齿痕，苔白，脉沉无力。

（4）择治法：温阳健脾，益肾壮阳。

（5）选方用药思路：本证由脾肾阳虚，水湿内停所致。脾虚日久而及肾，脾肾阳气不足，不能温煦四肢筋脉，致生神疲乏力、形寒肢冷诸症，应用附子理中汤合金匮肾气丸加减。附子理中汤中附子、干姜大辛大热，温中散寒，党参甘温入脾，补气健脾；白术健脾燥湿；甘草缓急止痛，调和诸药。金匮肾气丸方中用六味地黄丸滋补肝肾之阴，用附子、桂枝壮肾中之阳，用阴中求阳之法，达到温补肾阳的目的，即"阳得阴助而生化无穷"。

（6）据兼症化裁：遗精，加金樱子、桑螵蛸、莲须，或金锁固精丸以收涩固精；脾虚以致下利清谷者，减去熟地、当归等滋腻滑润之品，加党参、白术、苡仁益气健脾，渗湿止泻；命门火衰以致五更泄泻者，合四神丸温脾暖肾，固肠止泻；阳虚水泛以致浮肿、尿少者，加茯苓、泽泻、车前子，或合五苓散利水消肿；肾不纳气而见喘促短气，动则更甚者，加补骨脂、五味子、蛤蚧补肾纳气。

10. 肝肾阴虚

（1）抓主症：神疲无力，腰膝酸软，形体虚弱，足跟疼痛，头晕头痛，耳鸣目涩。

（2）察次症：失眠健忘，遗精早泄，月经不调，咽干口燥，或五心烦热，颧红盗汗，便干。

（3）审舌脉：舌红少苔，脉弦细。

（4）择治法：补益肝肾。

（5）选方用药思路：本证由肝肾不足，筋骨失养所致。肾藏精，肝藏血。肝肾阴虚，精血亏乏，无以养润肌体则乏力，虚火上炎则低热盗汗。应用补肝汤合左归丸加减。补肝汤即四物汤，配以酸枣仁、木瓜、炙甘草，取其酸甘化阴，奏滋养肝阴之功。左归丸方中熟地、山药、山茱萸补益肝肾阴血；龟板胶、鹿角胶均为血肉有情之品，二味合用，峻补精血，调合阴阳；复配菟丝子、枸杞子、牛膝补肝肾，强腰膝，健筋骨。合用而有滋阴补肾，益精养血之功。

（6）据兼症化裁：头痛、眩晕、耳鸣较重，或筋惕肉瞤者，则可加石决明、菊花、钩藤、蝉蜕息风潜阳；目干涩畏光，或视物不明者，加枸杞子、女贞子、草决明养肝明目；肢体麻木者，加鸡血藤、丝瓜络、桑寄生、川续断、枸杞子、怀牛膝养阴柔筋；夜热骨蒸，加地骨皮以清虚热；急躁易怒，尿赤便秘，舌红脉数者，为肝火亢盛，加夏枯草、丹皮、栀子清肝泻火。

六、中医特色技术

（一）推拿调治

1. 四肢部——疏经点穴

患者卧位，四肢自然伸直置于体侧，下面用软枕垫好，推拿医师站或坐在患者侧面，点按揉四肢相关穴位；依次在四肢经脉及其经筋的部位上滚搓揉，由上向下连续操作三至五遍；在经筋结聚的关节四周滚揉，操作时配合关节的被动运动。常用穴位有合谷、太冲、足三里、内关等。

2. 背部操作——经络整脊法

患者俯卧（或侧卧位），用指按法沿督脉背部穴位、夹脊穴、膀胱第一侧线由上向下（或由下向上）依次按压，力量逐渐加强，以患者能够忍受为度，如此反复按压数次。膀胱经背俞穴可用肘压法，按压时肘部不能移动，力量要柔和，随呼吸按压，每分钟25次左右。至背部皮肤发红、发热即结束，一般需要15分钟。

3. 结束手法

采用揉法、叩击、拍打法、摇法等操作，目的是为了使肌肉放松，使脊柱肌群进一步解除肌痉挛，改善局部血液循环，调和经络气血和脊柱平衡。

（二）导引调治

1. 五禽戏

（1）虎戏：自然站式，俯身，两手按地，用力使身驱前耸并配合吸气，向前耸至极后稍停；然后，身躯后缩并呼气；如此3次。继而两手先左后右向前挪移，同时两脚向后退移，以极力拉伸腰身；然后抬头面朝天，再低头向前平视；最后，如虎行走般以四肢前爬7步，后退7步。

（2）鹿戏：按上式四肢着地之势。吸气，头颈向左转，双目向左侧后视，当左转至极后稍停；呼气，头颈回转，当转至面朝地时再吸气，并继续向右转，一如前法。如此左转3次，右转2次，最后回复如起势。然后，抬左腿向后挺伸，稍停后放下左腿，抬右腿如法挺伸。如此左腿后伸3次，右腿2次。

（3）熊戏：仰卧式，两腿屈膝拱起，两脚离床席，两手抱膝下，头颈用力向上，使肩背离开床席；略停先以左肩侧滚落床面，当左肩一触及床席立即复头颈用力向上，肩离床席；略停后再以右肩侧滚落，复起。如此左右交替各7次。然后起身，两脚着床席成蹲式，两手分按同侧脚旁；接着如熊行走般，抬左脚和右手掌离床席；当左脚、右手掌回落后即抬起右脚和左手掌。如此左右交替，身驱亦随之左右摆动，片刻而止。

（4）猿戏：择一牢固横竿（如单杠、门框、树叉等），略高于自身，站立手指可触及高度，如猿攀物般以双手抓握横竿，使下肢悬空，作引体向上7次。接着先以左脚背勾住横竿，放下两手，头身随之向下倒悬；略停后换右脚如法勾竿倒悬。如此左右交替各7次。

（5）鸟戏：自然站式。吸气时跷起左腿，两臂侧平举，扬起眉毛，鼓足气力，如鸟展翅欲飞状；呼气时，左腿回落地面，两臂回落腿侧。接着，跷右腿如法操作。如此左右交替各7次。然后坐下，屈右腿，两手抱膝下，拉腿膝近胸；稍停后两手换抱左膝下如法操作。如此左右交替亦7次。最后，两臂如鸟理翅般伸缩各7次。

2. 八段锦

（1）两手托天理三焦：自然站立，周身中正，两眼平视前方，舌尖轻抵上腭，自然呼吸，全身放松，两臂自然下垂置于身体两侧，十指松展，两脚平行与肩同宽，足趾抓地，足跟、足心微微上提。静立片刻后，两臂从两侧缓缓侧举，至头顶上方后，转两拳心向下，十指交叉握举，同时身体保持挺直，两脚跟提起约1寸许。两手翻掌，转掌心向上，两肘用力伸直，向上托举，两脚跟继续向上尽力提起，使身体尽量向上拔，坚持约30～60秒。然后两手十指松开，两臂缓缓从身体两侧下落，脚跟仍坚持上提，待两手落下后，两脚跟再轻轻落地，成自然站立式。

（2）左右开弓似射雕：接上式，两脚跟并拢，左脚向左横跨一步，两脚跟仍相对，两膝屈曲成骑马势，两大腿尽量与地面平行，上身仍保持正直，两臂在胸前十字交叉合拢，右臂在外，左臂在内，掌心朝向身体，十指张开，眼看右手。左手示指翘起向上，拇指伸直与示指成"八"字撑开，其余三指握拳，缓缓向左推出至左臂伸直，同时右手握拳，右臂弯曲向右平拉，成拉弓状，两眼注视左手示指。左手五指展开，从左侧收回至胸前，右手五指也同时展开收回，两臂在胸前十字交叉合拢，成左臂在外，右臂在内，掌心向内，目视左手，接着右手握拳做同样动作，唯方向相反。

（3）调理脾胃单举手：静立，左手翻掌从体侧上举，五指并拢，掌心向上，指尖向右，如托物般用力上举。同时，右手掌心向下，指尖向前，用力下按。然后左手从体侧下落，转掌心向下，指尖向前，用力下按，同时右手翻掌从右侧上举，五指并拢，掌心向上，指尖向左用力向上托举。

（4）五劳七伤往后瞧：静立，两臂自然下垂，双手掌心紧贴腿旁，挺胸收腹，双肩稍向后靠拢，同时头慢慢向左转，目视后方。头转回原位后，再向右转，仍目视后方。如此左右反复转动6～8次。

（5）摇头摆尾去心火：身体直立，左脚向左跨出一步，两脚相距约三脚长的宽度，双腿屈膝下蹲，成坐凳式，双手虎口卡在两大腿中部，挺胸抬头。上身向左前下方俯身，头随之垂下并向左侧晃动（摇头），同时，臀部略向右摆（摆尾）。身体还原后再以腰为轴，上身及头从左后方向后、向右、向前做圆形摆动，停止于后伸位，再恢复坐凳式。右侧摇摆同左侧，唯方向相反。

（6）两手攀足固肾腰：全身直立，脚跟并拢，静立片刻。上身以头带动，先尽力向上顶，再逐渐俯身向下，尽力撑开每一节脊椎骨，同时两臂亦随之下垂，努力触摸足趾或足踝，注意膝部要保持正直，头微上抬。上身逐渐直起，恢复静立姿势。然后两手放在身后，指尖朝下，以手掌抵住腰骶部，上身慢慢向后仰，仰至最大角度，头亦随之抬起，目视前方及上方。身体逐渐恢复直立。反复数次。

（7）攒拳怒目增气力：身体直立，两脚分开略比肩宽。身体逐渐屈膝下蹲成坐凳式，两手握拳提至腰旁，拳心向上。左拳向前方缓缓冲出，至左臂伸直，同时转拳心向下。右拳亦用力握紧，右肘向后挺。两眼睁大，虎视前方。左拳收回腰侧，恢复拳心向上，再换右拳冲出，动作与左拳冲出同。

（8）背后七颠百病消：身体直立，两脚并拢，两掌心贴于大腿外侧，挺胸收腹，双膝绷直。身体以百会带动向上顶，带动脚跟亦随之抬起至最大限度，然后脚跟轻轻下落，但不着地，如此反复数次后，恢复静立，收功。

3. 二十四式太极拳

太极拳结合古代导引、吐纳术，吸取阴阳学说和经络学说。各种太极拳的基本风格和技术结构大同小异，均要求心静意专，呼吸自然，中正安静，柔和缓慢，圆活完整，协调连贯，轻灵沉着，虚实分明。

（三）穴位贴敷

人参、丹参、苦参、紫草、败酱草各30g，黄芪20g，当归、生地黄、熟地黄、郁金、茯苓、白术各15g，陈皮10g，混合调成糊状，填满神阙。肝气郁结加柴胡、香附各10g；痰湿加法半夏、白芥子各10g，泽泻15g。

七、调摄养护

（一）食疗药膳

1. 脾虚湿困

（1）苍术厚朴炖猪肚

原料　苍术15g，厚朴10g，陈皮10g，生姜10g，葱10g，大枣15g，甘草5g，猪肚一个，料酒15g，盐适量。

制法　猪肚洗净，将苍术、厚朴、陈皮、生姜、葱、大枣、甘草、料酒放入猪肚内，扎紧口。将猪肚放进炖锅内，加水适量，置大火烧沸，再用小火炖至熟透，加入盐，搅匀，捞起猪肚，切成4厘米长的条，放回汤中即成。

功效　健脾胃，除湿气。

（2）草豆蔻鲫鱼汤

原料　草豆蔻6g，鲫鱼500g，陈皮、胡椒各3g，生姜15g，盐适量。

制法　草豆蔻捣烂，装入洗净的鱼肚内，与陈皮、胡椒、姜片同入锅，加水大火煮沸，改小火再煮1小时，加入盐调味。

功效　化湿健脾。

2. 肝郁脾虚

（1）柴郁莲子粥

原料　柴胡、郁金各10g，莲子15g，粳米100g，白糖适量。

制法　先将莲子捣成粗末，粳米洗干净。将柴胡、郁金放入锅中，加适量清水煎煮，滤去渣滓。再加入莲子末、粳米煮粥。粥熟时，加入白糖调味即可。

功效　疏肝解郁，健脾和胃。

（2）佛手瘦肉粥

原料 猪瘦肉 250g，乌蔹莓 60g，佛手 10g。

制法 将乌蔹莓切碎，佛手洗净，瘦猪肉洗净切成块。然后，将全部食材一同放入锅中，加适量清水，大火煮沸，改小火再煮 1～2 小时，调味即可。

功效 疏肝理气，健脾和胃。

3. 肺脾气虚

山药蒸排骨

原料 山药 20g，排骨 500g，料酒 15g，盐 5g，姜 5g，葱 15g，味精 3g，酱油 15g，白糖 10g。

制法 首先，将山药放入温水中浸泡一夜，捞起切段，姜切片，葱切段，排骨洗干净，剁成块放入盆内，放入葱姜、味精、酱油、盐抓均匀，腌渍一小时。然后将山药放在蒸碗底部，酱排骨放入锅中，除去葱姜不用。最后将蒸笼用大火烧上大汽，将蒸碗放入笼中，盖上盖子，蒸 50 分钟停火，用盘子扣住蒸碗，翻转过来即成。

功效 健脾补肺，益气养阴。

4. 心肝血虚

酸枣仁米粥

原料 粳米 100g，酸枣仁 15g，冰糖 10g。

制法 酸枣仁入干锅炒黄，碾末备用。粳米淘洗干净，浸泡半小时后放入锅中，注入约 1000ml 冷水，用大火煮沸后改用小火熬煮。粥将熟时加入酸枣仁末，续煮至粥成，加冰糖调味即可。宜空腹食用。

功效 滋养肝血，宁心安神。

5. 气虚血瘀

川芎黄芪粥

原料 川芎 30g，黄芪 30g，粳米 100g，冰糖适量。

制法 将川芎、黄芪煎熬 3 次，收取 4000ml 待用。将粳米洗净放入锅中，加入川芎、黄芪汁，中火烧至米烂。

功效 益气养血，活血化瘀。

6. 气阴两虚

黄精党参猪肘汤

原料 黄精 9g，党参 6g，大枣 10g，猪肘肉 750g，姜 15g，棒子骨汤 2500ml，盐、味精、鸡精各适量。

制法 将猪肘肉除净毛，刮洗干净；黄精切成薄片，先用温水浸泡 4 小时；党参切成 4 厘米长的节；大枣洗净；姜洗净，拍破。将以上药材和食材同放高压锅内，加入棒子骨汤，置大火上烧沸，30 分钟后停火，晾凉，倒入煲内，加入调料，然后置大火上烧沸即可上桌。

功效 补脾润肺。

7. 心脾两虚

（1）龙眼米粥

原料 鲜百合 30g，龙眼肉、莲子各 15g，大枣 15g，糯米 100g，白糖适量。

制法 以上所有药和食材入锅，加水适量，同煮成稀粥。

功效 安神养心，补血益脾。

（2）龙眼丹参汁

原料　龙眼肉 30g，丹参、远志各 15g，红糖适量。

制法　加水煎汁，再加适量红糖调匀即可食用。

功效　补益心脾，活血化瘀。

8. 肾精不足

（1）覆盆子炖子鸡

原料　熟地 20g，覆盆子 15g，枸杞子 20g，菟丝子 20g，山药 20g，山茱萸 15g，泽泻 15g，子公鸡 1 只（750g），姜、葱、料酒、盐、味精、胡椒粉、上汤各适量。

制法　将前七味药材浸泡后，洗净，装入纱布袋内，扎紧袋口；鸡宰杀后，去毛、内脏及爪；姜拍松，葱切段。将药包、鸡、姜、葱、料酒、上汤同放炖锅内，置大火上烧沸，再用小火炖 45 分钟，加入盐、味精、胡椒粉即成。

功效　补肾，生精。

（2）益智仁玄参汤

原料　玄参 15g，益智仁 12g。

制法　玄参碾末。锅内放适量水，加玄参末、益智仁一起水煎服用。

功效　滋阴润燥、补肾助阳。

9. 脾肾阳虚

甘草肉桂炒牛肉

原料　甘草 6g，牛肉 1000g，肉桂 3g，盐、茴香、姜片、酒酿、白糖、熟食用油、高汤各适量。

制法　将牛肉切块，用沸水煮至三成熟，捞起放凉，切成肉条。以小火热锅，加入高汤，放入牛肉条、肉桂、甘草、盐、茴香、姜片、酒酿、白糖、熟食用油，煮 6 小时左右。至高汤快干时，不断翻炒至锅中发出油爆声时捞起，沥干油，待凉后拣出姜片、茴香、肉桂、甘草即成。

功效　补益脾胃，温中散寒。

10. 肝肾阴虚

（1）女贞子枸杞汤

原料　甲鱼 1 只，枸杞子 30g，山药 45g，女贞子 15g，盐、料酒各适量。

制法　甲鱼宰杀，洗净切块；女贞子用纱布包好；山药切片。以上三味药食材同枸杞子共入锅中炖烂，拣去药包即可食用。

功效　补肝肾，丰肌。

（2）枸杞黄精膏

原料　枸杞子、黄精各等份，蜂蜜适量。

制法　锅中加水，将枸杞子和黄精以小火多次煎熬，去渣浓缩后，加蜂蜜适量混匀，煎沸，待冷备用。每次 1～2 匙，沸水冲服。

功效　补肝肾，益精血。

（二）情志调摄

精神调养对改善疲劳非常重要，因为过分的情志变化易使气阴暗耗，即是治病之因，又是促使病情恶化之由。所以应在日常生活中保持平和的心态，情绪舒畅。可根据个人爱好，选择弹琴、下棋、书法、绘画等放松心情。

证属脾虚湿困者宜多参加社会活动，培养广泛的兴趣爱好。

证属肺脾气虚者宜保持稳定乐观的心态，不可过度劳神。

证属脾肾阳虚者宜保持积极向上的心态，正确对待生活中的不利事件，及时调节自己的消极情绪。

证属肝肾阴虚者宜加强自我修养、培养自己的耐性，尽量减少与人争执、动怒，不宜参加竞争胜负的活动，可在安静、优雅环境中练习书法、绘画等。有条件者可以选择在环境清新凉爽的海边、山林旅游休假。

（三）起居调摄

起居宜规律，睡眠要充足，劳逸相结合，穿戴求自然。睡眠和休息不足会表现为体力不足，贪睡又会伤气。所以，要在睡眠充足的基础上充分利用自然因素来增强体质。

证属脾虚湿困者居住环境宜干燥，不宜潮湿，穿衣面料以棉、麻、丝等透气散湿的天然纤维为佳，尽量保持宽松，有利于汗液蒸发，祛除体内湿气。晚上睡觉枕头不宜过高，防止打鼾加重；早睡早起，不要过于安逸，贪恋沙发和床榻。

证属肺脾气虚者提倡劳逸结合，不要过于劳作，以免损伤正气。平时应避免汗出受风。居室环境应采用明亮的暖色调。

证属脾肾阳虚者居住环境以温和的暖色调为宜，不宜在阴暗潮湿寒冷的环境下长期工作和生活。平时要注意腰部、背部和下肢保暖。白天保持一定活动量，避免打盹瞌睡。睡觉前尽量不要饮水，睡前将小便排净。

证属肝肾阴虚者居住环境宜安静，睡好"子午觉"。避免熬夜及在高温酷暑下工作。不宜洗桑拿、泡温泉。节制房事，勿吸烟。注意防晒，保持皮肤湿润，宜选择蚕丝等清凉柔和的衣物。

（孙志新）

第三章 烦躁易怒

烦躁易怒是指经常自觉烦乱不适，常因微小的精神刺激而突然爆发非常强烈的愤怒和冲动，自我完全不能控制，盛怒之下出现激烈的或破坏性的冲动或攻击行为，这种突然出现的情绪和行为变化与平时不同，持续时间较短，少于2周，并排除各种疾病（如狂躁症、癫狂、精神分裂等）引起的烦躁易怒。现代医学认为多因遭遇重大事件，如丧偶、离异、下岗等；或长期疾病困扰，身体状况不良；或外界环境影响，如噪声、空气污染等，影响心情；或长期大量吸烟、酗酒，突然戒断等不利因素诱发。烦躁易怒可以是某种疾病发生发展过程中出现的伴随症状，也可以是人体的亚健康状态的主要症状，中医认为其发生是由于情志不遂、劳逸失度、饮食不当、冲任不固、年老体衰等因素，引起阴阳失衡、气血失调、肝气不和所致。

一、诊断要点

（1）以自觉烦乱、容易激怒为主要不适感，其他不适感均为继发或伴发，包括情绪恶劣、激动、大发雷霆等。

（2）上述情况时有发生，但每次持续时间不超过2周。

（3）引起明显苦恼，可使精神活动效率降低，甚者轻微妨碍社会功能。

（4）应排除其他躯体或精神疾病，如狂躁症，或肝硬化引起的肝性脑病、癫痫等有烦躁易怒表现者。并排除因药物原因引起的情绪改变，如长期使用安眠药、吸毒、酗酒等。

（5）可见于更年期及女性月经期。

（6）可引起食欲不振、疲乏、失眠等症状。

二、审析病因病机

1. 邪盛为主

《素问·至真要大论》曰："诸躁狂越，皆属于火"。心为君主之官，神明所藏。心主神志，以和为调，宁静为顺，难以忍受邪气干扰。若七情郁结，或五志化火，或脏气过度亢盛，或过食辛辣燥热食物，或过服辛燥药品，均可致心火亢盛，心中火旺，里热充斥，内热蕴蒸，心神被扰，神不守舍，引起烦躁不安诸症。

肝火上炎，躁扰不宁。肝乃罢极之本，肝藏血，血舍魂。心主神明，肝主疏泄，二者共同调节人体的精神情志活动。若情怀不畅，愤郁不伸，意欲不遂，情志不达，多思过虑，或病邪侵袭，肝失条达，气机不畅，或暴怒伤肝，肝气暴涨，升动无制，则致气郁日久，不得宣泄，郁而化火，肝火冲击，循经上炎，扰动心神，出现躁扰不宁等症。

痰热内蕴，狂躁妄动。七情所伤，气郁生痰，痰郁化火；或五志化火，火热灼津，炼液为痰；或过食肥甘、喜食辛辣，损伤脾胃，痰浊内生；或外感热病，热盛灼津，炼液为痰，均能引起痰火互结为患。痰火内盛，互相搏击，痰易蒙蔽，火易逼迫，心神被扰，神无所主，则狂躁妄动，狂暴无知，不宁昏聩。

内有瘀血，急躁易怒。气机郁滞，血行不畅，久而成瘀；或火热炽盛，邪火燎原，煎迫五脏，营血津液受其蒸腾，煎熬成瘀。瘀血内停，阻遏气机，日久化热，热扰心神，心神不宁，故烦躁不安，如《医林改错》曰："平素和平，有病急躁，是血瘀。"

2. 正虚为次

本源亏虚亦是引致本证的重要原因，如《温疫论·虚烦似狂》云："此平时斫丧，根源亏损，因不胜其邪，元气不能主持，故烦躁不宁。"或五志化火，阳热炽盛，烦劳扰动，耗伤阴液，阴虚火旺，上扰心神，心神不宁而发烦躁；或素体虚弱，肝肾阴虚，阴不制阳，则阴阳动荡，阳气变动，风动木摇，风从内生，上冲心神而发烦躁；或脾胃虚弱，生化乏源，营血亏虚，失于濡润，心气浮躁，则心神不稳，故出现烦躁。

三、明确辨证要点

1. 辨虚实

凡病程短，或突然发作，躁扰不安，急躁易怒，伴头痛头胀，面赤口苦，形体壮实者，多属实证，由心火亢盛或肝火上炎所致。凡病程较长，反复发作，遇劳即发，伴心悸健忘，两目干涩，腰膝酸软，或面色㿠白，神疲乏力，脉细数者，多属虚证，由精血不足或阴液亏虚所致。

2. 辨病位

烦躁易怒病在心，但与肝、脾、肾三脏功能失调密切相关。肝阳上亢之烦躁兼见头晕胀痛，面色潮红，口苦脉弦等症状。脾失健运，湿热内蕴之烦躁，兼见身热不扬，身重而痛，腹满食少，苔黄腻诸症。肾精不足之烦躁，多兼有腰酸腿软，耳鸣如蝉等症。瘀血所致者，多兼有头昏头痛，痛点固定，唇舌紫暗，舌有瘀斑。

四、确立治疗方略

1. 清热泻火，和中安神

根据邪气的性质采取清热泻火、活血化瘀、祛痰化湿的方法。《证治准绳·烦躁》云："烦为热之轻者，躁为热之甚者。"火由气滞，清火首当泻肝清心。肝火泻心火清，则气血畅利，阴阳贯通，气机调和而井然有序，则血旺养神，精神内守，神志安宁，心君自安。痰因火生，祛痰勿忘泻火理气。气滞血瘀，治宜理气活血化瘀。湿热内蕴，治宜清热利湿。

2. 濡养肝肾，补益心脾

阴平阳秘是人体的正常状态，当阴偏衰时则阳偏盛，故当壮水之主以制阳光。

（1）润君主，安神志：心藏神，赖血以濡之。补阴血，使心神得以濡养，虚火不生，心神不扰，神志安定。

（2）补肾水，以降火：肾为水脏，封藏之本。填补真阴，则肾水上奉于心，滋助心阴，心火不亢，心火下蛰于肾，肾水不寒，水火既济，阴阳互补，精血互化，精神互用。

（3）柔刚脏，复条达：柔肝疏肝，肝气条达，疏泄有度，气机畅达，通而不滞，散而不郁，气行则血行，肝血旺盛，周流全身。

五、辨证调治

1. 心火亢盛

（1）抓主症：烦躁易怒，心胸烦热，口渴面赤，意欲饮冷，口舌生疮。

（2）察次症：小溲赤涩刺痛，多梦。

（3）审舌脉：舌红，脉数。

（4）择治法：清泻心火。

（5）选方用药思路：本证由心经热盛或移于小肠所致。心火循经上炎，而见心胸烦热、面赤、口舌生疮；火热内灼，阴液被耗，故见口渴、意欲饮冷；心与小肠相表里，心热下移小肠，泌别失职，乃见小便赤涩刺痛；舌红、脉数，均为内热之象。心火上炎而又阴液不足，故治法宜清心与养阴兼顾，利水以导热下行，使蕴热从小便而泄。应选用导赤散加减。方中生地甘寒而润，入心肾经，凉血滋阴以制心火；木通苦寒，入心与小肠经，上清心经之火，下导小肠之热，两药相配，滋阴制火而不恋邪，利水通淋而不伤阴；竹叶甘淡，清心除烦，淡渗利窍，导心火下行；生甘草梢清热解毒，并能调和诸药，还可防木通、生地之寒凉伤胃。四药合用，共收清热利水养阴之效。

（6）据兼症化裁：若心火较盛，可加黄连以清心泻火；心热移于小肠，小便不通，可加车前子、赤茯苓以增强清热利水之功；阴虚较甚，加麦冬增强清心养阴之力；小便淋涩明显，加扁蓄、瞿麦、滑石之属，增强利尿通淋之效；出现血淋，可加白茅根、小蓟、旱莲草凉血止血。若心火重者，见心烦不安，烦躁易怒，狂躁妄动者，治宜苦寒直折，可加用三黄泻心汤加减。《内经》曰："火热受邪，心病生焉。"方中黄芩、黄连、大黄均为苦寒之品，苦入心，寒除热，既能泻心火，亦能泻一切实火，合用共奏清心泻火，凉血解毒之功。

2. 余热扰膈

（1）抓主症：心烦时作时止，身热懊憹，兼有胸中满闷，嘈杂似饥，但不欲食。

（2）察次症：胸脘痞闷，按之软而不痛，睡眠不宁，虚烦不得眠，或有微热。

（3）审舌脉：舌质红，苔薄黄，脉多小滑数。

（4）择治法：清热止烦。

（5）选方用药思路：本证由余热上扰所致。热病后期，或经汗、吐、下等药物治疗后，余热未净，留扰胸膈。应选栀子豉汤加减。方中栀子苦寒泻火，泄热除烦，淡豆豉具有升散之性，能宣郁调中，两药配伍，则可清热于里，除烦于中，并能散邪于表，一清一散，相得益彰，二药相合，清宣互济，发散火郁而除烦，为清宣胸膈郁热之良剂。

（6）据兼症化裁：呕者加生姜和胃，心烦腹满、卧起不安者加厚朴、枳实理气，即用栀子厚朴汤清热除烦、宽中除满；若烦热不甚，则栀子减量；兼气虚者，加党参或合四君子汤；阴血虚，可酌加制首乌、女贞子、旱莲草或合四物汤；兼脾胃虚弱，则加薏苡仁、法半夏、白蔻仁或神曲、麦芽、山楂等品；兼见神疲心悸、健忘诸症，则加党参、麦冬、五味子并酌加酸枣仁、柏子仁、远志、茯神、石菖蒲等；兼痰火实邪，热象较著，则可酌加黄连、胆南星、鲜竹沥之类。

3. 肝气郁结

（1）抓主症：烦躁易怒，胸胁满闷，喜太息，时发时止。

（2）察次症：咽喉部异物感，周身窜痛不适，女子月经不调或痛经。

（3）审舌脉：舌苔薄白，脉弦。

（4）择治法：疏肝解郁。

（5）选方用药思路：本证由肝失疏泄，气机郁滞所致。肝失疏泄，气机郁结，上扰心神，故见心烦甚则烦躁。应选用柴胡疏肝散加减。方中柴胡苦辛微寒，归肝胆经，功擅条达肝气而疏郁结，《药品化义》："柴胡，性轻清，主升散，味微苦，主疏肝"；香附微苦辛平，入肝经，长于疏肝行气止痛；川芎味辛气温，入肝胆经，能行气活血，开郁止痛，二药共助柴胡疏肝解郁，且有行气止痛之效。陈皮理气行滞而和胃，醋炒以入肝行气；枳壳行气止痛以疏理肝脾；芍药养血柔肝，缓急止痛，与柴胡相伍，养肝之体，利肝之用，且防诸辛香之品耗伤气血；甘草调和药性，与白芍相合，则增缓急止痛之功，为佐使药。诸药共奏疏肝解郁，行气止痛之功。

（6）据兼症化裁：若胁痛甚者，加延胡索、川楝子，以疏肝行气止痛；若腹胀者，加枳实、厚朴，以行气除胀；若嗳气甚者，加旋覆花、代赭石，以增降逆之功；肝郁化火者，可酌加山栀、川楝子以清热泻火。

4. 肝火扰心

（1）抓主症：烦躁易怒，躁扰不宁，心情郁闷。

（2）察次症：胸胁胀痛，头晕头痛，睡眠不安，多梦，自汗盗汗，目涩，颊赤口干，月经不调，少腹胀痛，小便涩痛。

（3）审舌脉：舌边尖红，苔薄黄，脉弦数。

（4）择治法：清肝泻火解郁。

（5）选方用药思路：本证由气郁化火所致。肝郁化火，上扰心神，故见烦躁。应选用丹栀逍遥散加减。方中柴胡疏肝解郁，使肝郁得以条达；当归养血和血，为血中之气药；白芍养血敛阴，柔肝缓急；白术、茯苓健脾益气；丹皮清血中之伏火；栀子清肝热、泻火除烦，并导热下行；薄荷疏散以升，透达肝经郁热；煨姜和胃以降。

（6）据兼症化裁：胸胁胀痛加香附、枳壳；头晕头痛加川芎、蔓荆子；肝火盛者，加龙胆草、黄芩；胃脘灼痛明显而伴泛酸、烧心者，加黄连、吴茱萸、瓦楞子；小便短赤者加芦根、车前子或滑石、通草；大便秘结者，加全瓜蒌、槟榔、大黄。

5. 痰火内扰

（1）抓主症：躁扰不宁，心中烦热，烦躁不寐，胸闷气急，身热面赤。

（2）察次症：痰黄黏稠，大便秘结，小便短赤。

（3）审舌脉：舌质红，苔黄腻，脉滑数。

（4）择治法：清化热痰。

（5）选方用药思路：本证由痰火内扰心神所致。多因痰留日久，郁而化热，或情志不遂，气郁化火，或外感时邪，化热化火，灼津炼液，聚生痰浊，痰火互结，扰及神明。应选用黄连温胆汤。方中半夏燥湿化痰，和胃止呕；竹茹清胆和胃，清热化痰，除烦止呕，二者相合，既化痰和胃，又清胆热，令胆气清肃，胃气顺降，则胆胃得和，烦呕自止；陈皮理气行滞，燥湿化痰；枳实降气导滞，消痰除痞；茯苓渗湿健脾，以杜生痰之源；生姜、大枣和中培土；炙甘草益气和中，调和诸药；黄连清心泻火。诸药合用共奏温化痰热之效。

（6）据兼症化裁：若心热烦甚者，加黄芩、山栀、豆豉以清热除烦；失眠者，加琥珀粉、远志以宁心安神；惊悸者，加珍珠母、生牡蛎、生龙齿以重镇定惊；呕吐呃逆者，酌加苏叶或梗、枇杷叶、旋覆花以降逆止呕；眩晕，可加天麻、钩藤以平肝熄风；癫痫抽搐，可加胆星、钩藤、全蝎以熄风止痉。

6. 阴虚火旺

（1）抓主症：心烦不安，躁扰不宁，虚烦不寐，眩晕耳鸣，心悸怔忡。

（2）察次症：午后潮热，颧红唇赤，健忘多梦，腰膝酸软，手足心热，咽干口燥，尿黄便干。

（3）审舌脉：舌质红，少苔，脉细数。

（4）择治法：滋阴降火。

（5）选方用药思路：本证由肝肾阴虚，相火亢盛所致。久病伤阴或七情内伤，或年老体衰，肾阴不足，阴虚则相火无制，阴虚火旺，上扰心神，心神不宁。应选用大补阴丸加减。方中熟地滋补真阴，填精益髓；龟板滋阴潜阳，补肾健骨，二药相须，补阴固本，滋水亦可制火；相火既动，必资清降，故以黄柏之苦寒降泄，《药品化义》言其"专泻肾与膀胱之火"；知母味苦性寒质润，既能清泄肺、胃、肾三经之火，又能滋三经之阴，知母、黄柏相须为用，善能清降阴虚之火；猪脊髓补髓养阴，蜂蜜补中润燥，共增滋补真阴之效。合而成方，既滋阴，又降火，以治阴培本为主，故曰"大补阴丸"。本方滋阴与降火相伍，培本清源，标本兼顾，但以滋阴培本为主，降火清源为辅。

（6）据兼症化裁：心烦不安者，加黄连、麦冬养心阴，清心火；咯血，吐血，加旱莲草、仙鹤草、侧柏叶；盗汗，加糯稻根、浮小麦、煅牡蛎。

7. 肝阳上亢

（1）抓主症：烦躁易怒，眩晕耳鸣，面红目赤，头晕胀痛。

（2）察次症：腰膝酸软，头重脚轻，失眠。

（3）审舌脉：舌红，脉弦有力或脉细数。

（4）择治法：滋阴潜阳。

（5）选方用药思路：本证由肝肾不足，肝阳偏亢，生风化热所致。肝阳偏亢，风阳上扰，故头晕、眩晕；肝阳有余，化热扰心，故心神不安、失眠多梦。应选用天麻钩藤饮加减。方中天麻、钩藤平肝熄风；石决明咸寒质重，平肝潜阳，除热明目；川牛膝引血下行，兼益肝肾，并能活血利水；杜仲、寄生补益肝肾以治本；栀子、黄芩清肝降火，以折其亢阳；益母草合川牛膝活血利水，以利平降肝阳；夜交藤、茯神宁心安神。诸药合用，共奏滋阴潜阳之效。

（6）据兼症化裁：眩晕头痛剧者，可酌加羚羊角、龙骨、牡蛎等，以增强平肝潜阳熄风之力；若肝火盛，口苦面赤，心烦易怒，加龙胆草、夏枯草，以加强清肝泻火之功。

8. 瘀血阻滞

（1）抓主症：急躁易怒，躁扰不宁，心胸刺痛，痛有定处，面唇青紫，眼窝暗黑，皮肤青紫或有瘀斑。

（2）察次症：或心悸失眠，多梦，入暮潮热，或呃逆，或饮水即呛，干呕，或内热憋闷。

（3）审舌脉：舌质紫暗有瘀点，脉沉涩或结代。

（4）择治法：活血祛瘀。

（5）选方用药思路：本证由于胸中血瘀，气机阻滞所致。应选用血府逐瘀汤加减。方中桃仁破血行滞而润燥，红花活血祛瘀以止痛；赤芍、川芎活血祛瘀；牛膝活血通经，祛瘀止痛，引血下行；生地、当归养血益阴，清热活血；桔梗、枳壳，一升一降，宽胸行气；且桔梗能载药上行；柴胡疏肝解郁，升达清阳；甘草调和诸药。诸药合用，共奏活血化瘀，调畅气机之效。

（6）据兼症化裁：若瘀痛入络，可加全蝎、穿山甲、地龙、三棱、莪术等以破血通络止痛；气机郁滞较重，加川楝子、香附、青皮等以疏肝理气止痛；血瘀闭经、痛经者，可用本方去桔梗，加香附、益母草、泽兰等以活血止痛；胁下有痞块，属瘀血者，可酌加丹参、郁金、䗪虫、水蛭等以活血破瘀，消症化滞。

9. 心肾不交

（1）抓主症：心烦不安，忽睡忽醒，或彻夜不眠，腰膝酸软，耳鸣，梦遗，咽干口燥。

（2）察次症：惊悸健忘，头晕耳鸣，五心烦热，潮热盗汗，便结尿黄。

（3）审舌脉：舌红绛，苔薄黄，或花剥，脉细数。

（4）择治法：交通心肾。

（5）选方用药思路：本证由于阴虚火旺，心肾不交，真阴被灼，肾水亏于下，不能上济于心，心火无以温肾水所致。心火亢于上，遂致心烦而悸，应用黄连阿胶汤加减。方中黄连味苦入心，性凉解热，故重用之以解心中发烦，辅以黄芩，恐心中之热扰及于肺，又肺为水之上源，清肺亦所以清肾；芍药味兼苦酸，其苦善降，其酸善收，能收降浮越之阳，使之下归其宅，而性凉又能滋阴，兼能利便，故善滋补肾阴，更能引肾中外感之热自小便出；阿胶其性善滋阴，又善潜伏，能直入肾中以生肾水。诸药合用，则肾水充足，自能胜热逐邪以上镇心火之妄动，而心中发烦自愈。

（6）据兼症化裁：兼心虚胆怯，惊惕肉𥆧，舌淡胖等，加党参、黄芪、茯神；兼胸闷，纳差，痰多，舌苔白腻，加茯苓、白术、竹茹、远志等；兼情绪易激动，烦躁，便结等，加龙胆草、珍珠母、青龙齿、生决明。

10. 湿热蕴结

（1）抓主症：烦躁易怒，身热不扬，身重而痛，腹满食少。

（2）察次症：口渴不欲多饮，头痛，小便短黄，大便泄泻。

（3）审舌脉：舌红，苔黄腻，脉滑数。

（4）择治法：清热利湿。

（5）选方用药思路：本证由于湿热蕴结所致。湿热互结，热不得越，湿不得泄，湿热熏蒸，上扰心神，神魂不安。应用黄芩滑石汤加减。方中黄芩、滑石、茯苓皮清湿中之热；蔻仁、猪苓宣湿邪之气；再加腹皮、通草，共成宣气利小便之功，气化则湿化，小便利则热自清矣。此方清热与利湿并用，主治湿热邪在中焦，湿热并重之证。

（6）据兼症化裁：若湿盛者，加苍术、车前子；热盛者，加黄柏、栀子、黄连；大便秘结，加大黄、芒硝。

六、中医特色技术

（一）推拿调治

1. 补心气

沿手少阴心经、手厥阴心包经循行部位施以揉法，且揉且走，以顺为补。

2. 清肝火

沿足厥阴肝经循行部位施以推法，以逆为泻。

3. 安神定志

在足少阳胆经头部循行部位上（颔厌至完骨）施以点揉，以求安神定志。

4. 疏肝理气

调理师站于受术者身侧，自前正中线剑突下（心窝），沿肋弓下缘擦至腋中线，以掌快速推擦两侧胁肋部。时间大约 3 分钟。治疗部位即为期门、章门、日月、京门区域，为足厥阴肝经分布区域，可起到疏肝理气、解郁利胆的作用。

5. 推桥弓

桥弓穴是指翳风至缺盆的连线。推桥弓时应以拇指或四指着力，压力适中，自上而下推。

6. 滋水涵木

调理师以拇指点按受术者太溪穴，力量由轻到重，至最大限度时，持续半分钟，随后缓慢将手抬起。太溪乃肾经原穴，按之可激发肾经经气，以达到补肾养肝的目的。

（二）刮痧调治

1. 刮面部

使用平抹法，用刮痧板的平面，分别刮拭面部上额区、颧区及下颌区，每区刮拭 10～20 次。刮拭面部时用力要均匀和缓，从面中线往左右两侧刮拭，从下颌向外上方向刮拭，这样既可以防止面部皮肤、肌肉组织的下垂，又可以放松面部肌肉，缓解工作一天后面部表情肌的僵硬，并缓解眼肌疲劳，保护视力。另外用刮痧板的边角轻轻点压按揉太阳穴、四白穴、颊车穴，效果更佳。

2. 刮头项部

首先用刮痧板的厚面绕耳后划一问号，即刮拭头部足少阳胆经循行区域；之后用刮痧板按揉眉心间的印堂穴，然后沿着该部位向上刮到头顶，经过百会穴向后下刮拭，经过风府穴刮至大椎。也可以自己用刮痧梳子，从头部正中和两侧，由前向后如梳头一样刮拭。以上每一部位刮拭 10～20 次，达到头皮有热感和脑目清爽即可。经常刮拭头部，不仅可以醒神开窍，保持精力充沛、思维敏捷，还可以有乌发和防脱发的效果。

3. 刮背部

主要沿着脊柱两侧的足太阳膀胱经，从上向下刮到腰部的肾俞穴，并尽可能的拉长刮拭，每侧刮拭 20～30 次，要重点刮拭左右心俞、肝俞、肾俞等穴位，可点压按揉。这不仅可以放松工作一天后紧张的背肌，同时能够调整脏腑功能，恢复健康。

4. 刮腹部

用刮痧板的平面顺时针围绕肚脐（神阙穴）摩擦腹部 5～10 次，之后用刮板的厚面，分别由上向下刮拭肚脐两侧各 20～30 次，然后再用刮痧板的平面顺时针围绕肚脐摩擦腹部 5～10 次。因为脾胃为气血生化之源，后天之本，刮拭腹部可以增强脾胃的消化功能，提高抵抗力。

5. 刮四肢

用刮痧板边角沿着四肢方向，从近心端刮向远心端，可以分为内侧面和外侧面进行刮拭，每一面刮拭 20～30 次，可以点压按揉合谷、足三里等穴位。刮拭时刮板的移动范围尽可能拉长，以促进肢体的血液循环，消除疲劳，放松肢体。

（三）穴位贴敷

经络"内属脏腑，外络肢节，沟通表里，贯穿上下"，是人体营卫气血循环运行出入的通道，而穴位则是上述物质在运行通路中的交汇点。各种致病之邪滞留在人体内部，脏腑功能受到损害和影响，致使经络涩滞，郁而不通，气血运行不畅，百病生焉。烦躁易怒多见于气郁质和阳盛质，在配合其他治疗手段或预防疾病的同时可运用穴位贴敷疗法，刺激和作用于体表腧穴相应的皮部，通过经络的传导和调整，纠正脏腑阴阳的偏盛或偏衰，改善经络气血的运行，对五脏六腑的生理功能和病理状态，产生良好的治疗和调整作用，从而达到调节情志、提高自身免疫力、调和阴阳气血、以期达到驱邪和扶正强身的目的。

1. 余热扰膈证

用药　山栀子 10g，地骨皮 5g，绿豆 30g。

取穴　风池、大椎。

用法　将上述药物研成细末，用蜂蜜调成糊状，取适量涂于穴位上，胶布固定。

2. 肝郁化火证

用药　玫瑰花 20g，青皮 20g，麦芽 20g，香附 20g。

取穴　涌泉。

用法　上述药物均用鲜品，一同捣烂后贴敷于涌泉，每日 1 次。

3. 心肾不交证

用药　黄连 10g，肉桂 10g。

取穴　涌泉。

用法　将上述药物研成细末，用蜂蜜调成糊状，取适量涂于穴位上，胶布固定。

（四）导引调治

易筋经健身法——韦驮献杵。

预备　两脚并步直立，头正如顶物，双目平视前方；沉肩垂肘；胸部内含；勿挺胸；背部挺拔，勿驼背；腹部内收，勿前凸；腰部竖直，宜放松。两臂自然下垂，置于体侧；膝关节微屈，不超过足尖；心平气和，精神内守，神态安宁，呼吸自然。

动作　①两臂外展左脚向左分开，与肩同宽，两臂外展与肩平，掌心向下。②合掌胸前转掌心向前，慢慢合拢；屈肘旋臂转腕内收，指尖向上，腕、肘与肩平。③旋臂指胸两臂内旋，指尖对胸与天突穴相平。④拱手抱球两肩向左右分开，双手在胸前呈抱球状，沉肩垂肘，掌心相对，十指微屈，相距约 15 厘米。身体微向前倾。

要领　沉肩垂肘，脊背舒展，上虚下实，肌肉放松。

应用　本势是易筋经的基础动作，主要作用是平心静气，安神定志，排除杂念，可消除内心烦躁，稳定不安情绪，对神经衰弱、心烦失眠等有一定疗效。

七、调摄养护

（一）食疗药膳

1. 余热扰膈

青蒿黄芩粳米粥

原料　青蒿 15g，黄芩 10g，粳米 60g，冰糖适量。

制法　粳米淘洗干净，用冷水浸泡半小时，捞出滤干水分。将青蒿、黄芩浸泡半小时并洗净备用，冰糖打碎。取锅加入冷水、粳米，大火煮沸后，加入黄芩，再改用小火加入青蒿续煮至粥成，加入冰糖待沸即可。

功效　清热降火，除烦。

2. 肝火扰心

决明菊花茶

原料　决明子 5g，菊花 5g。

制法　泡水代茶饮。

功效　清肝火，安神除烦。

3. 痰火内扰

栀竹石菖蒲茶

原料　栀子 15g，竹茹 10g，石石菖蒲 6g。

制法　将栀子、竹茹、石石菖蒲共研为粗末，分成 2 包；上、下午各用 1 包入茶杯中，加白开水冲泡；加盖泡 15 分钟后当茶饮。

功效　化痰清火，疏肝安神。

4. 阴虚火旺

甘露汁

原料　生地黄 15g，麦冬 15g，石斛 15g，南沙参 15g，藿香、薄荷、石菖蒲各 6g。

制法　将生地黄、麦冬、石斛、南沙参、藿香、薄荷、石菖蒲分别洗净。先将前 4 味药放入砂锅，加水 400ml，煮沸后下后 3 味药，小火煮 15 分钟，滤取药液，剩下的药渣和药水，再加水 300ml，煮沸后，小火再煎 15 分钟，滤去渣，取药液。合并 2 次药液加蜂蜜 20g 调匀即成。当饮料饮用，每日饮 1 剂，连饮 10 天以上。

功效　养阴除烦，清虚火。

5. 瘀血阻滞

莲心三七鸡

原料　莲心 30g，三七 10g，仔母鸡 1 只，调料适量。

制法　将莲心洗净切片，三七打碎，同入砂锅。将仔母鸡宰杀去毛和内脏后放入砂锅，加水 1500ml，加料酒 10g，大火煮沸，撇去浮沫，加食盐少许，老姜 1 块捶破，小火炖至鸡肉烂熟即成。去莲心、三七，吃鸡肉喝汤，空腹或佐餐食用。1 只鸡 2 天内分多次吃完，每周吃 2～3 只鸡。

功效　活血化瘀，养心安神。

6. 肝阳上亢

天麻猪脑

原料　天麻 15g，猪脑 1 个，黄酒 5g，白糖 5g，葱 5g，姜 3g，味精 2g，香油 5g，食盐 3g，花椒 5g。

制法　将天麻洗净，置碗内，加入黄酒、白糖，上屉蒸约 40 分钟。取出切片备用。将猪脑放砂锅内，加入花椒、葱、姜、盐，清水 200ml，上火炖熟，拣出葱、姜，再加入天麻片、味精，煮沸后加入香油即可。

功效　养肝滋阴，补虚益脑。

（二）情志调摄

烦躁易怒和个体身体状况、心理应激因素、社会应激因素等密切相关。干预原则主要是去除影响情绪的不利因素，进行自我心理健康教育。调畅情志，改善睡眠，加强营养，锻炼身体。同时应结合个人体质、生活环境、性格等进行调摄。认识自我的个性，树立乐观开朗的人生观，分析产生心理压力的原因，找出解决问题的办法，学会面对压力。采取积极的心理暗示，转移注意力，告诫自我，烦躁也是正常现象，多回想愉快事情，缓解心理压力。

证属瘀血阻滞者，要多结交朋友，及时向朋友倾诉不良情绪，"喜则志和气达，营卫（即血脉）通利"。选择一些自己喜欢的音乐、笑话等，培养自己的兴趣爱好。

证属肝阳上亢者，对待周围的人和事要淡定平和，避免情绪激动、紧张。

证属痰热互结者，要积极调整自己的情绪，正确对待顺境和逆境，培养自己书法、瑜伽等修身养性的爱好，或者寄情山水，多参加野外活动等。

证属肝火扰心者，要注重身体与精神的调养，要静心定神、心胸开阔，保持心情舒畅、豁达、乐观。生气发怒对人体的伤害极大，因为对内脏的损伤而导致各种疾病，所以要遇事戒怒，让自己始终保持在一种舒畅的心态，在情绪低落时不要孤坐独卧，多和自己的朋友联系，大可以在春季邀上三五个好友去郊游踏青，让身心彻底放松，投入大自然的怀抱。

证属阴虚火旺者，要注重劳逸结合，饮食宜清淡，应保持心情舒畅、乐观，静养心神，凡事淡定，避免思虑伤神，适当参加体育锻炼并节制房事。

证属心肾不交者，应少欲、少色，养身贵在养心，养心贵在养神。人不能没有物质和精神的需要和追求，但这种追求要从实际出发，切勿脱离主客观条件，甚至想入非非，最终因失望而痛苦。寡欲以养精，养精就是保护好五脏六腑的生理功能。遇事不急不躁，避免恐吓、惊吓等情绪过激的行为，也不要太过发泄，以保证肾精的正常闭藏。

（三）起居调摄

改善烦躁易怒的情绪要养成或保持良好的作息规律，不可过劳也不可过逸。

创造舒适的睡眠环境，不要熬夜、避免噪声、强光干扰，保持卧室温度、湿度在适宜范围内，保证充足、高质量的睡眠，这有利于身体健康和心情舒畅。

加强身体锻炼。提高自身免疫力，避免疾病影响。具体做法：可选择太极拳、太极剑、瑜伽等。多进行户外活动，尤以团体活动为佳，通过消耗体能来达到消除烦躁的目的，多接受阳光，利用自然疗法。

长期烟、酒、药品依赖者，戒断时不要突然停用，以免造成内环境剧烈变化，引起身体不适，而应逐步减量。

（四）顺应四时

春季，万物复苏，肝气当令，也是室外运动的大好时节，气郁体质的人就要趁着春回大地阳气生发的时候，进行旅游、踏青、慢跑、太极拳等运动，既可锻炼身体，也可陶冶情操。

夏季烈日酷暑，最易伤及心气，使人爱发脾气，所以要在暑热喧烦的嘈杂环境里保持一种恬静愉快的心境，神清气和，心神才能得以保养。阳盛体质的人在夏季不宜进行过多的体育锻炼，运动应注意防暑，选择在清晨或傍晚天气凉爽时进行。借助空调、风扇纳凉时，应注意腠理开泄时，易中贼风，所以不宜正面吹风，空调不宜开的太久，不要出入温差太大的房间。

秋季是收获的季节，但花木凋零容易使人感到萧条凄凉，使人忧郁烦躁、情绪低落、多愁善感。所以在秋季，要保持心态的平衡，不要悲观忧郁，我们可以听一听音乐，或者是静下来看看书。秋季最宜早睡早起，气温适宜，也是运动郊游的好季节，可以适当地进行骑车、爬山等运动。

冬季的关键在于藏，所以要早早入睡以固精养阳。因天气寒冷，只需适当的运动，不要过于疲劳。晚上入睡前可以用热水泡泡脚，促进血液循环有助于睡眠。

（孙志新）

第四章 情绪低落

情绪低落是指在身体健康的情况下，出现兴趣丧失，没有愉快感的症状，或伴精力减退，常有无缘无故的疲乏感；或自我评价过低，时常自责或有内疚感；或联想困难或自觉思考能力下降，对一些日常生活小事也难以决断；或食欲降低或体重明显减轻。上述心理反应持续时间短（一般不超过2周），并随外界情况好转而好转。同时，应排除各种疾病（如抑郁症、精神分裂症、狂躁症等）引起的情绪低落。现代医学认为不良生活事件，如丧偶、离婚、婚姻不和谐、失业、工作变动等，或外界环境的改变，如光污染、噪声等，或身体状况不良或机能的改变，如营养的变化、激素水平的改变等因素可诱发情绪低落。中医认为情绪低落的发生是由于恼怒伤肝、思虑伤脾、体质虚弱、原本肝旺、情志刺激等因素，引起肝失疏泄，脾失健运，心失所养，脏腑阴阳气血失调所致。

一、诊断要点

（1）以自觉兴趣丧失，情绪低落为主要不适，其他心理和身体不适皆为伴发或继发，包括精力减退，兴趣丧失，联想困难，意志消沉，焦躁不安，食欲降低，体重明显减低等。

（2）上述情况时有发生，但持续时间不超过2周。

（3）对任何事物的体验，即使是感到高兴的事物，也感到乏味无聊。

（4）对工作、学习、前途悲观失望。

（5）应排除诊断有情绪低落症状的其他心理和身体疾病，如抑郁症、神经官能症、颅内疾病、大脑外伤等。

二、审析病因病机

1. 气机郁滞

病机重点在于气机郁滞，《内经》有言"愁忧者，气闭塞不行"。气息得理，百病不生。气本无形，周身流之，无往不贯，出于脏腑，流布经络，循脉上下，荣周不休，五十而复大会，阴阳相贯，如环无端。气机调畅，则情志舒畅，心情开朗。若愤懑恼怒、忧愁思虑、憎恨悲哀、所愿不遂、家庭不睦、遭遇不幸，而致气机不畅，肝失条达，疏泄失司，则郁郁不乐，多愁善虑。又因"气为血之帅，血随之而运行"（《血证论·吐血》），气升则血升，气降则血降，气凝则血凝，气滞则血滞，气郁日久，影响及血，使血行不畅。津液的输布依赖气的推动，气行则水行，气滞则水滞，气机郁滞，则津液运行不畅，停聚于脏腑、经络，凝聚成痰，痰气互结，搏结于里。病久不愈，由气及痰瘀，如林佩琴《类证治裁》云："七情内起之郁，始而伤气，继必及血。"

2. 脏腑失调

情绪低落与脏腑功能失常也密切相关。

心主神明，心在志为喜，若心阴血不足，神明失养，致喜之不及而见情绪低落，甚至悲伤欲哭。"心气虚则悲"，若心气损伤，心失温养，心神无主，则忧思不乐，神疲不振，心中空虚，惶惶不安。

肺主一身之气，宣发肃降。人生之气，有降有升，无降则无升，肺使气从右降，则肝左升有度。若肺气不降，则肝气不升，则气机不畅，而出现忧思欲哭，喜太息。且肺在志为忧，肺气虚时，易产生悲忧的情绪变化。

脾胃为气机升降之枢纽，具有升清降浊，斡旋阴阳之功，能助肝升，利于肝气的条达。若忧思气结，或饮食不节，损伤脾胃，影响脾的升清功能，从而使肝不得疏泄，则情绪低落。且脾胃为气血化生之源，若脾胃受损，则生化乏源，气血不足，心失所养，而致情绪低落。

三、明确辨证要点

1. 分清虚实

实证多发生在病程初起，以气机郁滞为先；由气及血，则为血瘀；气郁日久化火，则为火热；气滞湿阻，聚而成痰，则为痰浊；气滞水湿不行，湿气停留，则为湿邪。表现以情绪低落，胸胁胀闷，善太息为主。

虚证多由病久迁延或素体虚弱而来。肝气郁结，横逆乘土，则肝脾不和。忧思伤脾，既可致气郁生痰，痰气郁结；又可肝郁抑脾，食纳渐减，生化乏源，气血不足，形成心脾两虚。更有甚者，肝郁化火，心火偏亢，火郁伤阴，心失所养，肾阴被耗，出现心肾阴虚之证。

2. 明辨脏腑

心主血，阴血亏虚多属于心。脾胃为气血化生之源，气血不足与脾胃有联系；脾主运化，食积与痰湿属于脾。肝调畅气机，肺宣发肃降，气机郁滞多属于肝，亦与肺关联。

四、确定治疗方略

1. 理气开郁、调畅气机

理气开郁、调畅气机是治疗情绪低落的基本原则。正如《医方论·越鞠丸》中言："凡郁病必先气病，气得疏通，郁于何有？"旋转之机，至圆之用。对于实证，首当理气开郁。气郁化火者，治宜理气解郁，清肝泻火；气郁夹痰，痰气交阻者，治宜理气解郁，化痰散结；气病及血，气郁血瘀者，治宜理气解郁，活血化瘀；兼有湿滞者，宜健脾燥湿、芳香化湿；夹食积者，宜消食和胃。切记理气而不耗气，活血而不破血，清热而不败胃，祛痰而不伤正，燥湿而不伤阴，消食而不伤脾。

2. 培元和营，宁心安神

思虑伤脾，脾运失健，化源不足，血少气衰，心神失养，肝郁不畅，气郁痰结，阻蔽心神，以致多思善疑。故治以培元和营，宁心安神，而选用养心安神、补益心脾、滋养肝肾等法。还应注意补益心脾而不过燥，滋养肝肾而不过腻。

3. 怡情易性

因势利导，宣泄积郁之情，畅遂情志，采用使之产生有针对性的情志变化刺激，通过相反的情志变动，以调整全身气机，从而达到协调情志的作用，正如《类证治裁》曰："然以情病者，当以理遣以命安。若不能怡情放怀，至积郁成劳，草本无能为挽矣。"

五、辨证调治

1. 营虚气结

（1）抓主症：情绪低落，精神恍惚，悲伤欲哭，不能自主，时时呵欠。

（2）察次症：心中烦乱，睡眠不安，甚则言行失常，失眠多梦，筋惕肉瞤。

（3）审舌脉：舌淡红，脉虚弦。

（4）择治法：养心安神，缓急疏肝。

（5）选方用药思路：本证由忧思过度，心阴受损，肝气失和所致。心阴不足，心失所养，则精神恍惚，睡眠不安，心中烦乱；肝气失和，疏泄失常，则悲伤欲哭，不能自主，或言行妄为。应选用甘麦大枣汤加减。方中小麦甘凉，养心缓急，除烦安神，《灵枢·五味》所谓"心病者，宜食麦"；甘草甘平，补养心气，和中缓急；大枣甘温质润，益气和中，润燥缓急。方中三药配伍，共奏养心安神，和中缓急之功。全方用药甘平质润，颇合《素问·脏气法时论》中"肝苦急，急食甘以缓之"之旨。

（6）据兼症化裁：若见阵发性身热，脸赤，汗出，可加麦冬以养心止汗；心烦不眠，可加百合、酸枣仁以养肝宁心；呵欠频作属于心肾两虚者，可加山萸肉、党参以补养心肾。

2. 肝气郁结

（1）抓主症：情绪不稳，抑郁不舒，多愁善感，叹息不已，心中虚烦难解，难以入睡。

（2）察次症：胸闷胁胀，痛无定处，脘痞嗳气，食欲不振，妇女月经不调。

（3）审舌脉：舌苔薄，脉弦或虚数。

（4）择治法：疏肝理气，养心安神。

（5）选方用药思路：本证肝气郁结，肝血不足，魂不守舍，心火不降，心神不安所致。肝郁血虚则疏泄不利，肝失疏泄，气机郁结，则情志抑郁。应选用逍遥散加减。逍遥散中柴胡疏肝解郁，当归、白芍养血柔肝；尤其当归之芳香可以行气，味甘可以缓急，更是肝郁血虚之要药；白术、茯苓健脾去湿，使运化有权，气血有源；炙甘草益气补中，缓肝之急，虽为佐使之品，却有襄赞之功。生姜烧过，温胃和中之力益专，薄荷少许，助柴胡疏肝郁。

（6）据兼症化裁：胸闷胁胀，痛无定处者加郁金、青皮理气；肝火犯胃，脘痞嗳气，食欲不振，加香附、苏梗、旋覆花、半夏理气和胃；心中虚烦、懊恼不已者，加山栀、豆豉、枳实清热除烦；肝郁夹痰者，加半夏、夏枯草，化痰疏肝并用。

3. 痰结气郁

（1）抓主症：情绪低落，表情淡漠，兴趣索然，沉默寡言，或喃喃自语，多疑多虑，心中憺憺不安，如人将捕之，恐惧不安，不能独自睡眠，易于惊醒，心悸怔忡。

（2）察次症：食欲不振，胸闷善叹息，思绪缓慢，甚则喜怒无常，秽浊不分，神志混乱不清。

（3）审舌脉：舌苔白腻，脉弦滑。

（4）择治法：理气解郁，涤痰开窍。

（5）选方用药思路：本证由痰气郁结，上扰清窍，蒙蔽心神所致。心气不足，神气失守；胆虚无主，决断不能，故神魂不安；肝气郁结，脾失健运，痰气郁结，神窍蒙蔽。应选用顺气导痰汤加减。方中南星燥湿化痰，祛风散结；枳实下气行痰；半夏功专燥湿祛痰；橘红下气消痰，加强豁痰顺气之力；茯苓渗湿；石菖蒲涤痰通窍；香附、木香、郁金疏肝行气；甘草和中，为佐使药。

（6）据兼症化裁：若胸闷泛恶，口中黏腻，舌苔白腻，痰湿重者加竹茹、生姜和胃化痰；若心中憺憺不安，恐惧不能自主者，加龙骨、牡蛎、磁石等，重镇安神；若神情呆滞、思维迟钝，加白金丸（吞服）豁痰通窍；若失眠易惊，烦躁不安，舌红苔黄，痰郁化热者，加黄连、麦冬、枣仁清心安神；若面暗、舌紫，情感紊乱，语无伦次，为痰瘀互结，加桃仁、红花、丹参活血化瘀。

4. 瘀血痹阻

（1）抓主症：情绪低落，兴趣丧失，烦躁不安，联想困难，运动迟缓。

（2）察次症：胸中窒闷，胸胁疼痛，日久不愈，痛如针刺而有定处身体某部有发冷或发热感，夜不能寐，将卧又起，彻夜不宁，或心悸怔忡，失眠多梦，入暮潮热。

（3）审舌脉：舌暗青紫，或有瘀点（斑），脉沉而涩。

（4）择治法：活血化瘀，调畅气机。

（5）选方用药思路：本证由瘀血内阻，气机郁滞所致。瘀血阻滞，络脉不通，心血瘀阻，心神不安。应选用血府逐瘀汤加减。方中桃仁破血行滞而润燥；红花活血祛瘀以止痛；赤芍、川芎活血祛瘀；牛膝活血通经，祛瘀止痛，引血下行；生地、当归养血益阴，清热活血；桔梗、枳壳，一升一降，宽胸行气；柴胡疏肝解郁，升达清阳，与桔梗、枳壳同用，尤善理气行滞，使气行则血行；桔梗并能载药上行；甘草调和诸药。诸药合用，共奏活血化瘀，调畅气机之效。

（6）据兼症化裁：胸胁疼痛者，加香附、郁金、旋覆花、延胡索，理气活血；失眠夜不能寐者，加枣仁、茯神安神；见肝火者，加丹皮、山栀、龙胆草清热泻肝；若瘀痛入络，可加全蝎、穿山甲、地龙、三棱、莪术等以破血通络止痛；气机郁滞较重，加川楝子、香附、青皮等以疏肝理气止痛；血瘀经闭、痛经者，可用本方去桔梗，加香附、益母草、泽兰等以活血调经止痛；胁下有痞块，属血瘀者，可酌加丹参、郁金、䗪虫、水蛭等以活血破瘀，消癥化滞。

5. 心脾两虚

（1）抓主症：情绪低落，兴趣丧失，自轻自贱，委屈莫名，神情恍惚，魂梦颠倒，易受惊恐。

（2）察次症：善悲欲哭，时作傻笑，言语无序，不思饮食，四肢无力，面色苍白无华，口唇淡暗。

（3）审舌脉：舌淡，脉沉细无力。

（4）择治法：健脾益气，养心安神。

（5）选方用药思路：本证由于思虑过度，劳伤心脾所致。心主血而藏神，脾主思而藏意，心脾气血两虚，则神无所主，意无所藏。脾为后天之本，气血生化之源，脾虚则气血生化乏源。应选用养心汤合安神定志丸加减。养心汤中人参、黄芪以补心气，川芎、当归以养心血，二茯、远志、柏仁、酸枣以泄心热而宁心神，五味收神气之散越，半夏去扰心之痰涎，甘草补土以培心子，官桂引药以入心经，润以滋之，温以补之，酸以敛之，香以舒之，则心得其养。安神定志丸中朱砂、龙齿重镇安神，远志、石菖蒲入心开窍，除痰定惊，同为主药；茯苓、党参健脾益气，协助主药宁心除痰。两方合用，共奏健脾益气、养心安神之效。

（6）据兼症化裁：若神情恍惚，易受惊恐，加牡蛎、磁石、生铁落重镇安神；若善悲欲哭，时作傻笑，加小麦、大枣、百合、地黄，即合甘麦大枣汤、百合地黄汤，养脏润燥；若脾肾阳虚，行为迟钝，反应呆滞，嗜卧肢冷，面色苍白，加肉桂、补骨脂、菟丝子、仙灵脾补肾温阳。

6. 心肾阴虚

（1）抓主症：情绪不宁，心悸健忘，失眠多梦。

（2）察次症：五心烦热，盗汗，口舌生疮，口咽干燥，男子遗精，女子月经不调。

（3）审舌脉：舌红少津，脉细数。

（4）择治法：滋阴养血，补心安神。

（5）选方用药思路：本证由于情志所伤，化源不足，阴精亏虚所致。阴血不足，心失所养则情绪不宁；肾阴不足，不能上济心火，则心火独亢，扰动心神，则见虚烦失眠；阴虚生内热，则见手足心热；肾阴亏虚，精关不固则遗精；心火上炎则见口舌生疮等。应用天王补心丹。方中重用甘寒之生地黄，滋阴养血，清虚热；天冬、麦冬滋阴清热；酸枣仁、柏子仁养心安神；当归补心血，共助生地滋阴补血，以养心安神；人参补气，使气旺而阴血自生，以宁心神；五味子酸收敛阴，以养心神；茯苓、远志养心安神，交通心肾；玄参滋阴降火，以制虚火上炎；丹参养心血而活血，可使诸药补而不滞；朱砂镇心安神，兼治其标；桔梗为舟楫，载药上行以使药力上入心经。诸药相伍，共奏滋阴养血，补心安神之功。

（6）据兼症化裁：心肾不交而见心烦失眠，多梦遗精者，可合交泰丸（黄连、肉桂）交通心肾；遗精较频者，可加芡实、莲须、金樱子补肾固涩；肾气不足，腰膝酸冷，大便不实，小便清长，加菟丝子、补骨脂、川续断补益肾气；心悸甚者，加龙骨、琥珀粉镇静安神；气虚加生黄芪、浮小麦固表敛汗。

7. 肺气不足

（1）抓主症：情绪低落，忧思欲哭，气短而喘，咳嗽无力，神疲体倦，自汗乏力，精神不振，意志消沉。

（2）察次症：痰液清稀，时寒时热，平素容易感冒，面色苍白或萎黄。

（3）审舌脉：舌淡苔薄白，脉弱。

（4）择治法：补肺益气。

（5）选方用药思路：本证由于肺气不足，表卫不固所致。肺气亏虚，宣降失常，不能布散津液，营卫失和则时寒时热。应选用补肺汤加减。方中人参、黄芪补肺益卫固表；熟地黄、五味子益肾固本，收敛肺气；桑白皮、紫菀敛肺止咳。诸药配伍，有补肺益气，止咳平喘之功效。组方之旨是以扶正为主，祛邪为辅，又以补肺益气为主，故名补肺汤。

（6）据兼症化裁：自汗较多，加牡蛎、麻黄根固表止汗；肺阴虚者，加沙参、玉竹、百合；寒痰内盛，加钟乳石、款冬花、苏子；潮热盗汗，加鳖甲、秦艽、地骨皮。

8. 肝血亏虚

（1）抓主症：情绪低落，善疑多思，心悸失眠，头晕目眩，咽干口燥。

（2）察次症：虚烦不安，夜间盗汗，胁肋作痛，多太息，面白。

（3）审舌脉：舌红，脉弦细。

（4）择治法：疏肝养血，宁心安神。

（5）选方用药思路：本证由于情志不遂，忧思郁怒所致。肝藏血，血摄魂。情志过极可使肝失条达，气机不畅，以致肝气郁结，疏泄功能失常。日久郁而化热，郁热内扰，魂不守舍。血虚则不能上荣于首，则有头晕眼花，面白等。应选用酸枣仁汤加减。方中重用酸枣仁，以其甘酸质润，入心、肝之经，养血补肝，宁心安神；茯苓宁心安神，知母苦寒质润，滋阴润燥，清热除烦；川芎之辛散，调肝血，疏肝气，川芎与酸枣仁相伍，寓散于收，补血与行血结合，共奏养血调肝之功；甘草和中缓急，调和诸药。合而成方，共奏养血安神、清热除烦治之功。

（6）据兼症化裁：血虚甚而头晕目眩重者，加当归、芍药、枸杞子增强养血补肝之功；虚火重而咽干口燥甚者，加麦冬、生地黄以养阴清热；若寐而易惊，加龙齿、珍珠母镇静安神；兼见盗汗，加五味子、牡蛎安神敛汗。

9. 湿邪困脾

（1）抓主症：情绪低落，情志不畅，浮肿泄泻，呕心呕吐，小便不利。

（2）察次症：口黏不渴，头重如裹，身体困重，纳呆食少，胸闷痞满。

（3）审舌脉：舌苔白腻，脉濡缓。

（4）择治法：利水止泻，祛湿和胃。

（5）选方用药思路：本证由于湿邪中阻所致。脾阳受困，升降失司，传导失常，膀胱气化不利，湿为阴邪，其性重着黏滞，湿盛阳困，气机阻滞清阳不升，清窍失养。应选用胃苓汤加减。方中苍术燥湿运脾，厚朴燥湿除满，行气消胀，二药合用，燥湿运脾之力增强；白术配陈皮健脾燥湿，陈皮合厚朴行气化滞；茯苓、猪苓、泽泻淡渗水湿，茯苓又可助白术、陈皮以加强健脾和中之效；官桂能化膀胱之气；甘草调药和中。诸药同用，共成燥脾湿、行气滞、健脾胃之功。

（6）据兼症化裁：口渴者，去肉桂；肿甚而喘者加麻黄、杏仁宣肺平喘；面肿，胸满，不得卧，加紫苏子、葶苈子降气行水；湿困中焦，脘腹胀满，加川椒目、厚朴、干姜温脾化饮；痒感明显者，加白鲜皮；若湿滞、食滞重者，加焦槟榔；里急后重加黄连、倍芍药；里急甚者加木香、槟榔；湿邪郁而化热重者加黄芩、黄连。

10. 胆胃不和

（1）抓主症：情绪低落，胆怯易惊，心中烦热，躁扰不宁，头痛头晕，失眠多梦。

（2）察次症：嘈杂吞酸，呕吐呃逆，懒动嗜卧，易激怒，胸闷气短。

（3）审舌脉：苔腻微黄，脉弦滑。

（4）择治法：清胆化痰。

（5）选方用药思路：本证由于胆失其常则木郁不达，疏泄不利所致。胆为清净之府，性喜宁谧而恶烦扰。若胆为邪扰，失其宁谧，则胆怯易惊、失眠多梦；胆热犯胃，胃失和降，浊阴上逆，痰蒙清窍，则可发为胆怯易惊，虚烦不宁。应选用温胆汤加减。方中半夏辛温，燥湿化痰，和胃止呕；然证属胆热犯胃，痰热内扰，故配以甘淡微寒之竹茹清胆和胃，清热化痰，除烦止呕；与半夏相配，既化痰和胃，又清胆热。陈皮理气行滞，燥湿化痰；枳实降气导滞，消痰除痞，乃治痰须治气，气顺则痰消；茯苓渗湿健脾，以杜生痰之源；生姜、大枣和中培土，使水湿无以留聚；炙甘草益气和中，调和诸药。诸药合用，共奏清胆和胃，除烦止呕之效。

（6）据兼症化裁：若心烦甚者，加黄连、山栀、豆豉以清热除烦；失眠者，加琥珀粉、远志以宁心安神；惊悸者，加珍珠母、生牡蛎、生龙齿以重镇定惊；呕吐呃逆者，酌加苏叶或梗、枇杷叶、旋复花以降逆止呕；眩晕，可加天麻、钩藤以平肝熄风；癫痫抽搐，可加胆星、钩藤、全蝎以熄风止痉。

六、中医特色技术

（一）推拿调治

1. 疏调肝经
调理师站于受术者足侧，以拇指着力于受术者太冲穴，然后推至大敦穴施以推法，以助肝疏泄。

2. 推桥弓
桥弓穴是指翳风至缺盆的连线。推桥弓时应以拇指或四指着力，压力适中，自上而下推。

3. 滋水涵木
调理师以拇指点按受术者太溪穴，力量由轻到重，至最大限度时，持续半分钟，随后缓慢将手抬起。太溪乃肾经原穴，按之可激发肾经经气，以达到补肾养肝的目的。

（二）刮痧调治

1. 刮背部
主要刮拭背部脊柱旁开 1.5～3 寸的区域，即足太阳膀胱经循行区域，背部肌肉较胸部丰厚，用力适当加重一些，但用力一定要均匀，尽量拉长刮拭距离，用刮痧板的角沿脊柱两侧直线刮拭，每侧刮拭 20～30 次即可。

2. 刮胸部正中
采用仰卧位或仰靠坐位，刮拭胸正中任脉循行区域，即胸骨柄的位置，主要从胸骨上、咽喉下的天突穴刮至胸骨柄的下端。此处肌肉比较薄弱，手法要轻，可用刮痧板的面进行刮拭，刮拭时要从上往下，不可来回刮，一般刮拭 10～20 次即可。

3. 刮胸两侧
采用仰卧位或仰靠坐位，此处由于胸部两侧肋骨间隙面积较小，刮拭时要用刮痧板的棱角，沿着肋骨间隙从正中线向外做有规律的单方向刮拭，每一肋间隙刮拭 10～20 次即可，从上向下依次刮至乳根，乳头部位避开不可刮拭。比较瘦弱者或胸部肌肉薄弱者，可用刮痧板厚面边缘沿两肋间隙由内向外弧线刮法刮拭 5～10 次；胸部肌肉比较丰厚者，可用刮痧板薄面边缘沿两肋间隙由内向外弧线刮法刮拭 10～20 次。

4. 按揉天突穴
天突穴是任脉穴位，位于颈部正中、胸骨上窝的中央，刮拭本穴位时可选用仰卧位或仰靠坐位，使刮痧板的棱角按置天突穴上，利用腕力点压，做有规律的顺、逆时针方向各按揉 5～10 次即可。点压、按揉和旋转要同步协助操作，用力要轻柔适中，以能够承受并有热感为宜，此处深部为气管所在，用力过重会产生呛咳、恶心等不适。

5. 轻刮膻中穴
膻中穴也是任脉穴位，位于胸部，两乳头连线的中点。刮拭本穴位时也宜选用仰卧位或仰靠坐位，使刮痧板的棱角按置膻中穴上，利用腕力由上向下轻刮 5～10 次，即用刮痧板做短距离的直线刮拭，刮拭长度大约在 5 厘米即可，注意力量不可太大，以能够承受为度。

（三）导引调治

八段锦。

七、调摄养护

（一）食疗药膳

1. 营虚气结

桂枝生姜茶

原料　生姜 10g，桂枝 10g，红茶 5g。

制法　将桂枝研成粉末。将药末与红茶一起放入茶杯中，加入姜片，冲入白开水，加盖盖严 5 分钟后即开始饮用。饮干后再加开水冲泡，直饮至味淡水清。每日饮 1～2 剂，连饮 1 周以上。

功效　调和营卫。

2. 肝气郁结

宽舒汁

原料　香茅草 6g，玫瑰花 1 朵。

制法　将香茅草（干品）研成粉末。将香茅草末、玫瑰花放入茶杯中，加白开水冲泡，立即加盖。5 分钟后即可饮用，代茶常饮。

功效　舒气解郁，宽心疏肝。

3. 痰结气郁

五香槟榔

原料　槟榔 20g，陈皮 20g，木香 10g，白蔻仁 15g，砂仁 10g，食盐 5g。

制法　将各药混匀放入锅内，加食盐，加水适量（淹过药面两厘米多）。先用大火煮沸，再用小火慢煮，将药液煮干，停火待冷取出槟榔，剁成黄豆大小碎块，瓶装备用。于饭后嚼食槟榔 9 粒左右，连服月余。

功效　健脾化湿，化痰顺气。

4. 瘀血痹阻

天麻川芎枣仁茶

原料　天麻 6g，川芎 6g，赤芍 6g，酸枣仁 10g。

制法　将天麻用淘米水泡软后切成薄片，川芎、赤芍洗净后切成薄片，枣仁研成细末备用。一齐放入茶杯中，冲入白开水，加盖 10 分钟后开始饮用。

功效　活血化瘀，宁心安神。

5. 气血两虚

五味大枣汤

原料　五味子 15g，红枣 20g，蜂蜜 20g。

制法　将五味子、大枣同入砂锅，加水 800ml，先大火煮沸，再小火煮 30 分钟，取滤液约 300ml；剩下药渣，再加水适量，煎煮如前法，第 2 次取滤液约 200ml。合并 2 次滤液，调入蜂蜜，当饮料 1 日分多次饮完，连饮 1 周以上。

功效　养血补气，收敛气阴。

6. 肺气不足

人参菠饺

原料　红参 6g，菠菜 500g，猪瘦肉 50g，面粉 100g，调料适量。

制法　菠菜取嫩茎叶，剁成菜泥，用干净纱布包好，挤出绿色菜汁。鲜猪瘦肉洗净后剁细，加食盐、酱油、胡椒粉、生姜末少许拌匀，再加水搅成糊状，加红参粉，放入葱花、香油少许拌匀成馅。将面粉用菠菜汁拌和揉匀，做成饺子皮，放入馅包成饺子，放进开水锅中煮熟即成。每日晨起吃 1 剂，也可作加餐食用。

功效　补益肺气。

7. 肝血亏虚

首乌枸杞子木耳羹

原料　何首乌 50g，枸杞子 10g，黑木耳 10g，黑芝麻 10g。

制法　将何首乌入砂锅反复煎煮 3 次，合并滤液 300ml。黑木耳温水发涨后入锅，加首乌液、枸杞子、黑芝麻。煮沸后加冰糖 5g 熬化即成。早、晚空腹各吃 1 剂，常吃。

功效　养肝血，宁心神。

8. 湿邪困脾

泽术饮

原料　泽泻 30g，白术 15g，甜叶菊精 2g。

制法　将泽泻、白术洗净，切成薄片备用。将药片入砂锅加水 600ml，先大火煮沸，再小火煮半小时，去药滓，取药液约 300ml。在药液中加入甜叶菊精，每次空腹饮 100ml，1 日 3 次。

功效　温运脾阳，利水去痰。

9. 胆胃不和

当归郁金楂橘饮

原料　当归 12g，郁金 12g，生山楂 25g，橘皮 25g，蜂蜜 20g。

制法　将当归、郁金、山楂、橘皮，泡入 1000ml 清水中 2 小时。上述中药连同所泡的水一齐放入砂锅，先大火煮沸，改小火再煮 15 分钟，灌出药汁后再加清水 500ml，煎煮如前法，再灌出药汁。将 2 次药汁混合，调入蜂蜜，当饮料饮用，1 日分多次饮完。连饮半个月以上。

功效　利胆解郁，活血化瘀。

（二）情志调摄

1. 调摄七情，以情胜情

中医学认为人有喜、怒、忧、思、悲、惊、恐七种情志变化，称"七情"。其中喜、怒、忧、思、恐为五志，五志与五脏有着密切的联系。《素问·阴阳应象大论》言"怒伤肝，悲胜怒""思伤脾，怒胜思""忧伤肺，喜胜忧""恐伤肾，思胜恐"，以相生相克的理论，创立了"以情胜情"的独特方法。

情志制约法，又称以情胜情法。《内经》指出"怒伤以忧胜之，以恐解之；喜伤，以恐胜之，以怒解之；忧伤，以喜胜之，以怒解之；恐伤，以思胜之，以忧解之；惊伤，以忧胜之，以恐解之，此法为贤者能之"。所以对情志的调摄有时比药石去疾还加重视，创造了许多行之有效的情志疗法。例如，或逗之以笑，或激之以怒，或惹之以哭，或引之以恐，因势利导，宣泄积郁之情，畅遂情志，采用使之产生有针对性的情志变化刺激，通过相反的情志变动，以调整整体气机，从而达到协调情志的作用。

情绪低落的时候运用"以情胜情"的方法，可以转移和干扰原来对机体有害的情志，借以达到协调情志的目的。但是要注意情志刺激的总强度，超过或压倒致病的情志因素，或者是采用突然的强大刺激，或是采用持续不断地强化刺激，总之后者要适当超过前者，否则就难以达到目的。

2. 自我调节，保持乐观

（1）情感低落的时候要进行自我调节，看书、听音乐、散步、找人谈心等，严重的话可以找心理医师去咨询，或者通过以下方法进行自我调节。发展兴趣爱好，保持强烈的好奇心和求知欲，保持健康的体魄和心理。奋发工作一旦潜心事业，把精力集中到工作上，便能使人忘记忧伤和愁苦。

（2）走亲访友，找知心的、明白事理的亲友倾吐心里话，这样可减轻心理压力和痛苦。

（3）有些人遭受了一点挫折，便好像戴上了厚厚的墨镜，凡事总往坏处想。克服的方法是，宁做乐观的幻想，不做消极的猜度。

（4）做人要心境平和，少有欲望，便自然少了那些无谓的忧愁和烦恼。保持一颗平常心，对小事不要过分计较。

（5）罗列使自己感激不尽的事，与人为善，不要怀恨，用童心拥抱生活，用成熟理解生活，懂得感恩。

（6）喜欢并爱护自己，别老想给别人好印象而刻意改变自己，有意栽花花不开，无心插柳柳成荫。

（7）接受自己能力有限的事实，选择人生中真正想做的事、真正想爱的人。

（8）消除敌意与侵略性，尝试与别人合作而不是单独竞争，对问题当机立断，随机应变。

（9）不要为无关紧要的事发牢骚，不要总是把事情看得很严重，不要把所有的过错都归罪于自己，不断寻找新的嗜好，关心新近发生的时事和身边的新鲜事。

（10）广交朋友，积极做人，多与积极者交往，尽可能少与消极者接触，除非你能改变他否则你就要被他改变，不同的选择成就不同的人生。

（11）热爱生活而不是它的报偿，对生活充满新鲜感，要知道每天的太阳都是新的。

（12）帮助别人做些事，帮助别人会使你快乐，尤其在别人处于困境中时，"患难见真情"，你获得的将会远远大于你的付出。

（13）不要歪曲别人的批评，要知道能亲耳听到别人对自己的正面的客观的评价是多么的难得，应心平气和，有则改之，无则加勉。

（14）行事有主见，有原则，不以别人的好恶作为自己行事的标准。祛除那些对你来说是负担的东西，停止做那些让你觉得无味的事情。

（15）对自己的要求不要太高，追求成果而不苛求完美，养成胜利心态，但不能高高在上，更不要以己之短比人之长，不要在生活琐事上与人攀比。

（16）把压抑的情绪及时发泄出去。

（三）起居调摄

情绪低落属于一种不良的情绪，如果不能很好地调节好，对我们正常生活影响很大，会使我们陷于烦恼之中，当发现自己情绪低落时，可以从以下几个方面进行调节。

1. 参与融入自然增加运动

只要身处大自然中，散步，行走、跑步或骑自行车都可以改善情绪，增强自信。这样不仅有利身体健康，也有利心理健康。把令人烦恼的东西丢在一边，转移注意力，从而改变不良的情绪。加锻炼体育锻炼能使人体产生一系列的化学变化和心理变化。较适宜的运动项目有慢跑、户外散步、跳舞、游泳、练太极拳等。

2. 穿着要舒适自然不拘束

不穿易皱的麻质衣服。不少专家认为，在情绪欠佳的日子里，不要穿容易皱的麻质衣服。易皱的衣服使人看起来一团糟，心理上会产生一种很不舒服的感觉。

不穿硬质衣料衣服。硬质衣料衣服会让你感到僵硬和不快。此时最好是穿质地柔软如针织、棉布、羊毛等衣料做的服装。

在衣服的款式方面，不要穿过分紧身而狭窄的衣服，如果太狭窄了，会造成压迫感。对于女性来说，一定要避免穿窄裙、连裤袜和束腰的服装，尤其不要穿紧身牛仔装，否则会加重情绪上的压抑感。而穿宽松的服装会令你呼吸轻松、血液循环畅通，不良情绪得到缓解。

3. 科学规律合理的作息

睡眠是消除身体疲劳的主要方式。睡眠期间是胃肠道及其有关脏器合成并制造人体能量物质以供活动时用的好时机。另外，由于体温、心率、血压下降，呼吸及部分内分泌减少，使基础代谢率降低，从而使体力得以恢复。

睡眠不足者，表现为烦躁、激动或精神萎靡，注意力涣散，记忆力减退等；长期缺少睡眠则会导致幻觉。而睡眠充足者，精力充沛，思维敏捷，办事效率高。这是由于大脑在睡眠状态下耗氧量大大减少，有利于脑细胞能量贮存。因此，睡眠有利于保护大脑，提高脑力。

每天早睡早起，养成好习惯，上床就睡觉，不要考虑别的事情，有心情的话可以开个睡前的"卧谈会"，但不要因为过度兴奋而影响了睡眠。

4. 劳逸适度

人们在日常生活中要有劳有逸，既不能过劳也不能过逸，古人主张劳逸"中和"，有常有节。贪逸无度，气机郁滞，过劳不休，内伤脾胃。情绪不畅之人气血不和，尤当注意劳逸失度，慎防劳伤过逸。

5. 顺应自然、四时有节

人生活在自然之中，顺应季节气候是很重要的养生方式。正如唐代医学家王冰称："不顺四时之和，数犯八风之害，与道相失，则天真之气，未期久远而灭亡。"所以要顺应四时的变化保养生命，维护机体健康。

6. 拒绝不良生活习惯

戒掉生活中的不良习惯，如烟酒、药品依赖者要及时戒断。

（孙志新）

第五章 自汗盗汗

自汗是指人体不因劳累、不因天热及穿衣过暖和服用发散药物等因素而汗出过多的现象。《三因极-病证方论》曰："无问昏醒，浸浸自出者，名曰自汗。"盗汗又称"寝汗"，是指入睡时汗出，醒来即止的出汗现象。《伤寒明理论》曰："盗汗者，谓睡而汗出者也。"

一、诊断要点

1. 自汗

（1）不因外界环境影响，在头面、颈部或四肢、全身出汗者，活动尤甚，可伴有气短、乏力、神疲等表现。

（2）清醒时汗出，睡眠中无汗出。

（3）排除已诊断为高热、甲状腺功能亢进者或全身性疾病，如心脏病、颈部肿块、手术和外界环境干扰因素引起汗出者。

2. 盗汗

（1）多数在入睡已深，或在清晨5时许或在醒觉前1~2小时汗液易出，汗出量较少，仅在醒后觉得全身或身体某些部位稍有汗湿，醒后则无异常汗出。

（2）一般无不舒适的感觉，也可伴口干咽燥、头晕、疲乏、五心烦热、大便干燥。

（3）上述情况每周发生不超过4次，并持续2周以上。

（4）应排除已诊断为风湿、结核、甲状腺功能亢进、佝偻病、感染等器质性疾病过程中的患者；或7~9月高温季节之盗汗者。

二、审析病因病机

对于自汗的病因，《三因极-病证方论》曰："自汗，多因伤风伤暑，及喜怒惊恐，房室虚劳，皆能致之。"又曰："考其所因，风暑涉外，喜怒惊恐涉内，房室虚劳涉不内外，理亦甚明。"说明自汗之证，有内因、外因、不内外因。对于自汗的病机，《伤寒明理论》进行了详尽的描述："邪气干于卫气，气不能卫固于外，则皮肤为之缓，腠理为之疏，由是而津液妄泄、濈濈然润，泽泽然出，谓之自汗也。"表虚不固多由于素体虚弱或久病体虚，肺气受损，宣发功能失常而引起；脾气亏虚多由于饮食不节，劳倦内伤，或思虑太过，伤及脾气，气不摄津，津液外泄引起；心肾阳虚多由于素体阳虚，或劳损过度，下元亏损，或年老体弱，阳气虚衰，不能卫外，腠理不固，津液外泄引起。营卫不和多见于新产妇人，气血交损，阴阳失调，导致营卫失和，汗液自出；胃热郁蒸多因恣食肥甘厚味，或肝郁日久化火犯胃，遂致胃热内蕴，郁蒸中焦，腠理大开，汗热蒸蒸而出。

对于盗汗的病因，《严氏济生方》指出："睡着而汗自出，亦由心虚所致。"《医学正传·汗证》指出："盗汗者，寐中而通身如浴，觉来方知，属阴虚。"盗汗之证以阴血亏虚多见。心血不足多由于思虑劳倦过度，心血过耗，汗为心液，虚而不藏，津液外泄所致；心肾阴虚多由于失精亡血，导致阴血亏损，虚火内乘，劫液外泄所致；气阴两虚多由于阴虚日久，阴伤及气，气失固摄，津伤更重；或素体气虚，又因后天饮食劳倦，导致阴液暗耗，气阴两伤，气不固津，汗出不止。

三、明确辨证要点

1. 自汗多气虚，气虚易及阳

自汗者，若兼见畏风怯寒，一般多为表虚不固；若兼见食少便溏、面色萎黄，一般多为脾气亏虚；若兼见小便频数色清、夜尿频多、腰膝酸软，一般多为心肾阳虚；若兼见体倦乏力、阵觉忽寒忽热，一般属于营卫不和。自汗亦可见于实热，如兼见饭时汗出、口渴口臭、大便秘结，一般属于胃热郁蒸之证。

2. 盗汗多阴虚，阴伤易及气

盗汗者，若兼见心悸少寐、面色无华，一般多为心血不足；若兼见虚烦不眠，午后潮热、形体消瘦、舌红少苔，一般多为心肾阴虚内热；若兼见肢体困倦、气短懒言，一般多为气阴两虚之证。

《景岳全书·卷十二》指出："自汗盗汗亦各有阴阳之证，不得谓自汗必属阳虚，盗汗必属阴虚也。然则阴阳有异，何以辨之，曰：但察其有火无火，则或阴或阳，自可见矣。盖火盛而汗出者，以火烁阴，阴虚可知也；无火而汗出者，以表气不固，阳虚可知也。"所以自汗和盗汗的辨证不应该拘泥于自汗必是气虚阳虚，盗汗必是阴虚血虚，还应考察兼证、起病原因，互相参见，综合考量。

四、确立治疗方略

1. 虚证之汗，宜收宜补

汗证以虚证居多，应根据证候的具体情况如表虚者应益气固表；阴虚者应滋阴清热，固表止汗；血虚者应补血养心，止汗固表；气虚及阳者，应温阳固表止汗。

2. 实证之汗，宜清宜泄

实证汗出应辨清邪气性质：邪热郁蒸者宜清热；湿邪困阻者宜化湿和营；祛邪的同时不忘时时固护阴液，但亦不可关门留寇，随时关注脉证变化，随证加减。

五、辨证调治

（一）自汗

1. 表虚不固

（1）抓主症：自汗时作，汗出恶风，活动后加重。

（2）察次症：气候变化时容易感冒，或有鼻汗，面色淡白。

（3）审舌脉：舌质淡，苔薄白，脉细弱或细缓。

（4）择治法：益气固表。

（5）选方用药思路：肺主皮毛，主司腠理开阖。肺气不足则不能宣发卫气至体表，导致卫表不固。本证由于素体不足，或久劳耗气，导致肺气虚弱，腠理开阖失司。正如《医灯续焰》所言："卫气虚而不能固密，心液因之漏泄。"应选玉屏风散加减。方中黄芪大补元气，益肺固卫；白术补益脾气，培土以生金；二药合用，固表止汗之功倍增。佐以防风以祛风邪。由于表虚之人易于感受外邪，所以固表的同时不能留邪，黄芪得防风补而不滞，补中兼疏。

（6）据兼症化裁：汗出兼见怯寒脉弱者酌加桂枝、白芍；活动后气短者酌加党参；汗出较多者酌加五味子、麻黄根、煅牡蛎等。

2. 营卫不和

（1）抓主症：自汗频频，精神不振，体倦无力。

（2）察次症：忽寒忽热，或漏汗不止；恶风。

（3）审舌脉：舌淡红，少苔，脉缓。

（4）择治法：调和营卫，固表止汗。

（5）选方用药思路：《证治准绳》曰："荣行脉中以滋阴血，卫行脉外以固阳气，阳气固则腠理肥，玄府密，而脏腑经脉荣卫通贯若一。"如果营卫不和，卫不固外，营阴失守，则自汗发作。营卫失和，多见于新产妇人，阴阳虚损，气血不足引起。虽有阴阳俱损，但亦有阴阳相争之象，自觉忽寒忽热即是阴阳相争，营卫不和所由。应选桂枝汤加减。方中用桂枝、白芍调和营卫；生姜助桂枝以和卫；大枣助白芍以养营。

（6）据兼症化裁：自汗不止，阳气欲脱者酌加人参、制附子、煅龙骨；自觉忽冷忽热者酌加五味子、煅牡蛎等收敛，去生姜。

3. 脾气亏虚

（1）抓主症：易自汗出，四肢尤甚。劳累或饮食后汗出加重。

（2）察次症：食少倦怠、大便稀溏，面色萎黄。

（3）审舌脉：舌质淡有齿痕，苔薄白，脉细弱。

（4）择治法：补中益气。

（5）选方用药思路：《素问·经脉别论》曰："摇体劳苦，汗出于脾。"素体虚弱或饮食不节，或思虑太过者，内伤脾气，脾气虚弱则胃中寒，胃中寒则津液旁达，故四肢手足汗出。而劳倦过度，更耗脾气，气不摄津，汗出加重。应选补中益气汤加减。方中黄芪、党参、白术、炙甘草补益脾气，充养卫气；升麻、柴胡助参、芪升脾气达肌表；陈皮行气以令补而不滞；当归补血，以令所补之气有所依附。全方补益中气，固护表卫。

（6）据兼症化裁：自汗出兼见气短懒言者，酌加党参、黄芪；汗出便溏者，酌加山药、薏苡仁、白术、炮姜；汗出而凉，形寒肢冷，脾阳不足者酌加干姜、制附子；汗出不止者酌加浮小麦、五味子、酸枣仁；自汗兼见心悸怔忡者，酌加煅龙骨、煅牡蛎、五味子等。

4. 心肾阳虚

（1）抓主症：自汗而凉，汗后心悸。

（2）察次症：面唇淡白，小便色清，夜尿频多，腰酸阳痿。

（3）审舌脉：舌质淡，舌体胖润，苔少或无，脉沉细。

（4）择治法：补阳益气。

（5）选方用药思路：《景岳全书》有言："人但知热能致汗，而不知寒亦致汗，所谓寒者，非曰外寒，正以阳气内虚，则寒生于中，而阴中无阳，阴无所主，而汗随气泄。"本证多由于素体阳虚，或劳损过度，下元亏损，或年老体弱，心肾阳衰。肾为诸阳之本，心为君火之脏，心肾阳虚乃阳虚之重证。所以汗出而凉，心阳虚衰，水气凌心，而心下悸动。应选芪附汤加减。方中黄芪益气固表止汗；制附子补心肾之阳，以振卫气生发之源，全方补阳益气，重在治本。可适当酌加浮小麦、煅牡蛎以增强敛汗之力。

（6）据兼症化裁：自汗频频，背寒足冷者酌加制附子的用量；小便频数色清，夜尿频多者酌加肉桂、益智仁、桑螵蛸；腰膝酸软者酌加狗脊、续断、桑寄生；阳痿不举者酌加巴戟天、阳起石；大便稀溏，五更泄泻者酌加补骨脂、吴茱萸、肉豆蔻、五味子等。

5. 胃热郁蒸

（1）抓主症：蒸蒸自汗，头额汗甚，饭时多见。

（2）察次症：身热烦躁，口渴口臭，大便秘结，小便闭涩。

（3）审舌脉：舌质红，苔黄厚，脉洪大或滑数。

（4）择治法：清胃滋阴。

（5）选方用药思路：《灵枢·营卫生会篇》曰："人有热，饮食下胃，其气未定，汗则出，或出于面，或出于背，或出于身半。"《张氏医通》又曰："食物滞中宫，热气上炎，亦令头汗。"说明热邪入里，或过食辛辣厚味，或肝火犯胃，均可致胃热内蕴，郁蒸中焦，腠理开放，汗热蒸蒸自出。胃热郁蒸，阳盛故身热烦躁；内热伤津，则口渴；胃火盛，阳明湿热上蒸则口气热臭；胃腑燥实，大肠失润则秘结；热蓄中焦，迫津旁达则小便闭涩；舌红苔黄厚，皆为阳明热盛，里热外蒸之象。应选玉女煎加减。方中生石膏清解阳明胃热；知母苦寒滋润，既清胃热，又养胃阴；麦冬养阴清热；熟地滋阴；牛膝降虚火引热下行。胃热得清，无热可蒸，汗即自止。

（6）据兼症化裁：汗出兼见壮热烦渴者，增加生石膏、麦冬用量，酌加石斛；口臭者酌加绿茶、佩兰、大黄；大便秘结酌加芒硝、大黄以泄热；小便闭涩者酌加淡竹叶。

（二）盗汗

1. 心血不足

（1）抓主症：寐中汗出，醒来即止。面色少华或萎黄，口唇色淡。

（2）察次症：心胸汗多，心悸怔忡，失眠多梦。

（3）审舌脉：舌质淡，苔薄，脉虚细无力。

（4）择治法：补血养心。

（5）选方用药思路：汗为心之液。平素劳心过度，心血暗耗，心血不足，神不守舍，入睡之后神气外浮则盗汗；血不养心，故心悸怔忡，失眠多梦；气血不足，故面色不华，口唇色淡。应选归脾汤加减。方中当归养血补血，人参、黄芪、白术、甘草补益脾气，滋养气血生化之源；茯神、酸枣仁、龙眼肉、远志养心安神；心脾双补，气血互助，心神得安，汗亦自止。

（6）据兼症化裁：汗出兼见心悸怔忡者酌加煅龙骨、琥珀粉、朱砂；失眠多梦者酌加柏子仁、合欢皮、夜交藤；气短甚者酌加黄芪、浮小麦等。

2. 心肾阴虚

（1）抓主症：盗汗不止，形体消瘦，午后潮热。

（2）察次症：头晕耳鸣，腰膝酸软，阳兴梦遗，小便黄赤，大便干结。

（3）审舌脉：舌质红，苔少，脉细数。

（4）择治法：滋阴清热，止汗固表。

（5）选方用药思路：《灵兰要览》有言："心主五液，而肾主水也，……心肾交，水火济，而无病也。心肾俱耗，则水火不交，……诸阳之会有纯阴焉，额为之汗矣。额亦心之分也，有但见于额与心，他处无之者，此由心肾俱虚，水液枯涸，势不足以周身之汗，故但见于心之分也。"本证可见于大病之后，阴气未复，或劳役、色欲之火耗灼真阴，导致心肾阴亏，虚火内生，迫津外泄。应选当归六黄汤加减。方中当归、生地、熟地滋阴养血；黄芪固表止汗；黄连、黄芩清心降火；黄柏清泄相火；诸药合用，共奏收阴泄热固表之功。

（6）据兼症化裁：盗汗严重者酌加牡蛎、麻黄根、浮小麦；头晕耳鸣者酌加桑叶、菊花、生牡蛎、龟板、石菖蒲；健忘者酌加远志、核桃肉；虚烦不眠者酌加阿胶、黄连、生鸡蛋黄、莲子、肉桂；心悸者酌加酸枣仁、柏子仁；梦遗者酌加黄柏、龙胆草、生龙骨；腰膝酸软者酌加桑寄生、续断、牛膝；午后潮热者酌加地骨皮、鳖甲。

3. 气阴两虚

（1）抓主症：盗汗时作，五心烦热。

（2）察次症：肢体倦怠，气短口渴。

（3）审舌脉：舌质红，舌体瘦小，苔少，脉微弱。

（4）择治法：益气敛阴止汗。

（5）选方用药思路：素体体质薄弱，或久病正气未复，或思虑劳倦太过，导致气不摄津，津液外泄，津伤阴损，血汗同源，日久阴液乃伤，形成气阴两虚之证。应选生脉散加减。方中人参大补人体元气，麦冬敛阴宁心，五味子收敛阴津。气能摄津，阴液得复，汗亦自止。

（6）据兼症化裁：气虚较重兼见气短懒言者酌加黄芪、白术、山药；阴虚较重兼见内热口渴、小便短赤者酌加龟板、鳖甲、知母；汗出不止者酌加浮小麦、麻黄根、煅牡蛎；心悸怔忡者酌加酸枣仁、炙甘草、天冬等。

六、中医特色技术

1. 推拿调治

（1）点肺俞、风门穴：双手反手搭于后背脊柱两侧，中指指尖点按肺俞约1分钟，然后向上移动1寸点按风门约1分钟，使局部酸胀为度。

（2）点关元、气海穴：左手中指点在关元穴处，右手中指点在气海穴处，揉按1分钟。

（3）推拿阴陵泉、阳陵泉：双手置于双膝关节下的小腿处，拇指和中指推拿小腿内侧的阴陵泉和小腿外侧的阳陵泉，推拿2分钟，使局部有酸胀感。

（4）点背俞穴：两手握拳，反手向后，指掌关节处在背部同时按压膀胱经上的肝俞、胆俞、脾俞、胃俞穴各1分钟，亦可在此4穴上下稍移动位置来点按。

（5）梳理胸肋：双手置于胸部正中，然后五指分开，掌、指在胸胁部沿肋间分推。从正中线分推至左右两旁，分别推3分钟。

（6）推拿足三阴、足三阳经：取坐位，双手指掌面置于大腿近端内外侧面，然后自上而下捏拿内、外侧的大、小腿部，重力刺激足三阴、足三阳经。两腿分别捏拿9次。

（7）点然谷、涌泉穴：拇指点按双足的然谷和足底的涌泉各1分钟。

2. 艾灸调治

取穴　关元、气海、足三里、神阙、风门、大椎。

方法　①艾条温和灸：每次每穴灸10～15分钟，每日1次，7次为1个疗程。②隔姜灸：每次每穴灸5～7壮，取枣核大小的艾灶施灸。每日1次，7次为1个疗程。③温灸器灸：把温灸盒置于腹部穴位上施灸，施灸30分钟，每日2次，10次为1个疗程。④太乙针：每次每穴灸3～5次，每日1次，7次为1个疗程。⑤隔附子灸：取枣核大小艾灶施灸，每次每穴灸3～5壮，每日1次，7次为1个疗程。

3. 刮痧调治

（1）刮背部取俯卧位，主要刮拭背部正中督脉及其两侧膀胱经循行区域，各20～30次。重点点压按揉大椎、肺俞、心俞、脾俞穴，每穴各3～5秒。

（2）刮上肢部采用仰卧位或坐位，主要刮拭手阳明大肠经、手少阴心经、手厥阴心包经在上肢前臂的循行区域，各20～30次。重点点压按揉曲池、合谷、内关、神门穴，每穴各3～5秒。

（3）刮下肢采用仰卧位或坐位，刮拭下肢足阳明胃经的足三里穴区，可用短距离刮拭法，15～20次即可；亦可用点压按揉法，5～10秒。

4. 脐疗调治

（1）五砂散：五倍子5份，辰砂1份，共研细末，贮瓶备用。用时取药散0.5～1g，用温水调成糊状，于临睡前敷于肚脐，外以纱布覆盖，胶布固定。翌日晨起时取下，如无效可重复使用，一般连用3天即可奏效。

（2）止汗敷剂：五倍子、赤石脂、没食子、煅龙骨、煅牡蛎各20g，辰砂1g。共研细末，贮瓶备用。于临睡前取药粉1g，用凉开水、食醋各半调匀，敷入脐中，纱布覆盖，胶布固连，翌晨去掉。每日1次，3～5天为1个疗程，具有较强的敛汗功能。

5. 穴位贴敷

（1）五倍子、郁金、黄芪、白术、防风各等份，上药共研末，装瓶备用。取适量药末，以姜汁调成糊状，平铺于塑料薄膜上，敷于神阙、中脘，纱布外敷，胶布固定，热水袋热熨30分钟，每日换药1次。适宜于自汗者。

（2）黄芪60g，麻黄根、白术、防风、白芷、艾叶各30g，上药共研末，装瓶备用。取适量药末，以姜汁调成糊状，平铺于塑料薄膜上，敷于肺俞、大椎、脾俞、胃俞，纱布外敷，胶布固定，每日换药1次。适宜于自汗者。

（3）五倍子20g，朱砂0.6g，上药共研末，装瓶备用。取适量药末，以清水调成糊状，平铺于塑料薄膜上，敷于神阙穴，纱布外敷，胶布固定，每2日换药1次。适宜于盗汗者。

（4）黄芪60g，麻黄根、知母、生牡蛎、煅龙骨、生地、茯苓各30g，上药共研末，装瓶备用。取适量药末，以醋调成糊状，敷于涌泉、内关、肺俞，纱布外敷，胶布固定，每日换药1次。适宜于盗汗者。

6. 音乐调治

中国音乐学院根据中医五行理论编制的中国天韵五行音乐，其中的曲目晚霞钟鼓（阳韵）营造出一种晚霞满天、钟鼓回荡的意境，具有补益肺气，宽胸固表之功。适合肺虚卫表不固引起的自汗的配合治疗。

七、调摄养护

（一）起居调摄

1. 宜心情舒畅，忌精神紧张

情绪舒畅是气血调和的重要因素。如果长期处于精神紧张、压力过大的状态下工作和生活，日久必然出现阴阳失衡，营卫失和的情况，从而诱发自汗或盗汗。所以应尽量在生活中保持愉快的心态，身心放松，切忌精神紧绷，郁闷成疾。

2. 宜劳作有节，忌过度疲劳

无论是体力劳动或脑力劳动，如果长期疲劳过度，都会引起人体气血的过度耗伤，中医认为"血汗同源、精血同源"，气血亏虚日久，必然导致汗液妄泄。节制房事，避免房劳过度，损耗肾精。所以必须注意劳逸结合，避免过度疲劳。

3. 宜节制口欲，忌嗜烟酗酒

久食肥甘厚味，嗜烟酗酒，机体容易聚湿生痰，酿生内热，内热属于内生五邪之一，最易伤损人体阴液。人体中焦实热壅塞，使得津液从局部渗出，容易出现手足汗出。所以应在保证食物多样化、营养多元化的前提下，尽量保持口味清淡，戒烟限酒。

4. 宜冬不过暖，夏不过寒

所谓冬不过暖，是指在冬天充分保暖的前提下，不要穿的过多。因为人体自身具有一定的调节体温、防寒御冷的能力，当天气寒冷时，人体卫阳之气被积极调动起来向体表运行，抵抗寒冷。如果穿得过暖，衣服完全代替机体自身的御寒能力，就会出现时常汗出，汗后身凉，抵抗力下降，易于感冒。

所谓夏不过寒，是指在夏天着装应尽量凉快的同时，注意在树荫下、水边、夏夜、或有风吹过时，也比较凉。夏季人体卫阳之气多运行于体表，或汗随热泄，所以内脏阳气较为虚弱，抗寒能力不足，所以着装应注意保护内脏的阳气。

5. 衣取适体，适温增减

选择衣物时要注重保暖性和透气性兼顾。这样既能保温同时又能及时散热，有利于汗液的正常排泄和蒸发湿气。衣物质地宜选用面料柔软轻柔的质地，不但皮肤舒适感强，同时也不容易因摩擦而伤及皮肤。

6. 居处合宜，干湿适度

在条件允许时，适当调节一下居住环境的温度与湿度，温度多宜在 24℃左右，湿度宜在50%左右。阴虚血热者的居住环境应稍偏凉一些。被褥、铺板、睡衣等应经常拆洗或晾晒以保持干燥，并应经常洗澡，以减少汗液对皮肤的刺激。

7. 补充水分，量少多次

经常汗出，会导致体内大量的水分散失。及时补充水分，可以维持人体正常的旺盛精力，以免出现由于失水过多引起口干舌燥、体力下降，精力不支。

（二）饮食调摄

应适量增加高热量的食物，适当增加糖类与蛋白质的摄入量，以弥补体内蛋白质和糖分的过度消耗，并应保证摄入足够的维生素以及微量元素等营养素。忌食伤气阴、助邪热的食物，如辣椒、羊肉、鸡肉、生姜、烟、酒等。同时还应适当限食食物纤维，避免过多食用海带、紫菜等含碘丰富的食物。多食一些育阴清热的新鲜蔬菜等，如淡水鱼、甲鱼、猪肝、白木耳、菠菜、白菜等；不宜吃辛辣的食品，尽量少饮或不饮酒；多饮水，保持体内的正常液体量。气虚自汗者，宜常食蜂蜜、山药、百合、大枣、荞麦、莲子、鲫鱼、鲢鱼、香菇、鲈鱼等补气固表的食物；阴虚盗汗者，应食滋阴补肾的食物，如甲鱼、鳗鱼、黑豆、猪肾、乌梅、桑葚、乌鸡、鸭肉等。

1. 浓豆浆饮

原料　豆浆 2 碗。

制法　每次用豆浆 2 碗，将其中 1 碗放入锅内，煎成豆腐皮状食；另 1 碗煮沸加少量白糖饮用，每日 1 次。

功效　补虚益气。适宜于纳差之自汗者。

2. 党芪五味炖猪心

原料　党参 12g，黄芪 12g，五味子 9g，猪心 1 个。

制法　将党参、黄芪、五味子、猪心放入锅中，水适量隔水炖 1 小时，吃肉饮汤，每 1～2 天食 1 次。

功效　补气益血，固表止汗。适宜于思虑过度之自汗者。

3. 枸杞炖乳鸽

原料　枸杞子 20～30g，乳鸽 1 只。

制法　将乳鸽去毛及内脏，放入枸杞子，加水适量，放炖盅内。隔水炖熟，调味吃肉喝汤。

功效　补气益血。适宜于思虑过度之自汗者。

4. 沙参合剂煲瘦肉

原料　沙参 15g，玉竹 15g，百合 15g，淮山药 15g，猪瘦肉 100g。

制法　将沙参、玉竹、百合、淮山药、猪瘦肉同放入锅中。水适量共煲 1 小时以上，调味吃肉喝汤，每日 1 次。

功效　养阴益气。适宜于气阴两虚所致的出汗，口干思饮，气短乏力者。

5. 枇杷叶糯米粽

原料　糯米 250g，新鲜枇杷叶若干。

制法　将新鲜枇杷叶用水浸泡 10 小时，洗净去毛后，用新鲜枇杷叶包粽，蒸熟服食，每日 1 次，连服 4～5 天。

功效　补中益气，暖脾和胃，止汗。适宜于产后多汗等出汗异常者。

6. 黄芪鸡汁粥

原料　母鸡 1 只（重约 1000～1500g），黄芪 15g，粳米 100g。

制法　先将母鸡去毛及内脏剖洗干净，浓煎为鸡汁；将黄芪水煎 2 次取汁，加适量鸡汤及粳米 100g 共煮成粥，早、晚温热服食。

功效　补气升阳，固表止汗。适宜于体虚乏力，自汗者。

7. 人参莲肉汤

原料　人参 10g，莲子 10 枚（去心）。

制法　用适量水泡发后加冰糖 30g 蒸 1 小时即可食用。人参可留待次日再加莲子，用同样方法蒸熟食用，可连用 3 次。

功效　补气益脾。适宜于脾虚消瘦，疲倦，自汗者。

8. 西洋参冬瓜野鸭汤

原料　西洋参 10g，冬瓜 300g（连皮），野鸭 500g，石斛 50g，荷梗 60g（鲜），生姜、红枣适量。

制法　将野鸭杀后，去内脏，切块；西洋参略洗，切薄片；冬瓜、石斛、荷梗、生姜、红枣洗净。把全部用料放入锅内，武火煮沸后，文火煲 2 小时，调味即可，饮汤吃野鸭肉。

功效　清暑益气。适宜于口渴心烦，体倦乏力，自汗较多者。

9. 山药银耳红枣羹

原料　银耳 100 g，红枣 20g，鲜山药 20g，冰糖适量。

制法　将银耳浸泡水发，变软而全部舒张，山药洗净切丁（带皮）。然后把银耳与红枣一起放入锅内，烧沸后改用文火慢炖半小时，再放入山药，用大火烧沸后，改用文火煮至银耳糯滑，加入冰糖稍煮即可。每日 1 剂，分早晚服用，常服。

功效　补虚止汗，滋阴补肺。山药因兼有涩性，可固精缩尿止带、止汗。银耳具有滋阴润肺，强筋补肾，生津养胃，益气和血等作用。现代研究认为，银耳具有明显的促进蛋白质、核酸的生成，兴奋造血功能，增强免疫力作用；红枣能安中养脾，平胃气，补气生津，调和百药。三者配伍，对体虚、阴虚所致的自汗、盗汗，具有很好的补虚止汗及滋养作用。

10. 浮小麦粥

原料　浮小麦 30g，糯米 60g。

制法　将浮小麦洗净沥干水分，晒干，炒香后研为细末。糯米用文火熬粥，粥将稠时，加入浮小麦粉，再煮 5 分钟即可。每日 1 剂，分 2 次服用，温热服食。

功效　止虚汗，退虚热，益气健脾。适用于阴虚盗汗，入睡汗出，醒则汗止，并有潮热颧红，舌红少津者。但体表虚弱汗出忌用。浮小麦味甘性凉，具有敛汗，益心气退虚热作用，可治疗自汗、盗汗、骨蒸劳热。现代研究认为，浮小麦含丰富的淀粉、酶类、蛋白质、脂肪、钙、铁、磷及维生素等，参与体内蛋白质、脂肪、糖类的代谢过程，有抑制汗腺分泌作用。糯米主要成分与粳米相似，但蛋白质、脂肪较粳米略高，并含有多种维生素 B 族。

11. 太子参排骨汤

原料　猪排骨 500g，太子参 25g，葱、姜、黄酒、盐、味精各适量。

制法　将猪排骨洗净加水放入砂锅内，加入太子参、姜片一起煮沸，撇去浮沫，淋入黄酒，改用文火煨炖 1 小时后，放入盐、味精，稍煮片刻即可。佐餐食肉喝汤，常食。

功效　滋养肝肾，丰肌强身，止虚汗。猪排骨营养丰富，含蛋白质、钙、铁、磷与维生素B 族、脂肪等，经常食用能滋肝肾，润肌肤，健骨骼，强身。太子参补虚，补气，止虚汗。

12. 花旗参绿豆煲水鸭

原料　花旗参 20g，绿豆 30g，百合 25g，水鸭 1 只。

制法　加水适量煲汤，武火煮开后文火再煲 1 小时左右，调味食用。

功效　益气养阴。适宜于气虚所致的盗汗、乏力。

13. 红枣乌梅汤

原料　红枣 15 枚，乌梅 10 枚。

制法　取红枣、乌梅水煎服，每日 1 次，连服 10 天。

功效　益气敛阴，止汗。适宜于气虚之盗汗多者。

14. 豆豉酒

原料　豆豉 250g，米酒 1000g。

制法　先把豆豉炒香，放入米酒中浸泡 3～5 天后饮用，每次 2 汤匙，每日 2 次。

功效　和血益气，解烦热。适宜于气虚盗汗、心烦热。

（三）情志调摄

中医学认为"汗为心之液"。《老老恒言》又曰："心者神之舍，目者神之牖；目之所至，心亦至焉。"所以，在生活中可以通过闭目养心之法，收敛心气，涵养心阴，从而预防和减少汗证的发作。

1. 闭目静心

找一清净之地，正襟危坐，双目闭合，眼睑下沉，调匀呼吸，意守丹田。良久则头脑清醒，心平气和，心静如水，烦恼渐渐消失，进入静谧祥和状态，机体阴阳气血通达顺畅，心理平衡，情绪愉悦，头脑清晰，浑身轻松。

2. 闭目降气

凡遇愤愤不平或遭受屈辱，于暴躁难耐之时，要理智地控制感情，离开是非之地，闭目思量。同时用自己的双手示指端轻轻压在眼睑上，微微揉摩，至眼珠发热发胀，便觉心中豁然开朗。

3. 闭目意驰

当事不如意，若有所失，心中烦闷时，闭目抬头，臆想浩渺广阔的天空，人就会精神振作，如释重负。或静立于高处，闭目想象人间万景，定会使人心旷意驰。人身犹如沧海一粟，何堪忧虑，奈何患得患失，庸人自扰。

4. 闭目养气

闭目静养元气，气是人体的原动力，也是精神状态饱满的物质基础。择一静处，盘膝而坐，遵循以下呼吸运动形式：吸—停—吸—呼。用鼻呼吸，先吸气少许即停顿，随吸气舌抵上腭，同时默念一个字；停顿时默念第二个字；再吸入较多量的气，用意将气引入小腹，同时默念第三个字，吸气毕，不停顿，即徐徐呼出，如此反复做 20 分钟。

（四）运动调摄

中医认为"血汗同源"，又言"气血和则百病不生"。清代武术家邓钟山老先生创制的和血功法有利于汗证的预防和恢复，老少妇孺皆宜。具体操作功法如下：

1. 预备式

晨起面向东方（晚则朝西），两足分开成外八字步，距离同肩宽，含胸垂肩，两臂自然下垂，手掌心向下，如按水上浮物，口齿轻闭，舌抵齿间，目视近前方，集中意念，忌紧张。

2. 推抹三连环

用鼻吸气，均匀细长（初学者不可勉强，经过一段时间的锻炼，可以呼吸深长）。两手由体侧两旁画弧，上举至头顶上方，成撑举状，手心朝上，五指相对，相距 10～15 厘米，头面上仰，眼看两手。两手翻掌下降，至胸前做交叉状，左手在右手上。以两掌顺时针推抹胸腹部 3 圈，同时头面随手下落，俯视两手。两手下落，掌心向下，头面平正，恢复至预备式。此时用鼻均匀细长呼气，至此为 1 遍。须连续做 3 遍。

3. 左右晃躯

接上式。呼吸自然，以至若有若无，为此式特点。两手握空心拳，拳背向前，两臂微微上提，两肘微向两旁外屈。以腰为轴，向左转动上体至最大限度。以腰为轴，向右转动上体至最大限度。如此左右转动上体为1遍。

4. 单手撑举

两足并立，两手自然下垂。用鼻以意引气深入，然后右手由右侧画弧，上举至头顶右上方，做托举状，掌心向上，头面向右仰，眼看右手。右脚向右侧开步，两足相距70厘米。右手经体前向左向下画弧，在向下时上身随之下俯。手在两足间，掌心向下，目光注视。右手再向右画上举，上身随之正直。手至头顶右上方，掌心向上，头面微向右仰，眼看右手。同时右脚收回与左脚并立，以鼻均匀细长地呼气，至此为1遍。以上为右式，再做左式如右式。如此左右各做3遍，共6遍。

5. 前后摆腿

两腿并立，呼吸自然，前后摆动右腿，前摆时与支撑的左腿成90°角，后摆时成45°角。至此前后摆动各1次为1遍，做12遍。再摆动左腿如右腿状，也做12遍。

6. 俯身大划臂

两足并立，两手自然下垂，用鼻以意引气深入，然后两手翻掌向两旁抬起，至肩部高度。两臂再向上，各斜展于肩的外上方，两掌心向前。两臂向前摆落，至胸前时，上身随之下俯。最后垂臂于腿前，俯上身成90°。伸直身体，收两臂于体侧。以鼻均匀细长地呼气。以上为1遍，做6遍。

7. 正反转项

两腿分立成"外八字"，距离略比肩宽，两手自然下垂，呼吸自然，身体不动，头由左向右按顺时针方向做旋转活动12圈。

8. 左右哈气

两足开列同肩宽，身体下蹲成马步，两臂反展于身后的两旁，五指做反勾状，勾尖向上。用鼻以意引气深入后，头转向左方，猛一张口发出"哈"字声，将吸入之气全部送出。即将头转回原处，此为左式。再吸气，向右送气为右式。左右各做3遍，共6遍。

9. 车轮转

两足分立成"外八字"步，略比肩宽，两臂屈肘，肘尖向两旁，高与肩齐。手握空拳，拳眼向肩。头向右转，眼看右肘尖。屈曲的两臂在同一平面上。右肘尖下沉，向后、向上、向前做转圈状，相应地左肘尖上翘，向前、向下、向后，也做转圈状。以上为右式，共转12圈。头向左转，眼看左肘尖。如右式转12圈。做此式应尽量牵动胸腹部，使脏腑气血通畅，健身防病，旧时有"学会车轮转，一生不用捧药罐"之说。

（侯淑峰）

第六章　心　悸

　　心悸是一种自觉心跳不安的感觉。是心脏正常跳动时突然出现的一种不适感，伴有惊慌或空虚的感觉。许多器质性疾病（如器质性心脏病、各种贫血、甲状腺功能亢进）都会导致心悸的出现。亚健康状态下发生的心悸属于排除了上述的各种器质性疾病的状况。发作较为频繁，几日一发或半月一发，影响正常的工作和生活。发作时心中急剧跳动，惊慌不安，不能自主，还经常伴有气短、胸闷、甚至眩晕、喘促、晕厥等危险情况。根据中医学理论，心悸的发生是由于先天体质虚弱、劳倦过度、起居失常、饮食不当、情志不遂、居处不慎、年老体衰或感受外邪等因素，引起机体气血阴阳亏虚或痰饮瘀血阻滞，从而导致心失所养。汉代的张仲景在《伤寒论》和《金匮要略》中以惊悸、心动悸命名此症。

一、诊断要点

　　（1）自觉心慌不安，心跳剧烈，不能自主，常伴有胸闷不适，气短，乏力，头晕，甚至喘促，肢冷汗出，或见晕厥。

　　（2）心脏听诊提示心脏搏动或快速，或缓慢，或忽跳忽止，或伴有心音强弱不等。脉象可见数、疾、促、结、代、沉、迟等不同变化。

　　（3）发作常由情志刺激、惊恐、紧张、劳倦过度、饮酒饱食等因素诱发。

　　（4）上述心悸不安症状半个月内时常发生。引起明显的苦恼，工作、学习效率下降，生活质量下降。

　　（5）辅助检查：血压可有或无变化，心电图可正常或见轻度 ST 段改变。排除任何一种躯体疾病或心血管疾病，排除合并脑、肺、肝、肾和造血系统等严重原发病和器质性疾病及精神疾病。

二、审析病因病机

　　心悸的病因较为复杂，既有先天的体质虚弱因素，后天的饮食不当、劳倦内伤、起居失宜，情志失调，又有感受外邪等外在因素。其主要病位在心，却与五脏息息相关。其发病与脾、肾、肺、肝四脏的功能失调密不可分。

　　体质素虚，或又遭遇重大事件，产生强烈的精神、心理压力。情绪急剧波动，精神紧张，导致气血耗伤，心失所养，引发心悸。或平素起居失宜，一方面居住环境不良，噪音过大，太过吵闹。一方面生活方式不良，作息时间不规律，睡眠时间不固定，熬夜贪晚，日常工作又偏于劳累，得不到适时休息，导致日久机体阳气虚衰，气血不足，无力鼓动血行，发为心悸。

后天饮食不节，嗜食辛辣炙煿、膏粱厚味，蕴生湿热，煎灼津液，痰火扰心，发为心悸。或平素情志不遂，长期抑郁，肝气郁结，气滞血瘀，心脉不畅，心神失养，引起心悸。又因日久损伤脾胃，运化失司，水湿停滞，聚湿成痰，痰阻心脉而诱发心悸。元代朱丹溪在《丹溪心法·惊悸怔忡》中明确提出"责之虚与痰"的理论。

综合上述病因可见，心悸之证以气血阴阳亏虚引起的虚证居多，因虚致实，产生气滞痰浊血瘀，从而形成虚实夹杂的病理特征。虚实还可以相互转化。如脾运失司，运化失常，水湿停聚，酿湿生痰，痰阻于心；或脾肾阳虚，气化无力，水饮内停，上凌于心；气虚血运不利，易生血瘀；阴虚内热，煎熬阴津，津亏血枯，亦生血瘀。气郁痰浊血瘀日久，伤耗正气，又可因实致虚。所以心悸一证为本虚标实之证。证候表现又以虚实夹杂多见。

三、明确辨证要点

1. 分清虚实

心悸的证候特点多为虚实相兼，所以首当其冲，应辨清虚实。虚当辨别脏腑气、血、阴、阳何者偏虚；实当辨别痰饮、水湿、瘀血、内火何邪为主。其次，应分清虚实程度，一般而言，仅一脏虚损者较轻；多脏虚损者较重。邪实为主者，一种邪实者较轻，多种兼夹者较重。

2. 关注脉象

一般而言，阳盛则脉促、脉数；阴盛则脉结、脉迟。脉结代是心悸一证的常见脉象。结脉多因气血凝滞；代脉多因元气虚衰。

四、确立治疗方略

1. 补益气血、养心安神

因虚而致之心悸，必定由于脏腑气血阴阳亏虚，心失所养而成。所以治疗当以补益气血，调理阴阳，养心安神为要。脏腑气血充沛，阴阳和调，心神自安，心悸自止。

2. 祛除邪实、重镇安神

因邪而致之心悸，明确痰饮、水湿、气滞、瘀血何为致病之因，相应采用化痰涤饮、活血祛瘀、行气导滞之法以祛除邪实，并配伍重镇安神之品，以求邪去正安，心神安宁，心悸自除。

五、辨证调治

1. 心胆气虚

（1）抓主症：心悸不宁，善惊易恐，稍惊即发，劳则加重。

（2）察次症：胸闷气短，自汗，坐卧不安，恶闻声响，少寐多梦而易惊醒。

（3）审舌脉：舌淡，苔薄，脉细数或细弦。

（4）择治法：镇惊定志，养心安神。

（5）选方用药思路：本证由心胆气虚所致。平素胆怯心虚之人，本有心气不足，神浮不敛，胆气虚弱，善惊易恐。如突受外惊、耳闻巨响、目见异物或遇险临危，则心惊神摇，不能自主。应选安神定志丸加减。方中龙齿、琥珀、磁石镇惊宁神，朱砂、茯神、石菖蒲、远志安神定惊，人参益气养阴。

（6）据兼症化裁：心阳不振者酌加附子、桂枝；心血不足者酌加熟地、阿胶；气虚明显时心悸气短，动则益甚，酌加黄芪增强益气之功；自汗不止者酌加麻黄根、浮小麦、乌梅；气虚夹瘀者酌加丹参、桃仁、红花；气虚夹湿者酌加泽泻，重用白术、茯苓；心气不敛者酌加五味子、酸枣仁、柏子仁以收敛心气，养心安神。睡眠惊醒者酌加重镇收摄之品，如龙骨、牡蛎；心气郁结，抑郁烦闷，胁肋胀痛者酌加柴胡、郁金、合欢皮、佛手等。

2. 心脾两虚

（1）抓主症：心悸气短，失眠多梦，思虑劳心则甚。

（2）察次症：神疲乏力，眩晕健忘，面色无华，口唇色淡，纳少腹胀，大便溏薄。

（3）审舌脉：舌淡红，脉细弱。

（4）择治法：补血养心，益气安神。

（5）选方用药思路：心脾两虚为心血虚、脾气虚的气血两虚之证。脾气亏虚，气血生化乏源，心失所养，心血益虚，心神不宁而致心悸、失眠、多梦。应选归脾汤加减。方中当归、龙眼肉补养心血；黄芪、人参、白术、炙甘草益气生血；茯神、远志、酸枣仁宁心安神；木香行气，使补而不滞。

（6）据兼症化裁：气虚严重者重用人参、黄芪、白术、炙甘草，少佐肉桂，取少火生气之意；血虚严重者酌加熟地、白芍、阿胶；阳虚严重者甚至汗出肢冷，脉结或代者，酌加附片、桂枝、煅龙骨、煅牡蛎；阴虚严重者出现心烦、口干、舌质红，少苔酌加玉竹、麦冬、生地、沙参、石斛；自汗、盗汗者酌加麻黄根、浮小麦、五味子、山萸肉、煅龙骨、煅牡蛎等；纳呆腹胀者酌加陈皮、谷芽、麦芽、神曲、焦山楂、鸡内金、枳壳。

3. 阴阳两虚

（1）抓主症：心悸气短，神疲乏力，面色苍白，心烦失眠。

（2）察次症：五心烦热，自汗盗汗或四肢畏寒，面色苍白。

（3）审舌脉：舌红少苔，脉细弱或有结代。

（4）择治法：益气通阳。滋阴养血。

（5）选方用药思路：由于久病体虚、暴病伤阳耗气，或年高脏气衰弱，均可导致心阳不足或气血生化不足，或因失血、热病伤阴，或七情内伤，阴血暗耗而致血亏阴虚。日久，阴损及阳，导致阴阳两虚。此时阳气不足与阴血亏损互见。应选炙甘草汤加减。方中炙甘草甘温益气，为治疗心悸、脉结代的君药；人参、大枣补气益胃，以资气血之源。桂枝、生姜温阳气，调营卫。地黄、阿胶、麦冬、麻仁滋阴补血，以养心阴。合而用之，使气血充足，阴阳调和。心之动悸，脉之结代，自然恢复正常。因此，此方又故名"复脉汤"。

（6）据兼症化裁：阳虚重者伴见四肢不温，脉沉迟，酌加制附子；阴虚严重者伴见口干脉数，酌加天冬、沙参、玄参；内热明显者酌加青蒿、地骨皮、龟甲；心前区疼痛或舌有瘀斑、爪甲青紫者酌加当归、丹参，川芎、檀香、红花、赤芍。

4. 肝肾阴亏

（1）抓主症：心悸失眠，眩晕耳鸣。

（2）察次症：形体消瘦，五心烦热，潮热盗汗，腰膝酸软，视物昏花，两目干涩，咽干口燥，筋脉拘急，肢体麻木，急躁易怒。

（3）审舌脉：舌淡红，苔少，脉沉细数。

（4）择治法：滋补肝肾、养心安神。

（5）选方用药思路：《素问·大奇论》曰："肾肝并小弦欲惊。"素体肾水亏虚，水不济火，心火偏亢，心神不宁，故心悸失眠。肾阴不足，无以养肝，可致肝阴不足，肝肾之阴亏耗，不能上济于心，心火独亢，扰乱神明，遂心悸不安。应选一贯煎合酸枣仁汤加减。方中熟地、枸杞滋补肝肾；沙参、麦冬、知母滋阴润燥；酸枣仁、茯神宁心安神，佐以少量川楝子疏肝理气，使滋而不腻。

（6）据兼症化裁：口渴心烦，重用麦冬、沙参，酌加石斛、玉竹；阴虚火旺，热象较重，酌加黄连、山栀、淡竹叶以清心火；潮热盗汗，酌加麻黄根、地骨皮、浮小麦、白薇；便秘者酌加瓜蒌仁；善惊易恐者，酌加珍珠母、生龙骨、生牡蛎等加强重镇安神；阴虚夹热者，酌加黄连温胆汤；阴虚夹瘀者，酌加丹参、牡丹皮、生地、赤芍。

5. 心阳不振

（1）抓主症：心悸不安，动则尤甚，形寒肢冷。

（2）察次症：胸闷气短，面色㿠白，自汗、畏寒喜温，或伴心痛。

（3）审舌脉：舌淡苔白，脉虚细无力。

（4）择治法：温补心阳。

（5）选方用药思路：阳虚体寒，心阳不振，心失温养，则心悸不安；胸中阳气虚衰，宗气鼓动气血运行无力，身失温养，故畏寒肢冷、胸闷气短。应选桂枝甘草龙骨牡蛎汤加减。方中桂枝、炙甘草温补心阳；生龙齿、生牡蛎安神定悸。

（6）据兼症化裁：心阳不足，形寒肢冷者，酌加黄芪、人参、制附子；大汗出者，重用人参、黄芪、酌加煅龙骨、煅牡蛎；水饮内停者，酌加葶苈子、大腹皮、五加皮、车前子、泽泻、猪苓等；夹有瘀血者，酌加丹参、赤芍、桃仁、红花等；兼见阴伤者，酌加麦冬、玉竹、五味子；若心动过缓者，酌加炙麻黄、补骨脂、制附子，重用桂枝。

6. 血瘀气滞

（1）抓主症：心悸，心胸憋闷，心痛时作。

（2）察次症：两胁胀痛，善太息，形寒肢冷，面唇紫暗，爪甲青紫。

（3）审舌脉：舌质紫暗或有瘀斑，脉涩或结或代。

（4）择治法：活血化瘀，理气通络。

（5）选方用药思路：引起心血瘀阻的原因很多：阳气不足，无力鼓动血行；寒凝经脉；情志抑郁，气机郁滞等。气滞血瘀，不通则痛，心痛时作。应选用血府逐瘀汤加减。方中桃仁、红花、川芎、赤芍、牛膝诸药活血祛瘀，当归、生地活血养血；柴胡、枳壳、桔梗等疏肝理气；甘草调和诸药而和中。共奏通上行下，活血化瘀之功。

（6）据兼症化裁：气郁较甚者酌加柴胡、枳壳、木香；因虚致瘀者，去理气之品，气虚者酌加黄芪、党参、白术、山药；血虚者酌加何首乌、熟地、阿胶；阴虚者酌加麦冬、玉竹、枸杞子、女贞子；阳虚加制附子、肉桂、淫羊藿；络脉痹阻，去生地，酌加沉香、檀香、降香；夹有痰浊，胸满闷痛者酌加瓜蒌、薤白、半夏；胸痛甚，加乳香、没药、蒲黄、三七粉。

7. 痰浊阻滞

（1）抓主症：心悸气短、胸闷胀满。

（2）察次症：食少腹胀，恶心呕吐，或伴烦躁失眠，口干口苦，纳呆，小便黄赤，大便秘结。

（3）审舌脉：舌苔厚腻，脉弦滑。

（4）择治法：理气化痰，宁心安神。

（5）选方用药思路：《证治汇补》曰："神气失守，神去则舍空，舍空则郁而停痰，痰居心位，此惊悸之所以肇端也。"痰阻气滞，心脉不畅，胃失和降；痰郁化火，痰火上扰，心神不宁。应选用导痰汤加减。方中半夏、陈皮、制南星、枳实理气化痰；茯苓健脾化痰、安神；远志、酸枣仁宁心安神。

（6）据兼症化裁：脾虚致纳呆腹胀者酌加党参、白术、麦芽、鸡内金；痰火内扰，心神不宁者酌加黄连、竹茹、苦参、茵陈；痰火伤阴，口干盗汗者酌加麦冬、天冬、沙参、玉竹；烦躁不安，惊悸不宁者酌加生龙骨、生牡蛎、珍珠母、石决明；失眠、恶梦纷扰者酌加朱砂、琥珀粉以重镇安神。

六、中医特色技术

（一）导引调治

1. 叩齿吞津法

正面坐好，两手握拳，双手暗自用力各六次。注意左右手用力时要均匀。正面坐好，一手按在另一腕上，被按的手如托重石一样举在头上空，然后重返原姿势，两手再换做一次。两手交叉握好，脚踏在手中，左右交替，各五、六次。脚踏手时应屏住呼吸。做完此动作，闭目休息一会儿。最后把口中津液分三次咽下，上下齿叩动三次。

2. 叩齿集神法

盘膝而坐，闭目养神，精神集中，沉静片刻。然后以两手抱在项后，口中轻念数字，从1～9，不使耳朵听到声音；再以双手分别掩住左右耳，以示指压中指，轻轻弹击脑后，左右手各敲击24次，耳中似有雷鸣之声在回荡。

3. 撼天柱法

两腿盘膝而坐，手心相对而握，左手在下，头正而双目平视前方，静神集，沉静片刻。然后头缓缓转向左，双目向左后上方看，徐徐恢复到原来姿势。左手翻向上，右手翻向下，手心相对而握，头缓缓转向右，动作同前，方向相反。左右转动时，肩随之转动，左右各24次。

4. 舌搅漱咽法

盘腿端坐，双目平视，两手呈半握拳，两臂上伸与肩同宽；然后以舌在口中上下搅弄36次，使口中生津，分3次咽下，如咽硬物，汩汩有声。

5. 摩肾堂法

身体正直盘腿而坐，两眼微闭，闭气凝神，两手心相对而搓，待手热后，两手分别反臂擦摩肾堂36次以上。两手收到腹前，手心相对呈十字横交叉而抱，臆想心头火起，烧丹田，使全身发热而止。

6. 单关辘轳法

身体正直盘腿而坐，然后上体稍前倾，以纵轴运动摆撼左肩，同时右臂弯曲反向背后，以手背扶在右腰际处，随上体摆撼而在腰背擦动，左右各 36 次。

（二）针灸调治

1. 毫针法

取穴　内关、通里、神门、大陵、膻中、心俞、厥阴俞。

配穴　心阳不振酌加关元、足三里；心血不足酌加足三里、三阴交；心阴不足酌加太溪、复溜；心脉瘀阻酌加曲泽、至阳；水饮凌心酌加气海、神阙，痰浊扰心酌加郄门、丰隆。

方法　主穴用针刺，虚补实泻；配穴心阳不振、水气凌心用灸法，心阴不足用平补平泻，他证虚补实泻，留针 30 分钟。

疗程　每日或隔日 1 次，10 次为 1 个疗程。

2. 耳针法

取穴　心、交感、皮质下，配肺、脾、肾。

方法　毫针轻刺激，留针 20～30 分钟。

疗程　每日或隔日 1 次，10 次为 1 个疗程。

（三）推拿调治

1. 轻抹前额

受术者仰卧。调理师两手拇指自印堂至神庭做抹法，其余四指置于头的两侧相对固定，力量宜轻，速度宜快。时间约 1 分钟。

2. 分推前额

受术者取仰卧位。调理师两手拇指桡侧缘自前额中线向两侧分推至太阳并作点揉，依次自前额中线至两侧少阳经，反复操作。时间约 3 分钟。点穴通经　点按头部正中线督脉穴位，点揉内关、神门、三阴交、绝骨、太溪，以局部酸胀为度。每穴 30 秒。

3. 梳理少阳

调理师两手五指微屈，从前至后梳理头侧足少阳胆经。操作 100 次。

4. 推桥弓

调理师以拇指或者四指着力，自翳风推至缺盆，压力适中。先推一侧，5 次，然后推另一侧。如此反复操作 20 遍。

5. 分推胸胁

调理师十指微屈，自胸部正中线沿肋间隙向两侧分推如此操作 3 分钟。

6. 推膀胱经

受术者俯卧，调理师用掌或肘着力于膀胱经上，进行单方向的直线推动，力量适中，同时点按背部心俞、膈俞、肝俞、胆俞。如此操作 3 分钟。

（四）刮痧调治

1. 刮背部

受术者取俯卧位：①用直线刮痧手法，刮拭左右心俞到膈俞、脾俞两线。刮 20～30 次；

并且重点使用点压法刮拭心俞、膈俞、脾俞穴。②对于心虚胆怯的受术者，以点压手法重点刮拭心俞和脾俞。每穴点压 10～20 次。

2. 刮胸部

受术者取仰卧位：①用直线刮痧手法，刮拭膻中到巨阙一线。②用弧线刮拭左右周荣到中府线，刮 10～20 次。并且重点使用点压法刮拭膻中、巨阙、周荣穴，尤其重点刮拭膻中穴，每穴点压 10～20 次。

3. 刮小臂

受术者取仰卧位：①用直线刮痧手法分别刮拭左右小臂内关到大陵、通里到神门两线，刮拭 10～20 次。②重点用点压法点压内关穴，点压 10～20 次。

（五）艾灸调治

1. 艾条灸

取穴　心俞、内关、神门、巨阙。

方法　按艾卷温和法操作。

疗程　每日 1～2 次，每次灸 10～15 分钟，10 次为 1 疗程。

2. 敷灸

取穴　膻中、心俞、虚里。

方法　按敷灸法常规施术。每次任选 2 穴交替贴敷，每处 1 张，每张贴 12～24 小时。

疗程　外贴 7 日为准，有效者可连续使用 15～30 日为 1 疗程。

（六）足底按摩调治

按摩足部肾、输尿管、膀胱、心、肺、肾上腺、垂体、甲状腺、支气管、胃、横膈膜、胸、脊椎等反射区，以上按摩每日 1 次。睡前用热水泡脚及按摩脚心 5～10 分钟，以宁心安神。

（七）气息调治

"气气归脐"呼吸方法是一种腹式呼吸，具体锻炼方法是：仰卧位，两腿自然分开，与肩同宽，两手五指交叉自然平放于丹田处，周身放松，摒除杂念，思想入静，达到心静气和状态。腹式呼吸每分钟 6～8 次，用鼻吸气时腹壁隆起，默念"松"字将气吸入丹田；而后再默念"松"字将气从丹田经口呼出，呼气时腹壁下陷。每次 10～20 分钟，每日 2～3 次。

（八）手疗操调治

根据经络原理，多采用心经、心包经的经络通路，或穴位所在处，而加以按摩、揉搓、击打等方法，给以轻缓、柔和的良性刺激，促进血液循环，加速新陈代谢，故而可缓解心悸。

屈伸五指：双手掌相对，十指伸直。从双拇指开始弯曲，依次弯曲示指、中指、无名指、小指；当拇指由弯曲恢复直立时，示指再弯曲，以此类推。待小指做完后，为 1 次。每次可做 10～20 次，多做不限。

按压手指上的穴位：如按压中指指甲边上的中冲穴，或按压中指第一节；按压小指指甲边上的少冲和少泽穴，或按压小指第一节。每次 1～2 分钟，有酸、沉感为度。

按压中指根部：双手交替以拇指和示指掐住左、右手拇指根部，作旋转式揉按约 2 分钟，稍感微痛即可。

按压手掌：双手手掌相对，互相上下揉搓，使手掌中心的心脏区及太阳神经丛区得到刺激，有灼热感为度。每次可搓 60～100 次。

双手腕叩击：两手腕部相对，稍用力互相叩击，使位于该部的大陵穴、内关穴都得到良性刺激。每次叩击 60～100 次。

按摩十指尖：用拇指及示指分别按揉双手的十指尖，如拇指的少商、示指的商阳、中指的中冲、小指的少冲及少泽。依次轻缓按压揉搓，使之微感酸疼。每日 1～2 次，每次 3 分钟。

七、调摄养护

（一）起居调摄

1. 环境安静

居处安静生活和工作的环境安静为首要因素。噪声对心脏系统的影响非常明显，如果长期工作在噪声环境中，心血管疾病、高血压病的发病率会明显升高，还会出现情绪激动、心情烦躁等症状。心悸人群居处环境的声音应控制在 60 分贝以下，可在室内安装双层玻璃窗以减少噪声。居室内的音响、电视等容易产生噪音的电器，在使用时要放低音量，以免影响自己和他人。平时也可以多到空旷安静安全的地方活动或锻炼，避免噪声的干扰。《类经》指出："设能善养此心而居处安静，无为惧惧，无为欣欣，婉然从物而不争，与时变化而无我，则志意和，精神定。"

2. 寒温适宜

平素注意气候的变化，注意保暖，寒温适宜。避免外邪侵袭，防止因感风、寒、湿、热等外邪而诱发心悸。

3. 起居有时

生活有规律，起居有时，注意保证主动休息和充足睡眠。睡前保持情绪稳定，不宜过多交谈，不看紧张、刺激性、恐怖性书刊、电影、电视。不饮浓茶、咖啡。

4. 心悸发作时可进行的医疗保健操

（1）擦面：两手掌擦面，由前额经鼻柱两侧下擦至下颚部，再向上擦，一上一下为 1 次，擦 32 次。

（2）叩齿、舌轮转、吞津：①叩齿：精神集中，牙齿互相轻叩数次，不可过分用力相碰。②舌轮转：口微合，用舌尖在口腔内向左轮转 18 次，然后向右轮转 16 次，使津液满口。③吞津：自然腹式呼吸 10 次，然后将口内津液在呼气完毕时分 3 次咽下。

（3）腹式呼吸运动：仰卧或右侧卧位，双目微合，排除杂念，意沉丹田，做腹式呼吸，口微闭，取静呼吸法，感觉腹部随呼吸起伏为度。吸气与呼气时间大致相同，可呼吸 32 次，也可多做。

（4）加强吸气呼吸法：自然站立，目平视，全身放松，排除杂念，意沉丹田，做自然腹式呼吸，鼻吸鼻呼，亦可鼻吸口呼。每次呼吸时，吸气稍微延长。呼吸时尽量做到轻柔。用口呼气时须上下齿靠拢，口微闭。加强吸气须在自然的基础上循序渐进进行，以自觉舒适为度。吸气不宜过深，过长，切不可硬练和憋气。每次可呼吸 32 次，根据体力可酌情多做或少做。

（5）加强呼气呼吸法：自然站立，要领是加强呼气的自然腹式呼吸。鼻吸鼻呼，亦可鼻吸口呼。吸气时头微微抬起，呼气时头微低下。每次呼吸时，呼气稍延长。呼吸要力求静、细、柔、缓。加强呼气须在自然的基础上。切忌做过深过长的呼气，也不要硬练和憋气。每次可呼吸 32 次，根据体力酌情操作。

5. 心悸未发作时可进行的微动操

（1）体外心脏按摩运动：两手掌心擦热，左上臂自然下垂，右手掌放于心脏区，用力循内、上、下、外、下线路，在心脏区域呈顺时针方向轻柔缓慢地环形按摩（切勿做逆时针方向按摩）。按摩 1 圈为 1 次。周而复始，速度宜慢。1 分钟按摩 20～30 次。连续按摩 32 次。可重复进行四个八拍。

（2）整律运动（握拳运动）：正身直立，自然站立。两臂向前平举紧握拳，中指尖扣紧劳工穴，拇指外包，呼气时手掌放开。共握 8 次，即第一个八拍。掌心向下。呼气时，两手拇指外包，呼气时手掌放开。臂侧平举，掌心向下，进行握拳运动。动作相同，进行第二个八拍。臂上举，掌心相对，进行握拳运动。动作同步骤三进行四个八拍。

（3）扩胸运动：自然站立，双臂肘关节在胸前交叉。左手在上，右手在下，掌心斜向下，五指自然张开，中指微微用力。呼气时，肘关节逐渐减轻用力，慢慢回到上面动作，掌心斜向下，如此反复进行。上述动作共进行四个八拍。即 32 次。最好面对初升的太阳做操。

（4）睡前和起床时的床上健身法：坐在床上，两腿伸直并拢，脚尖尽量向下绷直，双臂向前伸直，双手掌心朝脚尖方向做推的动作。同时，上身前俯，向外呼气，双手尽量向脚尖方向推。保持姿势 3 秒钟，收回手掌，并吸气。连续往返 30 次。每天早晚各做一遍。用棉布缝制一个长约 1 米，直径约 35 厘米的布口袋，用棉絮或海绵填充好，做成一个椭圆形的长枕。睡眠时应侧卧，双臂抱枕，长枕下段可垫在大腿下面。双腿盘坐床上，双手掌放在膝盖上，双目微闭，舌抵上腭，以腰部为轴，慢慢旋转，旋转时腰部要尽量弯曲，上身前俯。先自右向左旋转 30 次，再反方向旋转 30 次，每次旋转 1 次约 25 秒钟，全部完成约 30 分钟左右，一般在睡前进行。

（二）饮食调摄

合理的膳食结构，规律的用餐习惯不但能够预防心悸的发生，还是维护机体健康的重要法宝。第一心悸的患者适宜低盐饮食。《素问·生气通天论》指出："味过于咸，大骨气劳，短肌，心气抑。"说明高盐饮食会给心脏造成巨大的负担，带来不利影响。心悸患者的饮食原则是营养丰富，清淡多样。提倡高蛋白质、高维生素、高膳食纤维、低盐、低脂肪。适宜心悸患者的常见食物包括植物蛋白、牛奶、瘦肉、大豆、蘑菇、花生、生姜、大蒜、洋葱、茶叶、甲鱼、玉米油、山楂、谷物、绿叶蔬菜和新鲜水果等。不适宜过多食用蛋黄、猪脑、猪肝、蟹黄、鱼子、奶油等。第二心悸的患者切忌暴饮。一次喝大量的水或饮料，会迅速增加血容量，增加心脏负担。尤其是年高体弱者更应注意。一般而言，每次进食水或饮料不能超过 500ml，可采取多次少饮的方法。第三心悸的患者忌过食刺激食物。刺激性食物包括烟酒、浓茶、咖啡、辣椒、胡椒等。

1. 参芪丹参炖猪心

原料　人参 10g，黄芪 15g，丹参 12g，猪心 1 个。

制法　将上药与猪心一起煮，加水适量，炖 1 小时，吃肉喝汤。

功效　补益气血，养心安神。适宜于气血亏虚之心悸者。

2. 豆豉酱猪心

原料　猪心 2 个，豆豉 50g，葱、姜、甜面酱、酱油、黄酒各适量。

制法　先将猪心洗净，放入锅内，加豆豉、姜、葱、酱油、甜面酱、黄酒、清水适量。用武火烧沸后，转用文火炖熬至熟。捞出猪心，稍冷，切成薄片，即可佐餐服食。

功效　养心除悸。适宜于各种心悸者。

3. 牡蛎猪肉汤

原料　鲜牡蛎肉 250g，瘦猪肉 500g，酸枣仁 6g，远志 3g，鲜冬菇 150g，胡椒粉、味精、盐、麻油适量，肉汤 2500ml。

制法　将牡蛎洗净泥，猪肉洗净切小块，一同与酸枣仁、远志、鲜冬菇放入汤锅内，倒入肉汤煮沸，然后用文火慢熬至汤约 1500ml 时，放盐、胡椒粉、味精、麻油搅匀即成。可用于佐餐食用。

功效　益气养血安神。适宜于气血亏虚之心悸者。

4. 炙甘草桂枝狗肉汤

原料　炙甘草 30g，桂枝 15g，狗肉 500g。

制法　加水，大火煮沸后，小火慢炖 3 小时，饮汤吃肉，每日 1 次。

功效　温阳散寒，养心安神。适宜于阳气亏虚之心悸者。

5. 养心鸡汤

原料　黄芪 15g，当归 6g，柏子仁 12g，酸枣仁 12g，远志 6g，五味子 6g，人参 5g，炙甘草 6g，母鸡 1 只。

制法　诸药以纱布包好，与鸡共炖 3 小时，调味后饮汤吃肉。

功效　益气养血安神。适宜于气血亏虚之心悸者。

6. 费菜蜜猪心

原料　鲜费菜 100g，蜂蜜 100g，鲜猪心 1 个。

制法　先将猪心去除外部油脂，用洁布擦净表面血液，保留内部血液（猪心不得下水洗），再将猪心（心尖朝下）立置于瓷罐中，用费菜塞在猪心周围，加入蜂蜜，冲开水浸没猪心为度，炖熟去草，汤肉分 2 次食尽。

功效　宁心安神。适宜于各种心悸者。

7. 养心安神乳

原料　龙眼肉 20g，酸枣仁 12g，柏子仁 10g，牛奶 200g。

制法　上药水煎，取汁兑入牛奶，温饮。可于每晚睡前代茶饮。

功效　养心安神。适宜于各种心悸者。

8. 茯苓泽泻冬瓜汤

原料　茯苓 50g，泽泻 10g，冬瓜 250g。

制法　前 2 味药用纱布包好，与冬瓜加水共炖汤，吃瓜饮汤，每日 1～2 次。

功效　利水安神。适宜于痰饮凌心之心悸者。

9. 磁石粳米粥

原料　磁石 60g，猪腰 1 个，粳米 100g。

制法　磁石打碎，于砂锅中煮 1 小时，过滤去渣，加猪腰，去筋膜洗净切片，以粳米加磁石水煮粥食。

功效 重镇安神。适宜于各种心悸者。

（三）情志调摄

中医认为"心在志为喜"。指心的生理功能与七情中的"喜"关系密切。"喜"是指保持高兴愉悦的情绪，是对机体精神状态的良好刺激，有益于心脏，有益于人体身心健康。《老老恒言》曰："要使心定则情乃定，定其心之道何如？曰'安命'。"所以心情愉悦的同时需保持心静安闲。静则神藏，躁则消亡。使机体最大限度的逼近于生命活动的低耗能状态。提高自身的抗干扰能力。

1. 抑目静耳

眼、耳属于人体五官，是接受外界刺激的主要器官。其功能受神志的主宰和调节。耳目清净则神气内守，若目驰耳躁，则神气烦劳而心忧不宁。在生活中最应该避免为了满足私欲而乱视妄听，使心神不宁。

2. 凝神敛思

凝神敛思是保持思想清净，但并不是无知、无欲、无理想、无抱负，不是毫无精神寄托的闲散空虚，而是从养生学的角度培养适当的收敛神气，使气聚形全，神能守舍。以预防心悸一证的发生。

3. 多练静功

静功分为练意和练气两方面的内容。相当于古代的静坐、吐纳、调息、服气等方法。练意即是调心，即调理精神状态，以达到促进神气入静的作用。打坐和调息则不是一日之功，要经常锻炼，方能使心气收敛，神不妄动，是心悸人群十分值得学习和掌握的自我调理方法。

4. 运动调摄

混元益气功是起源于普陀山僧侣创制的一套功法，它能改善心肺功能、促进血液循环，强身健体。适用于素体虚弱或久病气虚引发的心悸怔忡。

不用拙力，身手似在水中浮沉，飘然自如；呼吸如春蚕吐丝，轻细而长。①右式：左手叉腰，手心向下；左足在后横摆，右足在前，足跟对着左足弓成左丁字步。右手侧伸，手心向上，在胸前逆时针画圈。②左式：右手叉腰，站成右丁字步，左手顺时针画圈，要求同前，也做9次。注意事项：身、手、气配合一致，动作要慢。身、手、意要轻松，不要紧张。呼气要尽，吸气要足，不要憋气。舌顶上腭，双目微闭，气沉小腹（丹田）。蹲时不要低头，身体不要前俯。左右各做9次为一遍，动作越慢越见功效。

（侯淑峰）

第七章　耳　鸣

　　耳鸣是指无外界声源刺激，人体自觉耳内鸣响，或如蝉噪，或如潮声，或如蛙聒，或如吹风，或大或小，妨碍听觉。中医认为肾气通于耳，肾精虚衰，肾气不足，耳失濡养就会导致耳鸣。《灵枢·海论》曰："髓海不足，则脑转而耳鸣。"现代研究发现，老年免疫功能降低是导致耳鸣的重要原因。临床观察肾气虚衰常与免疫功能降低有关。此外脾胃虚弱，食物中缺乏营养素使人体缺铁、缺锌，血液中缺少胡萝卜素和维生素 A 引起耳蜗血管萎缩出现耳鸣。《素问·通评虚实论》曰："头痛耳鸣，九窍不利，肠胃之所生也。"也说明了脾胃功能失常可以导致耳鸣。常处噪声环境，噪声消耗人体的氨基酸和 B 族维生素，从而影响神经而形成耳鸣。联合国有关组织对噪声污染研究的结论，人能够忍受的噪声声级的限度平均不得超过 65分贝。按一般国际标准，城市室内允许的声级为 42 分贝。我国有关部门也规定，噪声的最大限度为 80 分贝。如果同时启动两件家电的话，就会大大超过了城市室内的声级标准。但是当声级仅在 50 分贝时，就会使人出现入睡困难；超过 85 分贝，就会使人的听觉细胞受损。长期受过高的噪声刺激，就会使人出现耳鸣、头晕等症状。耳鸣常常是早期听力损伤的暗示或先兆，可能发展成为耳聋。因而，在当今高度现代化的生活中，需要采取一定的预防措施防止耳鸣情况的恶化。

一、诊断要点

　　（1）以耳鸣为主要症状，可表现为蝉鸣、蚊叫、铃声等，亦可有轰鸣等情况，持续 2 周以上。

　　（2）使人们的生活质量和心理均受到不同程度的影响，出现明显的烦躁、苦恼、睡眠障碍、精神紧张、生活乐趣缺乏、焦虑、抑郁等。

　　（3）应排除引起耳鸣的全身性疾病或局部病变，如高血压、低血压、动脉硬化、高血脂、糖尿病的小血管并发症、微小血栓、颈椎病、神经脱髓鞘病变、听神经瘤、药物中毒、中耳炎等。环境干扰因素亦应排除，如过量饮咖啡、浓茶、红酒及一些酒精饮料，以及过量进食奶酪、巧克力等引起的耳鸣。

二、审析病因病机

　　外感耳鸣，一般多由于感受风热之邪，或风寒郁久化热所致。由于肺之络脉会于耳中，肺受风热，久而化火上犯，以致窍络俱闭，发为耳鸣。一般属于实证。

内伤耳鸣，责之脏腑功能失调，气血阴阳失衡，痰浊、内热、瘀血内生，相互影响，或导致耳窍失养，或导致耳窍壅闭，发为耳鸣。肝胆火盛之耳鸣多为肝气郁滞日久，郁而化热，上扰清窍；痰火作祟，多由于饮食失调，脾胃受伤，痰湿内生，郁久化热，上蒙清窍；瘀血阻滞多由于情志不遂或因外伤，导致气滞血阻，耳窍不通；肝火、痰热、瘀血所致的耳鸣一般多属于实证。脾胃虚弱者多由于素体气血不足，后天饮食失宜，气血生化乏源，清气不能上荣耳窍而引发耳鸣。心肾不交者多由于肾阴不足，心火内灼，水火失调，耳窍失养所致。心血不足者一方面可由于脾胃虚弱，气血生化不足，心失所养而致；一方面由于起居失宜，暗耗心血，血不荣窍而致。脾胃虚弱、心肾不交、心血不足一般多属于虚证。

三、明确辨证要点

1. 辨别外感与内伤

外感风邪，或夹寒或夹热，诱发耳鸣，一般都伴有明显的表证。主要表现为一侧或双侧的突发耳鸣，鸣声如刮风样，并伴有耳部的胀闷感。兼见恶寒或发热，或恶寒发热并见，也可兼见头痛、鼻塞、流涕、脉浮等，应审证选药。内伤脏腑引发的耳鸣因证候不同而不同，或因内火、痰浊、血瘀、或因气、血、阴、阳虚衰。一般耳鸣兼见面红目赤、口苦咽干者多为肝胆火盛；耳鸣兼见失眠多梦、面色无华者多为心血亏虚；耳鸣兼见遗精盗汗、腰膝酸痛者多为心肾不交；耳鸣兼见头晕昏重、咳嗽痰多者多为痰火上扰；耳鸣兼见胸胁刺痛、舌下瘀斑者多为瘀血阻滞。

2. 辨别实证与虚证

外感风邪、痰火上扰、肝胆火盛、瘀血阻滞之耳鸣为实证；脾胃虚弱、肾精不足、心肾不交、心血不足之耳鸣为虚证。

四、确立治疗方略

1. 实证祛邪为主

一般暴起者多实，实证邪实以风、火、痰、瘀居多。头痛发热，耳内作痒者着重祛风。心烦易怒而耳鸣加重者着重泄火。形体肥胖、耳鸣重浊如塞，苔腻者着重化痰。面色黧黑，舌质偏暗者宜活血化瘀。

2. 虚证调养气血

一般渐起者多虚。虚证当分气、血、肝、肾论治。无力倦怠，面色㿠白者宜补气为主。唇白无华者宜补血为主。伴腰酸腿软者宜补肾。伴胁痛者宜调肝。

五、辨证调治

1. 肾精亏虚

（1）抓主症：耳鸣如蝉，遇劳者甚，适当休息后复可减轻。

（2）察次症：头晕目眩，腰酸背痛，遗精带下。

（3）审舌脉：舌红，脉细弱。

（4）择治法：滋阴补肾，益精填髓。

（5）选方用药思路：肾开窍于耳，肾精充沛则听觉聪敏，肾精亏虚则发生耳鸣。如劳倦过度，房事不节，或年老体弱，或热病伤津均可导致肾精不足，不能上充于清窍，以致耳鸣。

应选耳聋左慈丸加减。方中用熟地、山药、山萸肉、茯苓、泽泻、牡丹皮滋阴补肾；五味子滋肾敛阴；磁石潜镇浮阳。

（6）据兼症化裁：阴虚火旺见形体消瘦、舌红、脉细数者，酌加生地、知母、黄柏；食欲减退、纳呆嗳气者，酌加陈皮、砂仁；遗精频繁者酌加金樱子、莲子、煅龙牡；头晕目眩，急躁易怒等肝阳上亢之象者酌加生决明、珍珠母、天麻。

2. 脾胃虚弱

（1）抓主症：耳鸣或重听，突然站起或下蹲时会加重，耳内有突然空虚或发凉的感觉。

（2）察次症：面色萎黄、食少纳呆、食后腹胀、疲乏无力、便溏。

（3）审舌脉：舌淡红，苔薄白，脉沉缓。

（4）择治法：益气健脾

（5）选方用药思路：脾胃是后天之本，气血生化之源。五脏六腑、百骸九窍，皆受气于脾胃而后治。饮食劳倦过度，损伤脾胃，气血生化乏源，耳部经脉空虚，或脾阳不振，清阳不升，均可引起耳鸣。《素问·玉机论》曰："脾不及则令人九窍不通。"应选益气聪明汤加减。方中用党参、黄芪、甘草益气健脾；葛根、升麻、蔓荆子升阳利窍；白芍敛阴和营，黄柏清热坚阴。合而用之，益气健脾，升阳聪耳。

（6）据兼症化裁：脾阳不振，见形寒肢冷、腹痛绵绵者酌加干姜、肉桂；脾虚食滞，见厌食、嗳气者酌加陈皮、枳壳、焦三仙。

3. 心肾不交

（1）抓主症：耳鸣，听力逐渐减退，虚烦失眠，失眠则耳鸣加重。

（2）察次症：心悸健忘、头晕咽干、腰膝酸软、多梦遗精、潮热盗汗。

（3）审舌脉：舌红少苔，脉细数。

（4）择治法：滋阴降火，交通心肾。

（5）选方用药思路：《医贯》曰："肾开窍于耳，故治耳者，以肾为主。或曰：心亦开窍于耳，何也？盖心窍本在舌，以舌无孔窍，因寄于耳，此肾为耳窍之主，心为耳窍之客尔。"心主火，藏神属阳，居于上焦；肾主水，藏精属阴，居于下焦。心阳下交于肾，肾阴上济于心，使人体阴阳升降协调，称为水火既济。如肾水不足或心火扰动，则心肾不交，水火不济。气血逆乱，耳窍失养，发为耳鸣。应选黄连阿胶汤加减。方中用黄连、黄芩泻心火；鸡子黄泻心火补心血；阿胶补肾阴；白芍收敛心阴。此配伍使心火不亢，肾水不亏，心肾交合，水升火降，扶阴泻阳。

（6）据兼症化裁：肾阴亏虚，虚火妄动，腰酸遗精者酌加龟板、熟地、黄柏、知母；心悸虚烦较重者酌加磁石、珍珠母。

4. 心血亏虚

（1）抓主症：耳鸣时作，兼见头晕目眩，惊悸不安。

（2）察次症：失眠多梦，面色无华，爪甲色淡。

（3）审舌脉：舌淡，苔薄白，脉沉细。

（4）择治法：养血聪耳。

（5）选方用药思路：《灵枢·邪气脏腑病形》曰："心脉微涩为耳鸣。"心主血脉，心血充盈，十二经脉和畅，则心血能上荣耳窍。反之由于劳神过度，心血暗耗，或外伤、崩漏、产后出血过多，均可导致心血不足，宗脉虚损，耳窍失荣，而生耳鸣之证。失眠多梦，面色无华均为血虚之象。应选用四物汤加减。方中熟地、当归、白芍养血敛阴；酌加黄芪、党参益气以助生血；酌加炒枣仁、石菖蒲、远志养心血、开耳窍。

（6）据兼症化裁：血虚阴亏，见心烦躁热者酌加生地、牡丹皮、地骨皮滋阴清热；失眠多梦、惊悸不安者酌加丹参、柏子仁、茯神。

5. 肝胆火盛

（1）抓主症：突发耳鸣，头痛面赤，口苦咽干。

（2）察次症：心烦易怒，怒则鸣甚，夜寐不安，大便秘结。

（3）审舌脉：舌红，苔黄，脉弦数。

（4）择治法：清肝泻火。

（5）选方用药思路：足少阳胆经上入于耳，下络于肝而属于胆。当人体情志抑郁，肝气失于疏泄，郁而化火，或暴怒伤肝，肝胆之火上扰，清窍被蒙，则发耳鸣。肝胆邪热上扰心神，出现心烦、夜寐不安；肠中燥热，则大便秘结。火邪上扰，则头痛面赤，口苦咽干。应选龙胆泻肝汤加减。方中龙胆草、黄芩、栀子大苦大寒、直折肝胆实火；木通、泽泻、车前子清热利湿；火盛必劫津液，生地、当归滋养阴血，使邪去而正不伤；柴胡调达肝气；甘草和中解毒，协调诸药。

（6）据兼症化裁：大便秘结者酌加大黄、芦荟、黄柏清热通腑、通利三焦；胸闷太息者酌加香附、枳壳调气解郁。夜寐不安者酌加丹参、茯神、琥珀粉。

6. 痰火上扰

（1）抓主症：耳鸣如蝉，胸闷痰多，口苦。

（2）察次症：食积腹胀，二便不畅。

（3）审舌脉：苔黄，脉象弦滑。

（4）择治法：化痰清火，和胃降浊。

（5）选方用药思路：平素恣食醇酒厚味，体生湿热，酿湿生痰，痰郁日久，化火上攻，上壅清道，耳鸣时作。《明医杂著》曰："此是痰火上升，郁于耳中而为鸣，郁甚则壅闭矣。"胸闷痰多、口苦苔黄、二便不畅、脉象弦滑均是湿热、痰火互阻之征。应选二陈汤加黄芩、黄连。方中半夏燥湿化痰，和胃降逆；气机不畅则痰凝，痰凝则气滞更甚。故用橘红理气化痰，使气顺痰降，气化则痰亦化；"脾为生痰之源"，健脾以利湿去，湿去则痰亦消，故以茯苓健脾利湿；酌加黄芩、黄连以清中、上二焦之火；甘草调和诸药。

（6）据兼症化裁：胸脘痞闷酌加木香、郁金；有食积者酌加焦山楂、麦芽、神曲；有燥痰者酌加瓜蒌仁、杏仁、天花粉；兼见耳部肿痛，属于痰火挟风热外乘者，酌加防风、连翘、牛蒡子、薄荷。

7. 风邪阻窍

（1）抓主症：耳鸣，发热恶寒。

（2）察次症：身热、头痛、咽痛、口渴或鼻塞。

（3）审舌脉：舌苔薄白或薄黄，脉浮数。

（4）择治法：宣肺解表，疏风泄热。

（5）选方用药思路：风邪郁表，症见身热；风邪上干头部，故头痛；壅遏于耳窍，窍与络脉俱闭，经气闭塞不通，故耳鸣。舌苔薄白或薄黄，脉象浮数为风热郁表之征。应选用银翘散加减。方中金银花、连翘、竹叶清热宣透；薄荷、淡豆豉、荆芥穗宣肺解表，疏散风热；牛蒡子、桔梗、甘草宣肺开窍；芦根清热生津。

（6）据兼症化裁：咽痛甚者，酌加板蓝根、射干；口干口渴、热伤津液者酌加沙参、天花粉、麦冬；咳嗽、鼻塞声重者酌加麻黄、杏仁。

8. 瘀血阻滞

（1）抓主症：突发耳鸣，头晕头痛、痛有定处。

（2）察次症：可有或无头部外伤史，面色晦暗或局部有瘀斑。

（3）审舌脉：舌质紫暗，脉细涩。

（4）择治法：活血化瘀。

（5）选方用药思路：外伤或各种原因引起的瘀血停着于耳，均可引发耳鸣。如突发头部外伤，络脉受损，血瘀不行，则易突发耳鸣。如有久病入络，气滞血瘀，则时伴头晕头痛，刺痛为主，痛有定处，舌质紫暗，脉细涩均属血瘀气滞之象。应选用通窍活血汤加减。方中用桃仁、红花、赤芍、川芎活血化瘀；麝香开通诸窍、活血通络；姜、枣调和营卫；老葱通阳入络，为诸药之使。

（6）据兼症化裁：病久痛甚者，酌加五灵脂、乳香、没药、地龙行瘀通络；血瘀兼气虚者酌加黄芪；因寒加重者酌加细辛、桂枝温经通络；大便干燥者酌加大黄。

六、中医特色技术

（一）导引调治

1. 坐功

《老老恒言》中的坐功使耳、目、腰背、四肢的经络疏通，气血运行顺畅。具体做法是：盘腿打坐，擦热两掌，然后像洗面一样，搓眼眶、鼻梁、耳根各处，以面有微热感为度。

2. "吹"字功

陶弘景的《养性延命录》中的"吹"字功可以补益肾气，明目聪耳。对于因肾气亏虚引起的头晕耳鸣有很大的益处。具体功法：发音"吹"，呼气读吹字，两臂从体侧提起，两手经长强，肾俞向前画弧，至肾经之腧穴处，如抱球两臂撑圆，两手指尖相对，身体下蹲，两手随之下落，呼气尽时两手落于膝盖上部，在呼气念字的同时，足趾抓地，足心空如行泥地，引肾经之气从足心上升。下蹲时身体要保持正直，下蹲高度至不能提肛为止。呼气尽，随呼气之势慢慢站起，两臂自然下落于身体两侧。稍事休息，再重复做，共做 6 次。调息，恢复预备式。

（二）推拿调治

1. 腧穴按摩

（1）按压听宫穴：示指按压耳孔前方凹陷中的耳门、听宫、听会穴各 1 分钟，宜轻按。

（2）推下关穴：双手示指从听宫穴向前推向耳前方颧弓下缘凹陷中的下关穴约 1 分钟。

（3）揉推听宫、翳风穴：微张口，示指、中指两指夹住耳廓，分别用示指和中指揉推耳孔前方的听宫穴和耳后乳突下方凹陷中的翳风穴，沿耳廓前、后缘，上、下方向反复揉推 1 分钟。

（4）揉角孙穴、天容穴、天牖穴：示指分别点揉耳尖上方的角孙穴，下颌角后方的天容穴和乳突后下方的天牖穴各 1 分钟。

（5）按压外关穴：拇指指端按压另一手腕外横纹上 2 寸处的外关穴，指力方向朝向手部，约 1 分钟。

（6）按压中渚穴：拇指按压手背第 4、5 掌骨间指掌关节后方的凹陷中的中渚穴，约 1 分钟。

（7）鸣天鼓：双手掌从耳后向耳前推至双耳卷向前方，耳廓盖住耳道，以掌压紧，状如抱头，示指翘于中指上，用力弹打耳后脑部 36 次，此时可听到明显的弹响声。然后双手继续向前，拉至中指压住双耳背侧，再重复弹打 36 次。

2. 足部按摩

（1）示指压刮或拇指压推腹腔神经丛、肾、输尿管、膀胱、尿道反射区，反复操作 3～5 次。

（2）示指关节点按耳、肝、肾、脾反射区各 2 分钟。

（3）拇指腹压推颈项、大脑、三叉神经、胆、胰、十二指肠、盲肠（阑尾）、回盲瓣、升结肠、横结肠、降结肠、乙状结肠、小肠反射区各 1 分钟。按摩力度以局部胀痛为宜。

（4）示指外侧缘刮颈椎、胸椎、腰椎、骶骨、尿道、生殖腺反射区，反复操作 5～10 次。

（5）左手掌搓摩右脚心，以透热为度。

（三）针灸调治

1. 体针

主穴　翳风、听宫、听会、耳门、中渚。

配穴　肝胆火盛酌加太冲、丘墟；痰火上扰酌加丰隆、内关、合谷；外感风邪酌加外关、风池、合谷；肝肾不足者酌加肾俞、肝俞、关元、太溪；心火亢盛者酌加神门、心俞；脾虚湿盛者酌加足三里、丰隆。

方法　每次选穴 2～3 穴，实证用泻法；虚证用补法，虚寒者配合艾灸。

2. 耳针

取穴　肾、肝、神门、胆、内耳等穴点。

方法　中等刺激，留针 15～20 分钟。

疗程　10～15 天为一疗程，病程长者采用埋针法。

3. 水针

选上穴 2～3 穴，注入药液，如当归注射液、丹参注射液，或维生素 B_1、维生素 B_{12} 等，每穴注入 0.5～1ml，隔日一次。

（四）耳穴压籽调治

一般应用中药王不留行子或莱菔子，先将耳穴部位用酒精常规消毒后，将王不留行子或莱菔子贴敷在 0.5×0.5 厘米胶布中央，再将胶布贴敷在神门、缘中、耳内、耳背心、耳背肾等穴位上，要使药物正对准穴位，并嘱咐患者每日自行按压数次。一般 2～3 天更换 1 次。

（五）耳穴埋针调治

先进行常规局部消毒，左手固定耳廓，绷紧埋针处的皮肤，右手用镊子夹住已经消毒的皮内针柄，将皮内针埋于神门、缘中、耳内、耳背心、耳背肾等穴位内起到持续刺激的作用，再用胶布固定。留针 3～5 天，每天按压 3 次。

（六）刮痧调治

1. 刮头顶部

首先刮拭头顶部，用轻手法以头顶部正中百会穴为起点分别向前后左右四神聪方向刮拭，每一方向刮拭 10～20 次；也可用梳刮法以百会为中心向四周放射刮拭。之后刮拭后脑部分，即以百会为起点分别向风府、左右风池穴刮拭，三条线一般分别各刮拭 10～20 次。

2. 刮头侧面

用刮痧板的一个角刮拭耳前区域，沿着耳前缘从上往下刮拭，从耳门、听宫刮至听会、翳风穴。

3. 刮耳后缘

从耳上角绕耳后刮至耳垂后，即围绕耳后划一问号，每侧刮拭 10～20 次，也可以点压、按揉太阳、风池各 3～5 次。

（七）其他调治

1. 森林浴

森林浴指在森林公园、森林疗养地或人造森林中较多地裸露身体，尽情地呼吸。森林是一个巨大的制造氧气的"化工厂"。利用森林中安静的环境、洁净的空气和特有的芳香物质，以增进健康，防治疾病的一种方法。在阳光充足、气候适宜的森林中静卧或散步，做深长舒缓地呼吸，对耳窍功能的恢复效果极佳。进行森林浴的最理想时间是 5～10 月的夏秋季节。在这个时间，太阳辐射强，树木的光合作用好，而且森林中的气候、温度也十分适宜人体的生理要求。最好选择一片大森林，如果没有森林，城市里的公园、花房也具有这种氛围。每天的行浴时间，以阳光灿烂的白天最为理想，一般上午十时至下午四时。行浴时，衣着以吸汗、透气的材质为宜，穿得太少容易感冒。先在林中散步 10 分钟左右，做深长舒缓的呼吸运动以增加肺活量。而后在机体适应的情况下，逐渐脱去外衣，最大的裸露面积是穿短衣短裤（视个人情况而定）。在森林中步行至少 2 小时，直到身体微微汗出、汗孔扩张为宜。也可以做保健体操、太极拳等运动。在森林中闭目养神，忘掉周围一切，在幽静的环境中欣赏大自然发出的"音乐"，可使大脑极度放松，有利于脑部的血液循环畅通，耳部经络气血运行畅通。在进行森林浴时，还可以用放声歌唱或腹式呼吸的方法进行空气浴，腹式呼吸的具体方法是深吸一口气，在 15～20 秒内将气缓慢地全部呼出，用鼻呼吸 10 秒钟，暂停呼吸 5 秒钟。上述动作可连做 10～15 次。由于森林中树叶覆盖，太阳辐射不易达到地面，因此，长期做森林浴的人，应适时做些日光浴。对花粉过敏的人，不适合进行森林浴。

2. 行为疗法

如掩蔽疗法、催眠疗法、生物反馈疗法、习服疗法等进行放松训练以减轻耳鸣者紧张、焦虑和抑郁的情绪，从而提高生活质量。

（1）掩蔽疗法：原理是用与耳鸣匹配的声音刺激产生掩蔽效应，以促进形成对耳鸣的习惯。患者将掩蔽器发出的声音作为背景声音，在这个持续不变的声音刺激下耳鸣声变得不明显了，此现象称为后效抑制。耳鸣伴显著听力丧失者值得考虑将助听器与耳鸣掩蔽器联合应用。白天用助听器将环境噪声放大，耳鸣能通过助听器得到抑制。晚上则不宜使用助听器，掩蔽器更适宜。掩蔽治疗促进耳鸣者对耳鸣适应而并非使耳鸣消失。

（2）习服疗法：又称再训练疗法，主要是通过对神经系统重新训练或再编码，增加听觉系统的滤过功能及中枢抑制力，扩大外界声音，将耳鸣视为"背景"噪声，放松对耳鸣的警戒，打破耳鸣与不良情绪之间的关联及恶性循环链，以此减轻或消除耳鸣以及与耳鸣相关联的症状，包括不全掩蔽疗法、松弛训练、转移注意力、心理咨询和自我心理调适几个方面。

（3）生物反馈疗法：用生物反馈治疗仪将人们正常意识不到的身体功能转变成可为人们感觉到的信息。耳鸣者根据信息学会控制调节自身的生理功能，从而达到治疗目的，如放松肌肉、改变心率、镇静情绪等，重新建立正常的生理状态，使耳鸣得到减轻。

（4）催眠疗法：通过催眠暗示让耳鸣者在催眠状态下放松机体，减轻焦虑症状，保证耳局部血液循环畅通等。

七、调摄养护

（一）起居调摄

作息有定时保证充分睡眠，重视睡眠时间和质量；规律、科学地进行运动；避免过度劳累。

居室宜安静 改善工作、生活环境，卧室的门、床、墙壁都要注意隔音效果。避免经常暴露于强声或噪音环境中，保持环境空气流通。对已有耳鸣的患者，应避免与噪声接触。维持心绪安宁，心静如水。

远离烟和酒 烟中的尼古丁进入血液后，能促使小血管痉挛，血流变缓，血液黏滞度增加，从而使内耳供血不足，造成或加重耳鸣。长期过量饮酒会影响 B 族维生素的吸收，使听神经受损而导致耳鸣。

用药宜谨慎 耳毒性药物即能引起耳鸣或听力下降的药物。同时避免病急乱投医，以免耽误治疗时机。应该及早去医院，配合专科医生进行检查和治疗。

（二）饮食调摄

营养均衡，多食含维生素 E 及铁、锌等微量元素多的蔬菜、食物，如植物油、鱼肝油、紫菜、海带、黑木耳、黑芝麻、韭菜、黑糯米、牡蛎、动物肝脏、粗粮、干豆类、坚果类、新鲜蛋、肉、鱼、小虾等。常饮淡咖啡、不饮浓茶等；尽量避免摄入一些刺激性的物质，如可乐；戒烟酒。忌过甜、过咸、油腻、含胆固醇过多的食物，因这些食物可导致高血压、动脉硬化、高脂血症，可促进内耳血管病变而加速耳鸣的发展。忌食辛辣刺激性食物，如葱、蒜、酒等。

1. 猪肾粥

原料 猪肾脏 1 对，粳米 150g。

制法 将猪肾洗净，切成细丁，和粳米一起常法煮粥，加葱白 2 根。每日早、晚温热服食。

功效 补肾健脾益胃。适宜于中老年腰膝酸软，头晕眼花，耳鸣耳聋者。

2. 莲肉红枣扁豆粥

原料 莲肉 10g，红枣 10 枚，白扁豆 15g，粳米 100g。

制法 莲肉、红枣、白扁豆、粳米加水常法煮粥。每日早、晚温热服食。

功效 益精气，健脾胃，强智力，聪耳目。适宜于脾胃不足，少气懒言，体倦无力，听力下降，耳内虚鸣者。

3. 黑豆炖狗肉

原料　狗肉 500g，黑豆 100g，五香粉、盐、红糖、生姜适量。

制法　将狗肉洗净，切成块和黑豆一块加水煮沸后，炖至烂熟，加五香粉、盐、糖、姜调味服食。

功效　温肾助阳，健脾补肾。适宜于中老年腰膝酸软，头晕眼花，耳鸣者。

4. 黑木耳瘦肉汤

原料　黑木耳 30g，瘦猪肉 100g，生姜适量。

制法　瘦猪肉切丁，黑木耳洗净，加生姜 3 片，水适量，文火炖煮 30 分钟，加盐服食。

功效　补肾纳气，活血润燥。对耳鸣伴瘀血阻滞者更为适用。

5. 羊肉粥

原料　瘦羊肉 150～250g，粳米 250g，姜、葱、蒜、盐适量。

制法　将瘦羊肉切成小块，加粳米同煮，加入姜、葱、蒜、盐适量。

功效　温阳益肾。适宜于老年人阳虚畏冷，腰膝酸软，耳鸣者。

6. 菊花粳米粥

原料　菊花 50g，粳米 100g

制法　先将菊花煎汤，再将菊花汤与粳米同煮成粥。

功效　此粥对中老年人眩晕耳鸣，风热头痛，肝火目赤等有良好疗效。

7. 莲肉红枣扁豆粥

原料　莲子肉 10g，红枣 10 枚，白扁豆 15g，粳米 100g

制法　加水常法煮粥。

功效　益精气，健脾胃，聪耳目。每日早、晚温热服食。

8. 拌萝卜丝

原料　生姜 10g，葱白 10g，鲜橘皮 15g，鲜白萝卜 200g，酱油、味精、芝麻油适量，芥末、胡椒粉少许。

制法　将生姜洗净后切成细粒，葱白洗净后切成末，鲜橘皮洗净后切成细丝，鲜白萝卜洗净后切成丝，同入盘中，加入酱油、味精、芝麻油、芥末、胡椒粉适量，拌匀即成，佐餐食用。

功效　理气开郁，消痰通窍。适宜于情志不畅，痰气阻滞耳窍之耳鸣者。

（三）情志调摄

1. 忌生恼怒

《内经》中记载，肝火过旺可以导致"耳闭不可以听"。情绪过分激动或突然暴怒，可能导致血管痉挛，血液瘀滞，形成微血栓，引起耳部血管堵塞，诱发耳鸣。甚至损伤听力。学会自主调节情绪，用宽容、平和的心态对待周遭的人和事情，积极应对人生的逆境困苦。正如《养性延命录》中所言："喜怒无常，过之为害。"

2. 择乐以赏

孔子曰："淫声不可入耳。""和乐"平心，"淫声"致病。音乐是不是可以陶冶情操，关键在于乐曲的选择。过于刺激激烈的音乐，疯狂的节拍和震耳欲聋的音量，会令人心烦意乱，心悸气促，耳鸣发聩。比如现代的士高的音乐就属于此类，长期听闻此类音乐，不利于身体健康。经常耳鸣之人，适合择取静处，播放丝竹之乐、江南小曲以怡情移性。此外，自然界的风声、雨声、鸟声、水流声皆为天籁之音。可于清晨早起，到户外聆听树叶沙沙作响，小虫的鸣叫，鸟儿的啁啾，由近及远，由高及低，由粗略到细微，静听以安心神，有利于耳的保健。

3. 少私寡欲

少私，指减少私心杂念；寡欲，指降低对名利和物质的嗜欲。《红炉点雪》指出："若能清心寡欲，久久行之，百病不生。"事实也证明，只有少私寡欲，精神才能守持于内。一个私心太重、嗜欲不止的人，他的精神如何能安静下来。《太上老君养生诀》曰："且夫善摄生者，要先除六害，然后可以保性命延驻百年。何者是也？一者薄名利，二者禁声色，三者廉货财，四者损滋味，五者除佞妄，六者去妒忌。六害不除，万物纠心，神岂能内守？"

（四）运动调摄

护耳保健操：首先取端坐位，将两手搓热，做好准备工作。用双手捏住双耳上部耳轮，拇指位于耳轮内侧，其余四指位于耳轮外侧，揉搓36次。用双手捏住双耳下部，大拇指位于耳轮外侧，示指弯曲，位于耳轮内侧，揉搓36次。将双手掌心紧贴两耳，其余四指向后至枕部，两手中指相互对接。再将双手示指放于中指上，从中指用力滑下，叩击脑后枕部，叩36次。双手四指按住后枕部不动，将掌心轻轻按住耳道，再快速抬起，连续进行36次。用双手示指指尖按住耳道口，旋转按摩6次后快速抬起，再按摩再抬起，连续6次。耳部保健操做完后，两手向上按压双耳，上下搓动20次左右，以耳热为度。

（侯淑峰）

第八章 身体疼痛

身体疼痛表现为身体全身或某一部位出现疼痛不适，持续2周以上不能缓解，可伴有乏力等。本节所述为亚健康状态常表现的症状，不包括相关疾病（如颈椎骨质增生、消化性溃疡、泌尿系结石、心血管系统疾病、盆腔附件炎症、外伤、副鼻窦炎等）所引起的全身或局部疼痛。

一、诊断要点

（1）以全身或身体某一部位疼痛为主要症状，可有头晕、乏力、失眠等表现，并可存在关节活动不利等，超过2周症状不能缓解。

（2）引起明显的苦恼，甚至影响正常休息、工作以及日常生活。

（3）应排除引起身体疼痛的某些疾病，如颈椎病、血液病、感染性疾病、心肌梗死等。另外，还应排除"幻影疼痛"（指当患者的某只胳膊或腿受伤时，身体另一侧相对应的、没有受伤的胳膊或腿也会出现疼痛）。

二、审析病因病机

（一）不通则痛

《素问·举痛论》中曰："经脉流行不止，环周不休，寒气入经而稽迟，泣而不行，客于脉外而血少，客于脉中则气不通，故卒然而痛。"阐述了疼痛的病机在于气血运行的障碍，疼痛的病因则偏重于寒中，奠定了中医治疗"不通则痛，通则不痛"的病机。

1. 外邪侵袭

（1）风邪：风为百病之长，六淫之首。风邪是外感病因的先导，寒、湿、燥、热等邪，往往都依附于风而侵袭人体。

（2）寒邪：寒性凝滞，易致气滞血瘀，使经脉不通，不通则痛，出现周身疼痛等痛证；寒性收引，寒邪伤人，易使气机收敛、致牵引作痛。

（3）湿邪：湿困卫表，症见肢体酸重疼痛。湿滞经络则可带来关节酸痛重着、肿胀屈伸不利等症状。

2. 内伤所致

喜、怒、忧、思、悲、恐、惊七种情志变化过于强烈、持久或突然，引起气机紊乱，脏腑功能失调而引起疼痛的表现。六淫、七情、饮食劳倦导致脏腑气化失常，气机失调，气血津液亏虚，进而引起痰饮、瘀血的形成。"百病多因痰作祟"，痰饮一旦产生，便能流窜全身，停聚各处，导致疼痛发生。如流注经络筋骨，可致肢麻、胀痛；瘀血除影响血液的运行，亦导致脏腑功能失调而引起各种病证。四肢瘀阻，局部可见肿痛或青紫，尽管瘀血为病繁多，但临床表现多有共同特点：疼痛多如刺如割，且痛处不移而拒按。

（二）不荣则痛

《素问·评热病论》曰："邪之所凑，其气必虚。"一切外来的致病因素，必先由于人体抗病能力的低下或不足，"邪"才能侵犯人体而致病。临床上疼痛的病因病机，总不外虚实两类，实则不通则痛，虚则不荣则痛。

1. 气虚

气虚，鼓动无力。涵盖了心气不足、肺气不足、脾气亏虚、肾气不足，以及气虚导致的肝气郁滞，或者营卫气虚、宗气不足等，皆属气虚范围。临床表现大部分为隐痛、酸痛等。

2. 阴血虚

阴血不足，脉络失养。可见关节疼痛，肢体麻木不仁，筋脉拘急，屈伸不利。脉络失养，气血凝聚，则关节肿胀变形。阴血虚则燥热生，故发热口干。夜晚阳入于阴，正邪相争，故夜重日轻。

3. 阳虚

阳虚失于温煦，临床表现大部分为隐痛、酸痛、重痛等。

三、明确辨证要点

1. 辨新久虚实

新病多实，初起肢体疼痛发作剧烈或红肿热痛较甚者，多属实证，乃外邪侵袭而留注所致。如日久反复发作属虚者，常为肝肾不足、气血两虚等。久病又多为虚实夹杂证，如肝肾不足夹杂风寒湿邪或痰瘀等。

2. 辨轻重缓急

新病邪在肌表皮毛，久病邪入筋骨，甚则内舍脏腑，且与痰瘀互结者病重。初感或复感外邪引起急性发作，致某些脏腑痹；病情反复发作、病程较长者，病情多缓。热邪盛者较急，寒湿盛者较缓，亦有急者。

（1）辨病邪性质：必须首先辨清风寒湿邪与热邪两大类。风寒湿邪病势缓，无红肿热痛和全身发热，阴雨天加剧；热胜者，病势急，关节红肿热痛。风胜者行痹，疼痛游走不定，一般以上肢肩背为多；寒胜者痛痹，固定性疼痛剧烈，得温痛减，因寒而剧；湿胜者着痹，痛而酸重麻木，一般以下肢腰膝为多。

（2）辨痰瘀特征：经久不愈则多痰瘀为患。血瘀者，关节疼痛剧烈而不可屈伸，或关节变形僵硬，舌质暗紫。痰饮者，关节疼痛沉重，疼痛不剧烈，时轻时重，舌质淡，苔白腻。

四、确立治疗方略

（一）扶正祛邪

1. 扶正

正气不足主要是指人体气、血、津液、精等物质的不足及脏腑功能低下。

（1）调理营卫气血：气血虚弱、卫外不固，导致机体容易受到外邪的侵袭，治疗相对较困难，愈后也易复发。

（2）补益脾胃：一则脾胃为后天之本，气血生化之源。脾主四肢肌肉，脾胃气虚可致四肢肌肉失于濡养，则易受风寒湿邪侵袭，使正气愈虚，驱邪无力，病情缠绵。二是治疗中的中药大多为苦燥之剂易碍胃伤阴。此外，脾虚则导致湿痰内生，流注关节，甚而化毒，导致关节症状加重。在缓解期常偏重于治本，善用补益脾胃、益气养血法。

（3）补益肝肾：肾主骨，肝主筋、藏血，肝肾亏虚，精血不足，一方面筋骨血脉失养，导致肢体功能的受限，另一方面容易受到风寒湿之邪的侵袭，外合营卫而为痹，久之内舍于肝肾而致筋骨同病，骨损筋挛。

（4）温阳：阳气不足，固护、温暖与推动作用均会失常，而首先反映这一变化的就是四肢，故谓"四肢为诸阳之本"。

2. 祛邪

风寒湿热等外邪均可乘人体虚时侵入，注于肌肉、留于关节，痹阻气血而发病。如以风邪为胜，选以祛风通络，散寒除湿治之；寒邪为胜选以散寒通络，祛风除湿；以湿邪为胜，选以除湿通络，祛风散寒；风湿热重，选以清热通络，祛风除湿；痰瘀痹证，选以化痰行瘀，蠲痹通络。

（二）急则治标，缓则治本

因某一种病邪在合邪中所占的比重不同，故祛邪要有偏重，不能祛风、胜湿、散寒等齐头并进，不分轻重缓急。治疗应侧重内因，以扶正为主，兼顾其标，扶正的具体措施既包括补益肝肾，也包括健脾养胃、益气养血等。治疗应标本兼治，扶正与祛邪并举。

（三）加引经药乃验

1. 部位用药

腰痛加杜仲、续断、桑寄生、菟丝子、牛膝、鹿茸、补骨脂、核桃仁、熟地、黄柏、肉桂、附子、小茴香、黑丑等。下肢痛加汉防己、黄柏、苍术、独活、木通、木瓜、萆薢、牛膝等。筋脉急痛加秦艽、红花、木瓜等。内胯痛及膝以下痛者，必用牛膝通经。痛直下至足跟者，须用防己、木瓜行湿。两腿痛，四物汤加羌活、肉桂；久痛去羌活，重用生姜；痛连腰者加杜仲、牛膝。

2. 久病入络用药

从医案研究部分可以看出治疗风寒湿入络，桑枝、桂枝、当归、秦艽为重点通络药物。治疗湿热入络，桑枝、桂枝、秦艽、萆薢为重点通络药物。治疗痰浊入络证，桂枝、橘络、秦艽、丝瓜络为重点通络药物。治疗痰瘀入络证，穿山甲、归须、地龙为重点通络药物。治疗络热证，羚羊角、桑枝、丝瓜络、秦艽为重点通络药物。治疗营络亏虚型，羚羊角、白芍藜、钩藤为重点通络药物。治疗阳明络虚证，桑枝、桂枝为重点通络药物。治疗肝肾络虚证，桂枝、小茴香为重点通络药物。

五、辨证调治

1. 寒湿侵袭

（1）抓主症：腰部疼痛，或有冷重感，转侧不便。

（2）察次症：遇阴雨加剧，兼有身重困倦，或小便不利。

（3）审舌脉：舌苔白腻，脉沉紧或濡缓。

（4）择治法：散寒祛湿。

（5）选方用药思路：本证寒湿侵袭，经络受阻，气血运行不畅，腰部疼痛，或有冷重感，转侧不利。应用甘姜苓术汤加减。方中生姜散寒暖腰，白术、茯苓行湿健脾，甘草益气和中，桂枝、细辛散寒通络。

（6）据兼症化裁：兼见风湿者，加羌活、独活、防风祛风散寒，又为腰部引经药。肾虚者加杜仲、桑寄生、川断、牛膝等补益肝肾。

2. 湿热内阻

（1）抓主症：腰部疼痛，疼痛沉重，或痛处有发热感。

（2）察次症：小便短赤，两足酸软。

（3）审舌脉：舌苔黄腻，脉象濡数。

（4）择治法：清热化湿，通络和血。

（5）选方用药思路：本证由湿热阻于局部，筋脉弛缓，气血运行不畅，腰部疼痛，或有沉重、热感。应用三妙丸加减。方中苍术、牛膝、黄柏清利下焦湿热，虎杖、络石藤、泽泻清热化湿，兼以通络和血，羌活、独活、防风疏风胜湿。

（6）据兼症化裁：若病久不愈、筋脉损伤者，可适加川断、木瓜，益肾强腰，濡养筋脉。可用宣痹汤加减，药用防己、姜黄、海桐皮、连翘、蚕砂、薏苡仁、木瓜等，清热化湿。

3. 肾精亏损

（1）抓主症：腰部疼痛，绵绵不休。

（2）察次症：卧床休息后能逐渐减轻，兼有腿膝酸软，不耐远行久立。或面色苍白，手足不温，小便清利，舌质淡，脉沉细无力；或口干咽燥，面色潮红，手足心热，小便色黄。

（3）审舌脉：舌质红，脉细数。

（4）择治法：肾阳虚弱者宜温补肾阳；肾阴不足者宜滋阴补肾。

（5）选方用药思路：本证腰为肾之府，肾主骨髓，肾精亏损，则腰府空虚，骨髓失充，故腰痛绵绵不绝，卧床休息后能逐渐减轻。可选用：右归丸加减。方中熟地、当归、鹿角胶填补精血，山茱萸、枸杞子补益肝肾，桑寄生、川断、杜仲、菟丝子益肾强腰，附子、肉桂温肾益火，山药健脾益气。左归饮加减。方用熟地、山茱萸、枸杞子滋补肝肾之阴，山药、茯苓等健脾补气，杜仲、桑寄生、川断强腰和络。

（6）据兼症化裁：如大便溏泄，饮食减少者，去当归、枸杞子，加肉豆蔻、干姜温中止泻；阳虚滑精，小便余沥，可加巴戟天、补骨脂壮阳固精。

4. 瘀血阻滞

（1）抓主症：腰部疼痛如锥刺，轻则俯仰不利，重则不能转侧。

（2）察次症：痛处固定不移，日轻夜重，并常伴大便色黑或秘结不通。

（3）审舌脉：舌多紫暗，脉多涩滞。

（4）择治法：活血祛瘀。

（5）选方用药思路：本证瘀血阻于腰部，络脉被阻，故腰部刺痛，痛有定处，俯仰转侧不利。应用身痛逐瘀汤加减。方中当归、川芎、桃仁、红花活血化瘀，香附、没药理气行血，五灵脂、地龙通络祛瘀，牛膝强壮筋骨，秦艽、羌活祛风胜湿，甘草和中。

（6）据兼症化裁：如大便秘结，可加大黄通腑破瘀；若兼有肾虚，可加杜仲、川断补肾强腰。大便色黑或秘结，舌紫暗者，可用桃仁承气汤加减，药用桃仁、大黄、桂枝、芒硝等，通腑破瘀。

5. 湿痰流注

（1）抓主症：腰部冷痛沉重，牵引背胁，或一块作痛，阴雨为甚。

（2）察次症：形体肥胖，动则有痰。

（3）审舌脉：苔白腻，脉滑。

（4）择治法：祛湿化痰。

（5）选方用药思路：本证痰湿素盛之体，复感外湿，内外湿邪相合，流注肾经而腰部冷痛沉重，或局部作痛，阴雨为甚。应用导痰汤加减。方中半夏、陈皮、制南星祛湿化痰，苍术、白术燥湿健脾，香附、枳实、乌药理气止痛。

（6）据兼症化裁：有外湿者，加防己、独活祛风湿；兼有脾虚者加茯苓、党参健脾；日久不愈寒甚者，可加用干姜、肉桂温阳通脉。湿痰腰痛，郁而化热，可转为湿热腰痛，可用四妙丸（经验方）加减，药用苍术、牛膝、黄柏、薏苡仁、萆薢、防己、滑石等，清热化湿。

6. 肝郁气滞

（1）抓主症：腰痛连胁、少腹胀满，似有气走注，忽聚忽散，不能久立行走。

（2）察次症：睡至黎明，觉则腰痛，频欲转侧，晓起即止。

（3）审舌脉：舌苔薄，舌质偏红，脉弦细或沉弦。

（4）择治法：疏肝理气。

（5）选方用药思路：本证肝气郁结不疏，故气滞腰胁、少腹胀满疼痛，似有气走注。应用柴胡疏肝汤合青囊散加减。方中柴胡、枳壳疏肝理气，白芍、甘草缓肝止痛，香附、乌药理气而通腰胁、少腹，青皮、陈皮一以疏肝，一以和胃。

（6）据兼症化裁：如见风者，忽聚忽散者，加防风、羌活祛风。如见湿者，加苍术、白术燥湿。如见虚者，加枸杞子、当归补血。

7. 风寒外袭

（1）抓主症：腰痛拘急，或连脊背，或引脚踝，或见寒热。

（2）察次症：腰间觉冷，得温痛减。

（3）审舌脉：苔薄白，脉浮紧。

（4）择治法：发散风寒。

（5）选方用药思路：本证由太阳经挟脊抵腰中，下至足膝。风寒袭经，首犯太阳，经气受阻而腰痛。应用人参败毒散加减。方中羌活、独活、防风、柴胡祛风散寒，桔梗、枳壳一升一降调畅气机，川芎行血止痛，茯苓渗湿，甘草和中。

（6）据兼症化裁：见恶寒发热者，加荆芥、麻黄发汗解表。

六、中医特色技术

（一）针灸调治

1. 急性腰扭伤

（1）毫针法

取穴　人中、委中。

方法　人中穴用针刺雀啄法。委中穴可用三棱针放血。

疗程　每日1次，3～5次为个1疗程。

（2）耳针法

取穴　腰骶椎区、耳神门、皮质下、肾、膀胱。

方法　毫针强刺激，留针15～20分钟。

疗程　每天治疗1次，3～5次为个1疗程，一般2～3天可缓解。

2. 慢性腰背痛

（1）毫针法

取穴　肾俞、大肠俞、白环俞、腰眼、阿是穴。配以委中、昆仑、阳陵泉、复溜。

方法　选用3～4个穴，以针刺平补平泻法，阿是穴则可一针多向刺。得气后可加用温针、电针，留针30分钟。

疗程　每日或隔日1次，10～15次为1个疗程。

（2）耳针法

取穴　腰骶椎区、耳神门、肾、皮质下。

方法　毫针中强刺激，留针30分钟。

疗程　隔日治疗1次，10～15次为1个疗程。

（二）推拿调治

1. 急性腰扭伤

取穴　腰阳关、肾俞、委中。

手法　㨰法，按法，揉法，擦法，弹拨法及腰部被动活动。

操作　①患者仰卧位。用㨰法在压痛点周围治疗，逐渐移至疼痛处，然后在伤侧顺骶棘肌纤维方向用㨰法操作，往返3～4遍，配合腰部后伸被动活动，幅度由小到大，手法压力由轻到重。②患者俯卧位。㨰揉腰阳关、肾俞，拿委中，以酸胀为度，再在压痛点上、下方，用弹拨法治疗，弹拨时手法宜柔和深沉。③患者俯卧位。在受伤一侧，沿髓棘肌纤维方向，进行直擦，以透热为度。④患者侧俯位。患侧在上作腰部斜扳。

2. 慢性腰肌劳损

取穴　肾俞、大肠俞、八髎、秩边。

手法　㨰法，按法，揉法，拍法，擦法。

操作　患者俯卧。医生站在一侧，沿患者腰部两侧膀胱经用较重刺激的㨰法上下往返治疗5～6遍。然后用较重刺激按、揉大肠俞、八髎、秩边等穴。再直擦腰背部两侧膀胱经，横擦腰骶部，均以透热为度。最后拍击腰背部两侧骶棘肌，以皮肤微红为度。酸痛较重者可再在患部加热敷。

（三）刮痧调治

1. 刮督脉

首先用轻手法直线刮法，刮拭督脉，从脊中到长强穴上，刮 15～20 次。若肌肉薄弱，棘突明显者，可用刮痧板棱角点压按揉椎间隙，自上而下，每个间隙按压 10 秒左右。

2. 刮华佗夹脊

用轻手法直线刮法，刮拭督脉旁开 0.5 寸的华佗夹脊及延长线至会阳，从第 1 腰椎到第 5 腰椎，接着刮拭上髎、次髎、中髎、下髎到会阳。每侧刮 15～20 次。

3. 刮背部膀胱经

用直线刮法，刮拭膀胱经一线（督脉旁开 1.5 寸），从三焦俞到白环俞。用直线刮法刮膀胱经二线（督脉旁开 3 寸），从肓门到秩边，每侧每条线刮 15～20 次，手法力量由轻逐渐加重，最后 3～5 次减轻。

4. 刮下肢后侧

用直线刮法，刮拭下肢后侧膀胱经，从承扶开始，经过殷门、委中、合阳、承筋到承山。一般分段刮拭，先从承扶开始，经过殷门到委中，每侧刮 15～20 次；第二步刮拭委中，每侧刮 10～15 次；第三步刮拭承山，每侧刮 10～15 次。

5. 刮下肢外侧

用直线刮法，刮拭下肢外侧胆经，从环跳开始，经过风市、阳陵泉到悬钟。一般分段刮拭，先从环跳开始，经过风市到膝阳关；在环跳可以加用点压法、按揉法，每侧刮 15～20 次。然后从阳陵泉刮到悬钟，刮 10～15 次。

（四）热熨调治

处方　桃仁，红花，川芎，牡蛎，地龙，冰片，炮山甲，没药，木瓜，草乌，炙甘草。

用法　上药共研细末，装瓶备用。用时视病变面积大小取适量药粉，用适量白酒、老陈醋各半，调糊，外敷于病变局部，约 0.5～0.7 厘米厚，上覆以塑料薄膜或不吸水纸，以防过早干燥，外用纱布绷带固定，或缝制内衬塑料薄膜的方形纱布袋，上留口，将药糊装袋，紧贴于患部，于布袋两边各系两根布条束定于腰腹部。每次敷 7 小时，每日 1 次。在外敷期间，每日两次以电熨斗放于药袋上热熨，温度以患者可耐受为宜，过热则移开，再凉再熨，每次熨 15 分钟左右。

熨贴过程中可有皮肤疹痒等反应，多属正常。若属严重皮肤过敏（溃烂、肿痛等）则停用本法。

（五）洗浴调治

处方 1　山楂，五味子，川椒，赤芍，红花，生川乌，生草乌，甘遂，芫花，透骨草，苍术，老陈醋。上药共切碎，以纱布包裹，放入 2000ml 水中，浸泡 20 分钟，煮沸 25 分钟，纳入陈醋。待温度适宜时洗浴患处。每次 45 分钟，每日 2 次。本方具有舒筋活络，祛瘀止痛，软坚散结，除湿散寒之功效。

处方 2　乳香，没药，落得打，川乌，草乌，秦艽，鸡血藤，干毛姜，当归，川断，海桐皮，地鳖虫，羌活，独活，防风。上药盛于脸盆内，加适量水煎煮至沸 5 分钟，离火，以药气熏蒸患部，待温度降至手可忍受时，以毛巾蘸药液洗患处，以腰部正中、两侧及患侧臀部为重点，可结合揉、擦等手法，用力适中。每次洗 20～30 分钟，每日 1 次。每剂药可使用 2～3 次。

（六）贴敷调治

取穴　命门、肾俞、阿是穴。

贴敷方　延胡索，杜仲，官桂，羌活，干姜，牛膝，附子，乳香，樟脑。

用法　上药研细末，用白酒调成糊状，或加凡士林制成膏剂，摊于适当大小胶布上，贴敷于穴位上，外再覆以塑料纸，绷布包扎，胶布固定。3 天换药 1 次，5 次为 1 疗程。

七、调摄养护

（一）情志调摄

将生活中遇到的压力想象成"生活中的一部分应该完成的事情"，以达到将"压力"包袱转化为动力的目的；劳逸结合，避免过度劳累；不苛求一切完美；树立独立性，减少依赖心。

（二）生活起居调摄

1. 注意保暖

应避免在湿地上直接坐或躺卧，淋雨或劳累汗出应及时更换衣服并擦拭身体，同时服用生姜红糖茶，驱散风寒或寒湿。暑季湿热时，应避免在室外睡觉，不要贪凉饮冷。

2. 保持良好的生活姿势

（1）保持良好的坐姿，可使用腰枕：有研究指出，坐位时腰椎载荷较立位时大，因此时骨盆后倾，腰椎前凸消失，使原来位于脊柱前方的身体重力线更加前移，力臂加长，脊柱受压加重。如在腰部垫一小枕或腰托，则腰段脊柱略前凸，力臂缩短，承重即减小。

（2）保持良好的驾驶姿势：不良的驾驶姿势往往使躯体前倾，此刻腰椎间盘内承受的压力最大。长期这样坐着，腰椎受压整体下沉缩短，身体的中轴线跟着后移，会导致椎间盘向后突出。与此同时，腰骶部的固有频率和行车中坐椅的振动是在同一个低频范围内，驾驶员的腰椎很容易和汽车产生共振。这种共振意味着脊柱不断地处于被压缩与拉伸状态，同时导致周围组织肌肉产生疲劳，影响腰椎间盘的新陈代谢速度，加速腰椎的退化、变形。正确的驾驶姿势是：身体对正方向盘坐稳，两手分别握持方向盘边缘的左右两侧；两眼向前平视，看远顾近，注意两边；头部端正，微收下颌，颈部肌肉自然放松；上身轻靠后背垫，胸部略挺，两膝分开，右脚以脚跟为支点，脚掌轻放在加速踏板上，左脚自然地放在左边固定的踏板上，其目的是支撑和平衡人的整个身体。正确的驾驶姿态应能使精力集中，感觉舒适。汽车坐垫均是可以调整的，驾驶者可以根据需要拨动或转动调整手柄，使坐椅适合自身坐姿。

（3）保持良好的睡姿：睡眠时应保持脊柱的弯曲，不宜睡软床。睡觉时上半身呈 S 形曲线是最安全的姿势。虾式睡姿能减轻疼痛。最容易让神经放松的姿势，应该是侧躺后像虾一样弓着身体睡。

（4）注意从低处和高处取重物的姿势：从地上提取重物时，应屈膝下蹲，避免弯腰；拿重物时，身体尽可能靠近物体，挺直胸部，并使其贴近腹部，同时双膝屈曲下蹲，站起时要用腿部的力量而不是用腰部的力量；从高处取放东西时，够不着不宜勉强。

3. 应戒烟

吸烟有收缩微血管的作用，降低血管弹性，使肌肉和椎间盘缺乏营养，加速其老化，促发颈腰部针刺样或酸胀样的疼痛。

4. 避免过劳

读书写作要避免持续时间过长，特别要注意纠正长时间保持一种固定姿势，适当活动腰腿。从事家务劳动也要劳逸结合，量力而行。

5. 适度锻炼

腰痛者可以平时适量活动腰部，加强体育锻炼，根据自身情况选取适当的锻炼项目，原则是不做剧烈活动。一般选取行走、慢跑、柔韧操等，强度和持续时间要适应自己的体能，不要勉强。

（1）旋转腰部：身体挺直站立，双脚分开与两肩同宽，双手手指交叉抱头，上身从前正位向侧后位旋转，可先从前正位向左侧后位旋转，尽可能大，略停顿 10 秒左右，然后恢复前正位；再反向右侧，一左一右为 1 次，做 10～15 次。注意：上身旋转时，下肢尽量保持不动。

（2）平躺转体：自然躺在硬板床上或地板上，头下不放枕头，双膝并拢，抬起与身体成 90°，大腿与小腿也保持 90°，脚尖向前绷直与小腿保持成一条线，双臂打开与肩形成一条直线，即与身体呈 90°。头向左转向时，双膝反方向往右侧尽量转；反过来，头向右转时，双膝反方向往左侧尽量转。一左一右为 1 次，每天做几次，根据自身情况而定。

（3）五点支撑法：自然躺在硬板床上或地板上，屈膝双脚面触及床上或地板上，双肘弯曲，肘尖触及床上或地板上，这时后头、双肘尖、双脚面五点均触及床上或地板上，用力向下，把腰部抬起，形成拱形，保持停顿。根据自身情况量力而定。

（4）飞燕点水：俯卧位于硬板床上，双手自然放于身体两侧，然后头部抬起带动双臂和上身、腰部带动双腿同时向上翘起，仅腹部接触硬板床上，形成英文字母"U"型，保持数秒钟后，然后恢复原状，再重复。循序渐进，逐渐增加次数。

（三）食疗药膳

1. 骨碎补鹿角霜芝麻糊

原料　骨碎补，鹿角霜，黑芝麻，白糖适量。

制法　将前两味中药共研为细末，芝麻烘炒微焦后榨末，与二药末混合，装瓶，放冰箱中冷藏，服用时取 50g，加白糖开水调服，每日 2 次。

功效　温肾壮阳，强壮筋骨，散寒止痛。适用于肾阳虚引起腰痛者。

2. 韭子桃仁汤

原料　炒韭菜子 6g，胡桃仁 5 枚，黄酒少许。

制法　将炒韭菜子、胡桃仁共置锅中，加清水 200ml，急火煮开 3 分钟，文火煮 10 分钟，加入少许黄酒。每日分次食用。

功效　壮阳益肾，温暖腰膝。适用于肾阳虚型腰痛，特别是怕冷、遇寒尤剧者。

3. 羊肉米粥

原料　羊腿肉，粳米。

制法　羊腿肉洗净，切成小块儿，开水浸泡，去浮沫，置锅中；加粳米及清水 500ml，急火煮开 3 分钟，文火煮 30 分钟，成粥即可。趁热随意食用。

功效 补肾阳，通筋脉，壮腰脊。适用于肾阳虚型腰痛久不愈，经常复发，遇冷尤剧，四肢不温者。

4. 桑麻粥

原料 桑叶，芝麻，粳米。

制法 桑叶、黑芝麻洗净焙干，研成末，置锅中，加清水 500ml，加粳米，急火煮开 5 分钟，文火煮 30 分钟，成粥即可。趁热食用。

功效 滋阴补肾，强筋通络。适用于肾阴虚型腰肌劳损，腰部疼痛，伴午后潮热者。

5. 桃仁姜枣汤

原料 桃仁，生姜，大枣。

制法 桃仁洗净，置锅中，加清水 200ml，加生姜、大枣，急火煮开 3 分钟，文火煮 20 分钟。每日分次饮用。

功效 活血，行瘀，止痛。适用于气滞血瘀型腰肌劳损，腰部疼痛不移，有外伤史者。

（四）药茶

药茶的选择需要根据腰痛的临床表现，依据药物的性能特点进行配方，并依据药茶的浸泡特点进行灵活操作。药茶不宜过多饮用，过多地饮用药茶，会增加脾胃的负担，冲淡消化液，使胃肠消化功能下降。

1. 杜仲腰痛茶

组成 杜仲叶，绿茶。

制法 将杜仲叶切细，与茶叶一同放入茶杯内用沸水冲泡 10 分钟即可。代茶饮用。

功效 补肝肾，强筋骨，兴阳事。用于治疗脾肾阳虚引起的腰腿痛，伴有阳痿早泄、尿频尿急等。长期饮用具有抗衰防老，延年益寿之功效。

2. 首乌牛膝茶

组成 制何首乌，牛膝。

制法 混合研末。每日 30～40g，置热水瓶中，用沸水冲泡，加盖焖约 15 分钟。频频饮用，于 1 日内饮完。

功效 补益肝肾，强腰壮骨。用于肝肾不足引起的腰腿痛，伴下肢拘急或酸麻、行走乏力。寒湿引发之腰膝痹证忌用。

3. 巴戟牛膝茶

组成 巴戟天，牛膝。

制法 上药研为细末，置于热水瓶中，冲入适量沸水浸泡，加盖焖 20 分钟。频频饮用，于 1 日内饮尽。

功效 温补肾阳，强腰健膝。此茶适用于肾阳亏虚引起的腰腿冷痛无力，伴有阳痿早泄、手足不温等。阴虚火旺，中气下陷者，不宜应用。

4. 虾米壮腰茶

组成 虾米，绿茶。

制法 将二味放入杯中，沸水冲泡 15 分钟即可。代茶饮用。反复饮用淡而无味后，可连虾米、茶叶吃掉。

功效 温肾壮阳。适用于肾阳虚型腰腿痛。

5. 独活腰痛茶

组成　独活。

制法　上药研粗末。每次取 20g，置保温瓶中，用沸水 400ml 冲泡，加盖焖 15 分钟。代茶饮用。每日 1 剂，1 日内分数次饮完。

功效　祛风胜湿，散寒止痛。用于外感风寒引起的腰腿酸痛，多伴有恶寒、发热、头痛、身体其他部位疼痛等；或风寒湿三邪侵入致气血运行不畅而产生的腰、膝、足筋骨疼痛。阴虚血燥者慎服。

6. 虎杖芁独茶

组成　虎杖，独活，秦芁。

制法　共研为粗末，置保温瓶中，用沸水适量冲泡，加盖焖 20 分钟。每日 1 剂，代茶饮用。

功效　清热利湿，活血通经。用于风湿热邪痹阻所致的腰腿疼痛。孕妇忌用。

（五）自我按摩

"腰为肾之府"，经常按摩腰部有壮腰强肾之功。《内功图说·分行外功诀》说："两手擦热，以鼻吸清气，徐徐从鼻放出，用两热手擦精门（即背下腰软处）。"又言："两手摩擦两肾俞穴，各一百二十次。能生精固阳，除腰痛，稀小便。"这些具体描述，可仿效进行。

腰部自我按摩方法：①双手掌搓擦腰骶部至腰部有微热感，以五指捏拿腰肌减缓痉挛，按压脾俞、胃俞、大肠俞以补肾强腰。②双手握拳揉腰骶两侧，再轻击腰骶部。③双手叠加，用手掌沿脐四周作环形按摩。④将一只脚放在另一大腿上，双手拇指放在腿肚内侧，其余四指附着于外侧，从上至下揉掐腿肚，接着用手的示指尖按昆仑、拇指指尖按太溪、委中以通络止痛。⑤用手掌心搓擦足心，至足心发热，坚持早晚各做 1 次，可以起到补益肝肾，疏利筋骨，通络止痛的作用。

（彭　艳）

第九章　失　眠

　　失眠是以经常不易入寐为特征的一种病证。失眠的表现不一，有初就寝即难以入寐，有寐而易醒，醒后不能再寐；亦有眠而不酣，时寐时醒，甚至整夜不能入睡者。《内经》称失眠为"不能眠"、"不得卧"、"卧不安"、"目不瞑"等。《难经》称"不寐"。如《素问·诊要经终论》载："冬刺春分，病不已，令人欲卧不能眠，眠而有见。"《素问·热论》载："（伤寒）二日阳明受之……故身热目疼而鼻干，不得卧也。"《素问·逆调论》载："胃不和则卧不安。"

　　失眠作为亚健康的常见状态，其临床表现亦多种多样，除睡眠方面主要表现在睡眠满意度低、入睡困难、早醒、多梦、易醒、犯困及睡眠质量差外，还体现在躯体方面，如疲倦、乏力、头昏、精神欠佳、食欲不振、腰酸、自汗、胃脘胀满；精力方面，如健忘、精力不够以及心理与社会功能方面，如抑郁、人际关系不佳等。虽然临床表现多样，但其形成是心理、生理、社会环境等多方面因素综合作用的结果，也与社会生活环境、经济文化及自身素质等因素有关，尤其是与生活方式改变、工作节奏加快、社会压力加重最为密切。

一、诊断要点

　　（1）以睡眠减少为几乎唯一不适感，其他不适感均为继发，包括难以入睡、睡眠不深、易醒、多梦、早醒、醒后不易再睡，醒后感到不适、疲乏或白天困倦。

　　（2）上述睡眠障碍情况每周发生不超过 3 次，并持续 2 周以上。

　　（3）引起明显的苦恼，或精神活动效率下降，或轻微妨碍社会功能。

　　（4）应排除已诊断为失眠症者或全身性疾病，如疼痛、发热、咳嗽、手术和外界环境干扰因素引起的睡眠减少者；酗酒或精神活性物质、药物滥用者和依赖者（含安眠药物）所致睡眠减少者；以及合并心血管、肺、肝、肾和造血系统等严重原发性疾病和严重脑器质性疾病者及精神病患者。

二、审析病因病机

　　《内经》认为，凡是影响到营卫运行的一切因素，都可成为致病因素。由于卫气日行于阳经六腑，夜行于阴经五脏，无论其中哪一个脏腑发生病变，都可影响到卫气的循行而致睡眠障碍。除此之外，卫气的循行还会受到其他因素，如体质、环境等的影响。

1. 阴阳失调

卫气日行于阳经，阳经气盛，阳主动则寤，夜行于阴经，阴经气盛，阴主静则寐。在病理上，营卫之气不循常度，阳不得入于阴而致失眠。

2. 脏腑失和

（1）心失所主：失眠的发生虽然涉及心、肝、胆、脾、胃、肾等脏腑，但其病位主要在心，由心神失养或心神不安、神不守舍而致。其特点是迟寐，即入睡困难或彻夜失眠。实证可见邪热扰心、痰热扰心；虚证可见心气虚、心血虚、心阳虚、心阴虚。

（2）胃不和则卧不安：中医学向以脾胃为气机升降之枢机，中气是"和济水火之机，升降金木之轴"，以脾胃为交通心肾，联系肝肺的关键所在。生理上，胃和脾健，化源充足，中焦斡旋，则神得养，阴阳相交，而得安寐；病理上，胃不和，生化乏源，则营气不足，心神失养，或升降失职，则邪气内扰，心神不安，均可导致失眠。

（3）心肾不交：自仲景创黄连阿胶汤治虚劳虚烦不得眠之证以来，历代医家对于心肾不交的解释多宗肾阴虚，肾水不能上济于心，而使心火独亢。如陈士铎认为心原属火，过于热则火炎于上，而不能下交于肾，肾原属水，过于寒则水沉于下，而不能上交于心。

（4）肝阴不足：肝阴不足，魂不归藏，则失眠。阴虚生内热，心血虚，血不养心，心神被内热所扰，此为肝阴不足，心血亏虚。

（5）胆气虚怯：胆气虚怯或胆虚邪侵所致之失眠，系因胆属少阳，其经在半表半里之间，为心肾交接之会，胆病而致心肾交接无由，心肾不交而致失眠。

3. 痰瘀为患

痰在胆经，因胆涎沃心，致心气不足，神不归舍而失眠；瘀时气血得通，寐则气行无力，气血不通，因此而致不能眠。

4. 体质因素

多思之人、体丰之人和素禀阳衰等体质因素与失眠密切关系。《医方辨难大成》提出了"多思之人，多思善虑，易发不寐"。

三、明确辨证要点

1. 辨阴阳

阴主津主血，津少血亏无以养心，心阴虚则神不守舍，难于入寐，或忽寐忽醒也。

"阳有所归，神安而寐……阳为阴抑，则神志不安，是以不寐。"阳虚不眠者因阳虚而阳不入阴故不眠，其表现多有病程长，夜不得眠，或眠而时醒，辗转反侧，或卧不闭目，多梦纷纭，易惊醒，伴四肢倦怠，畏寒恶风，舌淡红，脉缓。

2. 辨脏腑

若劳神殚虑，耗其阴血，惺惺不寐，病在心也；若神气衰微，疑神疑鬼，怔忡，胆怯，独处无睡，病在肝胆也；若气血不足，病后虚烦，则略睡易醒，病在脾也；若伤寒阳明腑病，内有燥屎，则热盛而卧不安，病在胃也。故心、脾、肝、胆之不卧，多属不足。胃之不卧，多属有余也。

3. 辨虚实

失眠有正邪虚实之不同，可参其临床表现、病程长短及体质禀赋加以辨别。一般病程较短，舌苔腻，脉弦、滑、数者，以实证居多。而病程较长，苔薄或少苔，脉细、沉、弱或数而无力者，以虚证为多。失眠虚证多属阴血不足，心失所养，或阴虚火旺，虚火上扰所致，临床特点表现为体质瘦弱，面色无华，神疲懒言，心悸健忘，胆怯易惊等，多由脾失健运，肝不藏血，肾不藏精，心胆气虚所致。实证多为邪火扰心，临床特点表现为心烦易怒，口苦咽干，便秘溲赤，多因心火亢盛，肝郁化火或痰火上扰所致。

四、确立治疗方略

1. 和营卫

治疗失眠在处方用药上当兼顾营卫气运行的特点，酌加助卫阳入阴，阴阳交通之药。失眠病机或是邪气内扰，卫气不得入于阴；或是营气衰少，卫气内扰。对于前者，可以化浊去邪，泄阳补阴，使阴阳通调，得以入眠。对于后者，可以调和营卫，使营卫充盈，循行有度，五脏得养。

2. 调阴阳

心阴虚者治以生津养血为先，以滋其源，参以安神之品，则津回神安。阳虚不眠者，以益气为先。气属阳，益气即所以补阳。

临床中失眠证多系阴阳失调，水火失济，阴不交阳，阳不入阴所致，故治疗关键在于协调阴阳。常用调和营卫、引阳入阴、交通水火、坎离既济、引火归元、清化热痰等方法治疗。

3. 治脏腑

心肾不交则交通心肾，养心安神法；心脾两虚则补养心脾，养心安神法；心胆气虚则益气镇惊，安神定志法；肝郁血虚则舒肝理气，养血安神法；胆郁痰扰则化痰清热，利胆安神法；食滞内停，胃气不和则消食导滞，和中安补法；肝郁化火则疏肝泻热，宁心安神法。

五、辨证调治

1. 心脾两虚

（1）抓主症：不易入睡，多梦易醒，或乍寐乍醒。

（2）察次症：心悸怔忡，神疲乏力，食少纳呆，腹胀便溏，头晕目眩，面色萎黄。

（3）审舌脉：舌淡嫩，脉沉细、虚弱。

（4）择治法：补益心脾，宁心安神。

（5）选方用药思路：本证由脾气不足，气血无生化之源，心血失养，神气失归附之舍。心神不安，故而失眠。应用归脾汤加减。方中黄芪、党参、白术、甘草健脾益气，龙眼肉、枣仁、当归养血安神，远志、茯神宁心定志，木香理气醒脾，使诸药不致呆腻。

（6）据兼症化裁：食少纳呆加陈皮、砂仁、蔻仁和胃醒脾；腹胀便溏加山药、扁豆健脾利湿。失眠甚者加重枣仁剂量，或用15～30g研末装胶囊吞服，日2～3次；或加五味子、合欢皮、柏子仁养心安神；或加龙齿、牡蛎、琥珀末镇静安神。兼见肾虚者加熟地、山药补肾；兼见痰湿者重用白术，加半夏、石菖蒲、陈皮、苍术等化痰湿。

2. 心阴亏虚

（1）抓主症：患者不易入睡，多梦易醒，或乍寐乍醒。

（2）察次症：心情急躁，心悸怔忡，口干咽燥，或口舌生疮，夜寐盗汗，五心烦热，小便黄。

（3）审舌脉：舌红少苔，脉细数。

（4）择治法：养心清热，安神宁心。

（5）选方用药思路：本证由心阴不足，心火上炎，心神失养，火热扰动，导致失眠。应用天王补心丹加减。方中生地、麦冬、玄参养阴清热，五味子、枣仁、远志、柏子仁、丹参、茯神宁心安神，党参、天冬、生地益气养阴，桔梗引药上行，甘草和中。

（6）据兼症化裁：心火偏旺，五心烦热等，加黄连、竹叶清心除烦；若心烦懊侬不安，加山栀、豆豉清解虚烦。

3. 心肾不交

（1）抓主症：失眠不易入睡，寐而多梦，甚而彻夜不眠。

（2）察次症：心烦口苦，头晕目眩，五心烦热，健忘耳鸣，烘热盗汗，腰膝酸软，男子遗精，妇女月经不调。

（3）审舌脉：舌红少苔，脉细数。

（4）择治法：滋肾清心，交通心肾。

（5）选方用药思路：本证由肾水亏虚于下，心火亢炎于上，心肾不得交通，阴阳失调而致失眠。应用黄连阿胶汤合交泰丸加减。方中黄连、黄芩清心降火，生地、白芍、阿胶养阴补血，鸡子黄调和阴阳，黄连、肉桂交通心肾。

（6）据兼症化裁：若心烦烘热盗汗，甚而彻夜失眠者，加朱砂（研末另吞），炒枣仁，加强安神镇静作用。

4. 心胆虚怯

（1）抓主症：恐惧不安，不能独自睡眠，入睡困难，睡而不实，易于惊醒，醒后心悸怔忡。

（2）察次症：心中憺憺不安，如人将捕之，善叹息，心情抑郁，头重身倦，神疲乏力，气短自汗。

（3）审舌脉：舌淡，苔水滑或白腻，脉沉弦或沉滑。

（4）择治法：益气养心，温胆安神。

（5）选方用药思路：本证由心气不足，神气失守；胆虚无主，决断不能。故神魂不安，致成失眠。应用十味温胆汤加减。方中法半夏、陈皮、枳实和胃理气、温胆化痰，五味子、枣仁、茯神、远志安神宁心，党参、麦冬益气养阴，龙骨重镇安神，甘草调中，石菖蒲化痰通窍。

（6）据兼症化裁：若心憺憺不安，恐惧不能自主者，加珍珠母、牡蛎、磁石等，加强重镇安神药力。若胸闷泛恶，口中黏腻，舌苔白腻，见痰湿之证，加竹茹、生姜和胃化痰。

5. 肝郁血虚

（1）抓主症：难以入睡，入睡多梦易惊。

（2）察次症：心中虚烦难解，情绪抑郁不舒，或烦躁易怒，胸闷胁胀，叹息不已。

（3）审舌脉：舌苔薄，脉弦或带数。

（4）择治法：疏肝养血安神。

（5）选方用药思路：本证由郁怒伤肝，肝气郁结，肝血不藏，魂不守舍，心火不降，虚烦难解，致成失眠。应用酸枣仁汤合逍遥散加减。方中酸枣仁养肝血、安神魂，知母清热除烦，川芎、当归、白芍养血补肝，柴胡、薄荷疏肝条达，茯神安神，白术、甘草健脾和中。

（6）据兼症化裁：心中虚烦、懊侬不已者，加山栀、豆豉、枳实清热除烦。肝郁夹痰者，加半夏、夏枯草，化痰疏肝并用。

6. 胃气不和

（1）抓主症：睡卧不安，辗转反侧，胸脘痞满，不思饮食。

（2）察次症：嗳腐吞酸，泛恶呕吐，腹胀，大便异臭或便秘。

（3）审舌脉：舌苔厚腻，脉滑。

（4）择治法：和胃化滞，安神宁心。

（5）选方用药思路：本证由饮食不节，宿食停滞，胃失和降，浊气上逆，胃不和则卧不安。应用平胃散、保和丸合半夏秫米汤加减。方中神曲、莱菔子、山楂消导化滞，苍术、厚朴化湿，半夏、陈皮和胃、枳实理气降浊，茯苓宁心安神。

（6）据兼症化裁：若心烦口苦者，可加黄连、山栀清热除烦。食积较轻或症情已缓时，可用二陈汤、平胃散加减，和胃燥湿。

7. 火热上扰

（1）抓主症：外感热病后，坐卧不安，难以入睡。

（2）察次症：心胸懊侬，烦闷躁扰，嘈杂似饥，口干苦。

（3）审舌脉：舌红苔黄，脉数。

（4）择治法：清热泻火，除烦安神。

（5）选方用药思路：本证由热邪已退，余热未清，扰于胸膈，心神不安，致生失眠。应用栀子豉汤合竹叶石膏汤加减。方中山栀、豆豉清心除烦、散郁宣透，竹叶、石膏清胃泻火，麦冬、党参益气养阴，半夏和胃降逆，甘草、粳米和中。

（6）据兼症化裁：胸闷憋气者加枳实理气，大便秘结加大黄通下，口苦心烦加黄连清心。

8. 瘀血阻滞

（1）抓主症：夜不能寐，将卧又起，彻夜不宁。

（2）察次症：胸中窒闷，心悸，烦躁不安。

（3）审舌脉：舌暗，青紫或有瘀点（斑），脉沉、涩。

（4）择治法：活血化瘀。

（5）选方用药思路：本证由瘀血阻滞，络脉不通，心血瘀阻，心神不安。应用血府逐瘀汤加减。方中柴胡、枳实、赤芍、甘草疏肝理气，桃仁、红花、生地、川芎、赤芍、当归活血化瘀，牛膝、桔梗一升一降，调和气机。

（6）据兼症化裁：失眠夜不能寐者，加枣仁、茯神安神。

六、中医特色技术

（一）经络调治

1. 通三阳

自前额部督脉上两眉连线中点（当印堂处），沿攒竹、鱼腰、丝竹空、太阳、瞳子髎连线，施以推法，其间连通督脉、足太阳膀胱经、手少阳三焦经、足少阳胆经，可温养脑络。亦可施以指揉法，力量宜轻不宜重，速度宜慢不宜快。

2. 通督脉

沿印堂至百会连线施以点法、揉法。两手交替进行，力量由轻至重，速度宜缓。

3. 安神定志

在胆经于头部循行路线上施以点揉，以安神定志。

（二）针灸调治

1. 毫针法

（1）心阴方虚

取穴　神门、内关、百会、安眠。心脾两虚加心俞、脾俞、三阴交；心胆气虚加心俞、胆俞、丘墟；心肾不交、阴虚火旺加太溪、大陵、复溜、阴郄；心阴亏虚、火热上扰加大陵、阴郄；肝郁血虚加三阴交、太冲；夹痰加丰隆、中脘，夹瘀加膈俞、内关。

方法　毫针常规刺法，虚补实泻，留针 30 分钟。

疗程　每日或隔日 1 次，7～10 次为 1 个疗程。

（2）火热上扰

取穴　申脉、照海、配百会、三阴交。

方法　先取申脉，用捻转泻法；继刺百会，用捻转补法。留针 30 分钟，每 5 分钟行针 1 次。照海穴用捻转补法，针感放射至三阴交时，毫针刺三阴交穴小幅度提插，得气后即出针。

疗程　每日或隔日 1 次，7～10 次为 1 个疗程。

2. 耳针法

取穴　心、耳神门、皮质下，配脾、胆、肾、胃等。每次 4～5 穴，单侧，交替用。

方法　毫针轻刺激，留针 30 分钟。或王不留行子敷贴固定，按压，每日 3～4 次。

疗程　毫针每日或隔日 1 次，7～10 次为 1 个疗程。压丸 2～3 日 1 次，5～7 次为 1 个疗程。

（三）刮痧调治

1. 刮头颈部

（1）术者双手持板悬肘悬腕，利用刮板前 1/3 与皮肤形成 5°～15°，双板汇合点在"面中线"，分别向左右两侧额发际头维穴方向刮拭，用轻手法刮拭 10～20 次；用刮痧板的角点压按揉神庭、头维、印堂、攒竹、鱼腰等穴位。

（2）术者一手扶持受术者头部右侧，保持头部相对稳定，另一手握持刮痧板刮拭头部左侧，从太阳穴附近开始，绕耳上，向头侧后部乳突和风池穴方向刮拭，先轻刮，然后力量逐渐加重，以受术者能够耐受为度，最后再逐渐减力轻刮。每一侧刮拭 10～20 次为宜，使受术者头部放松，以有舒适的感觉为宜。

（3）用轻手法以百会为起点分别向四神聪方向刮拭，每一方向刮拭 10～20 次；也可用梳刮法以百会为中心向四周放射刮拭，每一方向刮拭 10～20 次。用刮痧板的一个角点压按揉双侧胆经的风池穴、奇穴的四神聪穴、双侧安眠穴区域，每一穴区刮拭 10～20 次。

2. 刮背部

（1）用直线刮法刮拭脊柱正中线任脉循行区域，从大椎刮至至阳穴，刮拭 10～20 次。

（2）用直线刮法刮拭脊柱旁开 1.5 寸膀胱经第一侧线，从大杼穴刮至膈俞，每侧各刮

20～30次，以出痧为度。

（3）重点刮拭神道、心俞穴，也可用刮痧板的边角点压按揉5～10次，以局部有酸胀感为宜。

3. 刮四肢

（1）受术者采用仰卧位，用直线刮法刮拭前臂外侧的心经循行区域，每一侧刮拭10～20次，重点刮拭神门穴，也可点压按揉。

（2）用直线刮法刮拭小腿外侧的脾经循行区域，从阴陵泉刮至三阴交，重点刮拭三阴交穴，每一侧刮拭10～20次，也可点压按揉。

（四）外治法

1. 药敷法

处方　丹参、硫黄、远志、石菖蒲。

用法　共研细粉，以白酒适量调成膏状，涂满脐孔，胶布固定，每晚换药1次。

疗程　3～5次为1个疗程。

2. 药枕法

处方　白菊花，磁石，合欢花，夜交藤，朱灯心（剪断），石菖蒲，丁香，远志，茯神，白檀香，冰片（后和入），多梦加生龙骨，生牡蛎。

用法　共研细末，装入50厘米×40厘米的布袋中，当睡枕用。

3. 足浴法

处方　取磁石，菊花、黄芩、夜交藤。

用法　水煎2次，去渣，加适量开水，每晚洗足15分钟后入睡。

七、调摄养护

1. 情志调摄

认识自己的个性，树立乐观开朗的人生观，分析产生心理压力的原因，寻求解决问题的方法，学会面对压力。

2. 生活起居调摄

（1）养成良好的睡眠习惯，定时起床和就寝，调整好生物钟，加班熬夜会打破人们固有的生命运动规律，即"生物钟"，影响人体正常的新陈代谢。

（2）除了睡觉，平时不要在床上看书、看电视或做其他事情；有睡意时才上床睡觉。

（3）白天可以进行适度的运动，但睡前不要剧烈运动。定时运动可通过缓解白天所累积的紧张并使得身心放松而促进睡眠，如散步、游泳或骑车等，每周至少3天，每次20～30分钟。理想的运动时间是下午晚些时候或傍晚早些时候。

（4）避免在睡前讨论令人兴奋或愤怒的事情。

（5）睡眠时采用头朝北、脚朝南的方向。

（6）卧具选择一件质感柔软、透气、穿着无负担的睡衣；枕头的高度，以仰卧时头与躯干保持水平为宜，即仰卧时枕高一拳，侧卧时枕高一拳半；保持枕头卫生；故被褥的厚薄应根据气候、季节加以调整。

（7）改善睡眠环境，避免嘈杂和光线太强，保持卧室卧具的冷热或湿度适宜。卧室温度控制在 20～25℃，被褥内的温度控制在 32～34℃，湿度控制在 50%～60%最为适宜。夏季室内湿度超过 70%时，可加强通风予以改善。冬天湿度低于 35%时可喷些水或睡前把一盆水放在室内，如用暖风机时，可采用加湿器，通过热气蒸发以提高室内湿度。

（8）入睡前 1～2 小时尽量避免使用刺激性物质。

3. 饮食调控法

（1）宜少食多餐，睡前进食既不宜过饱，也不宜过少。不宜吃难消化或刺激肠胃的食物，消化不良可致胃部胀气而影响入睡。晚餐应尽量避免肉蛋奶等高脂肪、高蛋白、高热量的食物，或茶、咖啡、姜等刺激性的食物，或豆类、香蕉、白菜、玉米、红薯等腹胀类的食物。

（2）平时宜食用清淡而富有营养的食物，尤其是富含各种必需氨基酸的优良蛋白质，以及维生素 B 和维生素 E、维生素 C 的食品。

（3）注意食用含钙丰富的食品：多吃含钙丰富的食物有助眠和安定神经的作用，如牛奶、豆制品、虾皮、海产品、奇异果、芝麻糊、玉米汤等。

（4）注意食用富含色氨酸的食品，如鱼、肉、蛋及牛奶、酸奶、奶酪等。摄取充足的色氨酸，可以诱导睡眠。每晚睡前若要喝牛奶来助眠，应搭配饼干、面包之类的甜点，因为牛奶还含有丰富的蛋白质可以促进血液循环，反而有提神的作用，如能搭配一些高糖食物可以促使血管收缩素的分泌，较能产生睡意。

4. 食疗药膳

（1）夜交藤丹参蜜饮

　原料　夜交藤，丹参，蜂蜜。

　制法　将夜交藤、丹参切段，晒干，入锅，加水适量，煎煮 30 分钟，去渣取汁，待滤汁转温后调入蜂蜜即成，每晚临睡前顿服。

　功效　宁心安神。适宜于失眠兼有心慌者。

（2）茯神牛奶饮

　原料　茯神粉，鲜牛奶。

　制法　将茯神粉用少量凉开水化开，再将煮沸的鲜牛奶冲入即成，早晚分服。

　功效　宁心安神，补充钙质。适宜于失眠兼有骨质疏松症者。

（3）茯苓枣仁粥

　原料　茯苓，枣仁，粳米，白糖。

　制法　将茯苓烘干，研成细末；枣仁去小壳，研末备用；粳米淘净，与茯苓粉、枣仁末同入锅中，以小火煮成稠粥，粥将成时兑入白糖即成，早晚分食。

　功效　宁心安神，健脾催眠。适宜于心脾两虚之失眠者。

（4）瘦肉莲子羹

　原料　瘦猪肉片，莲子肉。

　制法　加水炖至熟，调味服食。

　功效　养心健脾。适宜于失眠气短乏力者。

（5）甘麦大枣汤

　原料　浮小麦，大枣，炙甘草。

　制法　将以上 3 味药同入锅中，加水适量，煮成稠汤，早晚分服。

　功效　补养心气，宁心安神。适宜于失眠兼有更年期综合征者。

（6）百合绿豆乳

原料　百合、绿豆，牛奶少量。

制法　取百合、绿豆，冰糖少量，煮熟烂后，加少量牛奶。

功效　清心除烦，镇静催眠。适宜于失眠兼有火热上扰者。

（7）核桃肉蒸猪脑

原料　鲜猪脑，核桃肉，黄酒，姜粒，酱油。

制法　将鲜猪脑泡入清水中，剔净血筋，漂洗净，捞起沥干，放入碗中。将核桃肉放入盛猪脑的碗中，倒入黄酒，撒姜粒、酱油，上笼大火蒸 30 分钟即成。早、晚空腹吃下，连吃 1 周以上。

功效　方中核桃、猪脑富含卵磷脂、亚油酸、氨基酸，补肾健脑和镇静安眠的作用。

5. 药茶

（1）鲜花生叶茶

原料　鲜花生叶。

制法　将花生叶洗净，晒干，揉碎成粗末，每次取 10g，放入茶杯中，加入沸水冲泡。代茶，频频饮用。

功效　安神催眠。适宜于各种失眠者。

（2）柏子仁合欢茶

原料　柏子仁，合欢花。

制法　将柏子仁、合欢花放入茶杯中，沸水冲泡，加盖焖 10 分钟。代茶，频频饮用。

功效　安神催眠。适宜于各种失眠者。

（3）灵芝远志茶

原料　灵芝，炙远志。

制法　将灵芝、炙远志洗净切成薄片，放入茶杯中，沸水冲泡，加盖焖 30 分钟。代茶，频频饮用。

功效　益气养血，宁心安神。适宜于失眠兼有心慌乏力者。

6. 通过娱乐、艺术活动改善失眠症状

（1）热水浴疗法：人们常说"睡前洗个热水澡，晚上睡觉特别好"。是有科学道理的。热水浴治疗失眠有以下主要特点：①洗热水澡时人浸泡在热水中了可使全身周围血管扩张，全身其他部位的血液会流入这些扩张的血管中，使内脏器官中的血液减少，脑部血流也相对减少，大脑会感到疲倦，从而有益于睡眠。②洗澡时要将注意力集中到洗澡过程，去除了白天的烦恼和思绪，减轻精神压力，起到放松作用而有益于睡眠。③热水浴可使肌肉放松，促进新陈代谢，加快白天积蓄在肌肉中的代谢产物吸收入血液，这些物质多数有催眠作用。④热水浴也有心理调节作用，可调节自主神经功能平衡，起到放松和减压作用。⑤热水浴可去除皮肤上汗腺分泌的代谢产物，这些代谢物质可引起皮肤瘙痒，若不洗澡可影响睡眠。

（2）音乐疗法：优美、舒缓的音乐可以让人放松、抒发情感、调节情绪、缓解紧张状态。入睡前听一些旋律优美、节奏明快、和声悦耳的古典乐曲及轻音乐，对睡眠是很有好处的。要注意不宜选用节奏过快、声音嘈杂的乐曲，而且播放音乐时音量不宜过强、过高，否则会适得其反，有害于健康。

（3）太极拳疗法：太极拳是我国传统的健身运动，不但可以强身健体，而且对失眠也有很好的疗效。

（4）舞蹈疗法：舞蹈是人类最早的一种艺术形式之一，也是一种运动，可以起到抒发情感、锻炼身体、宣泄郁闷、调节情绪、缓解紧张状态、防病治病的作用。

（5）书画疗法：严格讲，研习书画并非医学意义上的治疗措施，而是指通过练习、观摩、欣赏书法、绘画来调节个人的情绪、意志、心态，从而使心理平衡，继而达到养生治病的一种治疗方法。书写、绘画可扩大视野。失眠者常因家庭琐事或身体不适、工作的不顺心导致情致失和，继之干扰正常睡眠。通过书写绘画，欣赏书画，接触大自然，开拓眼界，可扩大人们的视野，使人们提高观察人或事物的敏锐力和分析能力，会使人们心旷神怡，神清气爽，有益健康和睡眠。

（6）花卉疗法：花卉疗法是通过栽培（体力消耗）、欣赏花卉（鼻闻花香、品尝花肴等），继而提高睡眠质量的一种治疗方法。不同的花卉有不同的作用。天竺花能镇静安神，是治疗失眠的好花；薄荷花、菊花、茉莉花对思虑型失眠有效；兰花、水仙花、百合花、莲花对多梦、烦躁易怒型失眠效果不错；牡丹花、桃花、梅花、郁金香、黄花、紫罗兰、桂花、迎春花则对伴有抑郁的失眠有效。

7. 特殊疗法

（1）放松疗法：放松疗法是一种维护身心健康的行为训练技术，又称松弛疗法、放松训练。这是一种通过自我调整训练，通过身体放松进而导致整个身心放松，以对抗由于心理应激而引发交感神经兴奋的紧张反应，从而达到消除紧张，维护身心健康的目的。

放松疗法包括多种不同的技术，像气功、瑜伽术、坐禅、自生训练、渐进放松训练、冥想等，都是以放松为主要目的的自我控制训练。大量实践表明，这些松弛训练可以使机体产生生理、生化、心理方面的变化，不仅能有效减缓人们在学习、工作与生活中的压力，而且可以改善与应激有关的身心问题，近年来越来越得到人们的重视。每天进行 20～30 分钟的放松训练，对自己的身心健康无疑将是十分有益的，不仅仅是用于治疗失眠。放松训练的基本要求：在安静的环境里，闭上眼睛；舒服的姿势让肌肉放松；凭借默念或出声地重复一个音、词、句子或想象；去除心中的杂念；淡然放下日常的思绪纷扰，集中注意力去训练；有规律地进行训练。

①放松训练的步骤：第一步：全身肌肉放松。可以躺下或是挑一个舒服的姿势坐着，闭上眼睛，然后渐渐让自己全身放松。有人从头部开始，慢慢延伸到脚趾；而有人觉得从脚趾开始比较容易。第二步：找出放松的呼吸模式。放松或睡觉时，我们都是要用腹式呼吸，这样能更有效地呼出二氧化碳，吸入氧气，达到身体放松的状态。可以一手放在腹部，一手放在胸部，练习腹式呼吸。不需要刻意呼吸得很深或很慢，只要注意腹部的起伏就可以。如果腹式呼吸得当，呼吸自然会加深、减慢。第三步：将注意力从日常念头上转移。利用中性的、可重复的或任何自己认为合适的单字默念，如"一"、"松"、"静"、"重"等，以集中注意力。对许多人来说，每一次呼吸时静静地重复某个字是很有效的办法。也可以想象自己在一个令人无比愉快、无比自在的地方。

进行放松训练时，必须采取一种随意的态度，让放松自然而然地发生，而不是"努力"在放松，也不需要担心是否真的放松了，如果分心了，不要在意，让注意力再回到使自己专心的想法上。进行这种技术每天 1～2 次，但不要在饭后 2 小时内进行，因为消化过程可能干扰预期引起的变化。

各种松弛反应训练技术在世界各国已广泛地成为人们用以增强体质、预防和治疗疾病特别是慢性病的一种有效的方法，而且还广泛地运用于体育竞赛、文艺表演以及一切可能产生紧张、焦虑的情境，以抵抗紧张和焦虑。在进行放松训练时，人们有时还会产生一些特殊的感觉，比如抽动、颤动、麻木感、瘙痒感、烧灼感、不平衡感、上浮感、眩晕感以及知觉变化等、这些就是我国气功中的"得气反应"或自生训练中所谓的"释放现象"。大量事实表明，松弛训练确可调整大脑皮层和内脏器官的功能，特别是调整自主神经系统的功能。然而，这种调整的效果仅是根据被训练者主观经历的内部感受，而不能用客观标准去衡量，因此就难以确切知道机体功能失调的情况以及松弛调整的程度。对于那些自我控制能力较差的患者，放松训练很难达到完全的松弛状态。

②渐进性肌肉放松：渐进性肌肉放松是由埃德蒙·杰克森博士研究出来的，并在他的《渐进式放松》一书中详述。这项技巧涉及全身肌肉的紧张与放松，提高对两种感觉的感知，借以引发放松。闭上眼睛，将注意力引导到呼吸，呼吸渐慢、渐有节奏，注意到吸气时腹部扩张，呼气时腹部收缩，花一点时间专心在呼吸上。握紧右拳，尽量握紧，注意到右手的紧张，让这种紧张持续 5 秒，然后立刻放开，让右手放松。注意到右手放松的感觉以及它与紧张的不同，左手也重复同样的动作。接下来右手臂用力，让这种紧张持续 5 秒，注意到紧张的感觉，之后立刻放松，注意右手放松的感觉。察觉这种感觉与紧张的不同。左、右臂重复"紧张——放松"的步骤。肌肉越来越放松，呼吸越慢、越有节奏，如果此时思绪游移，将注意力拉回到身边放松的感觉。接着腹部用力，持续 5 秒，注意到腹部的紧张。立刻放松，注意到紧张与放松的不同。将此步骤重复用在背部肌肉，注意到紧张与放松的不同。接下来是头部、肩膀的肌肉，再下来是下巴、脸颊、眼睛、前额，仔细注意这些肌肉紧张与放松的不同。花点时间感觉全身的放松，专心在越来越慢、越来越有节奏的呼吸模式，不去分心想其他事情，让自己变得越来越放松、平静。花一点时间体会这种放松的感觉。

（2）自生训练：自生训练是德国的约翰·舒比博士研究出来的放松技巧。"自生"指的是自我引发，利用温暖沉重的想象来自我引发放松。把眼睛闭上，注意力集中在脚与脚趾，开始感到一股放松的感觉从脚传上来，小腿与大腿开始放松，然后是腹部、胸部和背部，注意到身体已经开始放松、不再紧张了。感觉到放松的感觉现在正传向手、前臂、上臂和肩膀，接着传到头部、下巴、脸颊、眼睛、前额、紧张正从自己的身体消失。将注意力放在呼吸上，注意自己的呼吸越来越有节奏，腹部也越来越有起伏。吸气时腹部扩张，呼气时腹部收缩，花一点时间专注在腹部的呼吸上。如果此时已开始胡思乱想，轻轻地让那些思绪翻开，把注意力再拉回到呼吸上。第一次呼气时就在心里重复一个字，这个字是自己思想的全部，避免自己分心想其他事情，花几分钟专心在呼吸和这个字上。逐渐腹部呼吸越来越有节奏，将注意力转移到手臂。在专心想着手臂的同时，慢慢跟自己说"我的手臂很重"，这可以帮助将手臂的沉重想象具体化，慢慢再重复两次"我的手臂很重"。把注意力转移到腿部，慢慢跟自己说"我的腿很重"，同样可以帮助自己将腿很沉重的想象具体化，慢慢再重复两次"我的腿很重"。将注意力再转移到前臂，慢慢跟自己说"我的手臂很温暖"，想象手臂温暖的情形，再慢慢重复 2 次"我的手臂很温暖"。将注意力转移到腿，慢慢告诉自己说"我的腿很温暖"，想象腿变得温暖，再慢慢重复 2 次"我的手臂很温暖"。这样整个身体会越来越重、越来越温暖又越来越放松，花一点时间体会这种没有紧张的感觉，会觉得平静、放松、安宁。最后，依据自己的速度慢慢来一个深呼吸，再慢慢睁开眼睛。

具体操作时可将下面的文字用尽可能舒缓的语调录下来，然后每次练习时放出来，以指导自己一步一步地进行训练：a. 平静而缓慢地呼吸，我的呼吸很慢、很深。b. 我感到很安静。c. 我感到很放松。d. 我的双脚感到沉重和放松。e. 我的踝关节感到了沉重和放松，我的膝关节感到了沉重和放松，我的双脚、踝关节、膝关节、臀部全部感到了沉重和放松。f. 我的腹部、我的身体的中间感到了沉重和放松。g. 我的双手感到了沉重和放松，我的手臂感到了沉重和放松，我的双肩感到了沉重和放松，我的双手、双臂、双肩全部感到了沉重和放松。h. 我的脖子感到了沉重和放松，我的下巴感到了沉重和放松，我的额部感到了沉重和放松，我的脖子、下巴、额头全部感到了沉重和放松。i. 我整个身体都感到安静、沉重、舒适、放松。j. 我的呼吸越来越深、越来越慢。k. 我感到很放松。l. 我的双臂和双手是沉重和温暖的。m. 我感到十分安静。n. 我的全身是放松的，我的双手是温暖的、放松的。o. 轻松的暖流流进了我的双手，我的双手是温暖的、沉重的。p. 轻松的暖流流进了我的双臂，我的双臂是温暖的、沉重的。q. 轻松的暖流流进了我的双腿，我的双腿是温暖的、沉重的。r. 轻松的暖流流进了我的双脚，我的双脚是温暖的、沉重的。s. 我的呼吸越来越深，越来越慢。t. 我的全身感到安宁、舒适和放松。u. 我的头脑是安静的，我感觉不到周围的一切。v. 我的思想已专注到身体的内部，我是安闲的。w. 我的身体深处、我的头脑深处是放松、舒畅和平静的。x. 我是清醒的，但又处于舒适的、安静的、注意内部的状态。y. 我的头脑安详、平静，我的呼吸更慢更深。z. 我感到一种内部的平静。

　　保持 1 分钟。放松和沉静现在结束。深吸一口气，慢慢地睁开双眼，我感到生命和力量流进了我的双腿、臀部、腹部、胸部、双臂、双手、颈部、头部。这力量使我感到轻松和充满活力。

　　（3）冥想：冥想是一种东方古老的呼吸技术，亦称坐禅。一开始必须选择一个词或一个声音，在沉思的时候反复多次地重复这个词或这个声音。所选的词或声音对自己没有任何情感色彩，是完全放松的标志。开始沉思时寻找一安静之处，闭上双眼，舒适地坐下来，进行深呼吸，使身体处于柔软状态。将注意力集中于所选定的词或声音 15～20 分钟后睁开眼睛，一开始将注意力从所选定的词或声音上转移开来。握紧双拳，重新处于警觉状态，精神重新振作起来、结束本次练习。

　　（4）认知疗法：认知疗法是根据认知过程影响情感和行为的理论假设，通过认知和行为技术来改变患者不良认知的一类治疗方法的总称。认识是一个人对周围世界的看法，并形成自己某种思想、观点和态度。认识决定每个人的情感和行为。所谓不良认知就是指歪曲的、不健康的、不合理的、错误的、消极的、过激的观念和思想，它会导致情绪障碍和非适应行为。认知疗法的目的在于矫正这些不合理认知，从而使情感和行为得到相应改变，使正确的合理的认知、情感、行为三者和谐、协调并一致，认知疗法治疗失眠就是改变患者的错误认识，使患者建立起自己能够有效地应付睡眠问题的信心，恢复正常的情绪、合理的行为，从而消除或减轻失眠。

　　比较常用的认知技术是矛盾意向训练。许多失眠者由于担心是否能够入睡而经常夸大他们的问题，为了减少因很想入睡而产生期待性焦虑，失眠者被要求尽可能地避免他们最害怕的睡眠行为，即尝试着不睡，焦虑就会减轻，入睡自觉容易。另外，睡眠前要尽量排除一些干扰性思维，不要总强迫自己入睡，要告诉自己"睡眠总会来的，只要想睡觉"，"哪怕躺在床上放松一下也是好的"。一般来说，治疗失眠的认知疗法有三个步骤：①确定失眠者自身的错误观念。②指出和挑战这些错误观念。③用正确合理的观念取代错误的观念。

　　认知疗法看起来简单，但做起来却并不容易。我们可以通过下面提问的方法来对我们存在的观念质疑，可以使我们直达问题的核心。a. 这样的思想真的正确吗？b. 我是不是过分强调这种情况的消极方面？c. 最坏的结果又是什么？d. 这个情况有没有什么积极意义？e. 我是不是太大惊小怪、太悲观？是不是妄下结论，或认定结果一定不好？f. 我怎么知道事情"定会有这样的发展"？g. 是不是可以用其他角度来看这件事？h. 这对下周、下个月、明年又有什么意义？i. 如果我只有一个月的生命，这件事的重要性又是如何？j. 我是不是用"从来没有"、"总是"、"糟糕"、"悲惨"这类的字眼来描述这个情况？

在进行认知疗法的过程中、失眠者感到自己对睡眠的控制力逐渐提升，有利于提高失眠者治疗的信心，可以获得稳定的长期疗效。

（彭　艳）

第十章　嗜　　睡

"嗜睡"又称"嗜卧""嗜眠""善寐""多寐"等，是指困倦欲睡的一种病证。其特征是不论昼夜，时时欲睡，呼之即醒，醒后复睡，甚至有不分地点、场合、卧倒便睡者。反复发作3个月或持续发作超过1个月。本症好发于春夏季节，多见于老年人和肥胖者，也见于部分孕妇、经行期女性及青少年学生等。

一、诊断要点

（1）睡眠过多，嗜睡几乎为唯一不适症状。常见症状是白天睡眠过多，睡眠发作不能完全用睡眠时间不足来解释，可兼有精神疲倦、食欲减退，也可因此导致肢体协调能力下降，严重者影响工作学习和生活。

（2）应该除外确诊的嗜睡症，以及药物不良反应和因其他疾病所致的嗜睡，如睡眠呼吸暂停综合征、发作性睡病、肺心病、肝瘟、消渴、肾衰、头颅外伤、中毒、癫病、痴呆、糖尿病、高血压等。

二、审析病因病机

1. 卫气运行失调

正常情况下，气机通调，气道滑利，人体可以控制卫气的正常升降出入，因而可自主的早起或晚睡。明代张景岳之《类经·疾病类》中有言："夫阳主昼，阴主夜；阳主升，阴主降。凡人之寝寐，由于卫气，卫气者昼行于阳，夜行于阴，则动而为寤，夜行于阴，则静而为寐。"所以不论是内在的五脏六腑亦或是体表的皮肤肌肉，如果卫气不能通畅地运行，就可导致卫气的运行失常而致睡眠障碍。

2. 阴阳运动失常

阴阳的正常升降出入运动决定了人体正常的睡眠与觉醒，阳入于阴则寐，阳出于阴则寤。任何原因导致的阴阳运动失常，致使阳留于阴均可发为嗜睡。"阳气尽，阴气盛则目瞑；阴气尽而阳气盛则寤矣。"阴盛或阳虚可致嗜睡，阴寒过盛、阳气亏虚、阳无力出阴或恋阴不出都可致多寐。

3. 五脏气化失和

五脏主神，睡眠以心神之内敛为主导，脾意志为基，若肺魄失出入之机，肝魂随之潜隐，人的精神活动就会减弱甚至终止，从而进入睡眠。又五脏主气化，主宰卫气营血的化生及运行，因此五脏气化失和，则卫气营血不充、升降出入异常，则多寐。多寐的病变部位在脑，《灵枢·五癃津液别篇》云："五脏之精气皆上注于目……而与脉并为系，上属于脑。"脑为髓海，为神明聚之所，人的意识与思维活动由脑主导。脑生理功能的正常发挥，依靠于肾精之化生，心血之灌注，肝胆之疏泄，肺气之温婉，以及脾胃精微物质的濡养。精气根于脏腑而上注于脑，因此脑主神明、思维也基于脏腑，尤与脾肾相关。脾为后天之本，脾为气血化生之源，脾健则营养充盛，痰湿难生，脑窍清利；肾为先天之本，藏精化髓，乃元阴元阳之府，肾强则脑髓充盈。脾脏亏虚水运失职，停聚而为水湿痰饮，诸邪上犯清窍不利，则会影响睡眠，常致多寐；肾精不足，髓海空虚，元神疲惫而致懈怠嗜卧；肾阳亏虚，神衰失司；肾气失固，神明涣散；阳亏水停，上犯脑神。

三、明确辨证要点

1. 辨标本虚实

本虚主要是心、脾、肾之阳气不足，标实则为痰、湿、瘀血闭阻脉络，故心神蒙蔽，多寐嗜睡。如形体肥胖，鼾声如雷，口多痰涎为痰浊内阻；头身困重，纳呆呕恶，胸闷脘痞，口中黏腻为湿困；有头部外伤史，舌暗紫者，为瘀血阻络。精神委靡、四肢不温，形寒怯冷，舌淡为阳虚。

2. 审脏腑病邪

本病的病位在脑，与心、肝、脾、肾等脏腑相关，尤与肝脾关系密切，此外，本病的发生与痰浊、瘀血等病理因素密切相关。

心神被扰，则见幻觉、夜寐不安；湿困脾阳，使脾失健运，清气不升，浊阴不降，上蒙清窍，灵机被阻，诸阳不振，脑神不展而致昏昏欲眠嗜睡难抑。肝脏之精气活动表现为怒，怒则气上，气机上逆，甚则血随气逆而上犯于脑，蒙蔽清窍可见嗜睡、头晕、精神不振。肾受五脏六腑之精而藏之，肾精亏虚则髓海不足，元神失养，故见倦怠嗜卧。

痰浊蒙窍可见胸满窒闷，倦怠嗜睡，头重如裹，头昏脑胀，苔腻脉滑；瘀阻脑窍可伴见面色晦暗，头晕，头痛如刺，痛处固定，经久不愈，舌紫暗或有瘀斑瘀点，脉细涩。

四、确立治疗方略

1. 调和脏腑阴阳

养心补脾温肾，使脏腑功能健旺，气机调畅，日间阳气得以伸展，则阳能出于阴，振奋精神；夜间应滋阴安神，使阳入于阴，镇静精神。阴阳分治，阴阳各司其职，则阴平阳秘，寐寤正常。

2. 祛邪醒脑开窍

嗜睡为病之患，一方面与阳气不足、清阳不升、阴阳失调有关，另外主要责之于痰浊、瘀血等病邪理因素蒙蔽阻滞清窍，所以燥湿化痰，活血化瘀、醒脑开窍为重要治疗原则之一。

五、辨证论治

1. 脾气虚弱

（1）抓主症：精神委靡，嗜睡多卧，饭后尤甚。

（2）察次症：肢体困重，四肢无力，少气懒言，脘痞腹胀，纳少便溏，面色萎黄

（3）审舌脉：舌淡苔白，脉虚细而沉。

（4）择治法：健脾益气，养心醒神。

（5）选方用药思路：本证脾虚失于健运，水谷精微无以上承，心神失常，故嗜睡多卧，选用方剂香砂六君子汤加减。方中党参、白术、茯苓、甘草健脾益气，半夏、陈皮和胃化痰，木香、砂仁理气醒脾。

（6）据兼症化裁：纳呆，大便夹有不消化食物者，加焦神曲、谷麦芽消导；脾虚便溏者，加山药、扁豆、薏苡仁健脾利湿。倦怠嗜卧者，加石菖蒲、麻黄通窍醒神。

2. 脾阳虚寒

（1）抓主症：精神委靡，嗜睡多卧，饭后尤甚。

（2）察次症：四肢不温，形寒怯冷，腹中冷痛，喜温喜按，便溏。

（3）审舌脉：舌淡胖有齿痕迹，苔白滑，脉沉缓或沉迟。

（4）择治法：温中散寒。

（5）选方用药思路：本证脾阳不足，寒从中生，阳虚阴盛，心神失养，故嗜睡多梦，应用附子理中丸加减。方中附子、干姜温中散寒，党参、白术、茯苓、甘草益气健脾，石菖蒲、郁金通窍醒神。

（6）据兼症化裁：大便泄泻日久者，加补骨脂、吴茱萸、五味子、肉豆蔻（煨）温补脾肾，敛肠止泻。

3. 湿困脾胃

（1）抓主症：倦怠身重，头重如裹，嗜睡多卧。

（2）察次症：纳呆呕恶，胸闷脘痞，头晕目眩，小便少，口中黏腻。

（3）审舌脉：舌淡胖有齿痕，苔白厚腻，脉濡。

（4）择治法：燥湿健脾。

（5）选方用药思路：本证机内湿素盛，中阳受困，清浊相干，气机失司。应用胃苓汤加减。方中苍术、厚朴燥湿，茯苓、白术、猪苓、泽泻利湿，陈皮和胃，石菖蒲、麻黄醒神通窍。

（6）据兼症化裁：大便泄泻日久者，加补骨脂、吴茱萸、五味子、肉豆蔻（煨）温补脾肾，敛肠止泻。若见纳呆气滞者加枳壳、砂仁理气。

4. 痰浊内阻

（1）抓主症：形体肥胖，倦怠多卧，嗜睡时作。

（2）察次症：鼾声如雷，口多痰涎，肢重眩晕，胸闷呕恶。

（3）审舌脉：舌苔白厚腻或水滑，脉滑。

（4）择治法：涤痰泄浊。

（5）选方用药思路：本证脾运不健，痰湿内生，阴浊久居，清阳不升，心神受蒙。应用涤痰汤加减。方中半夏、陈皮、茯苓、甘草和胃化痰，石菖蒲、郁金涤痰通窍，竹叶和胃降逆，枳实理气宽胸，麻黄醒神，合杏仁则宣肺降逆。

（6）据兼症化裁：痰浊甚者加制南星、远志涤痰；气虚者加党参、白术健脾益气；口苦烦躁有热者加黄连、黄芩、山栀清热除烦。

5. 瘀血阻络

（1）抓主症：头部沉重或有刺痛，嗜睡多卧。

（2）察次症：面色晦暗，肌肤不泽，但欲漱水而不欲咽，有头部外伤史。

（3）审舌脉：舌暗紫有瘀点（斑），脉沉涩。

（4）择治法：化瘀通络。

（5）选方用药思路：本证瘀血阻滞，络脉不畅，心神失养，故嗜睡多卧。应用血府逐瘀汤加减。方中桃仁、红花、赤芍、川芎、生地、当归活血化瘀，柴胡、枳壳、赤芍、甘草理气疏肝。牛膝、桔梗一升一降，通利气机；石菖蒲、郁金，通窍醒神。

（6）据兼症化裁：气滞甚者加青皮、陈皮理气，瘀血甚者加乳香、没药化瘀。若兼见阳虚者，上方合附子理中汤温阳化瘀。若痰瘀互阻者，上方合温胆汤化痰活血同用。

6. 髓海空虚

（1）抓主症：头脑昏沉，嗜睡多卧，耳鸣目眩，健忘前言。

（2）察次症：腰膝酸软，夜间尿频。

（3）审舌脉：舌质淡，脉沉细弱。

（4）择治法：补肾填髓。

（5）选方用药思路：本证肾精不足，髓海空虚，无以养脑，心神不充，应用左归丸加减。方中鹿角片、龟甲通补任督，益肾填髓，熟地、山药、山茱萸补肾益精，枸杞子、菟丝子、牛膝、杜仲强腰固肾。

（6）据兼症化裁：健忘者可加益智仁、石菖蒲、远志，通窍醒神、养脑益智；若肾阳不足者可用右归丸加减，补肾温阳。

7. 气血不足

（1）抓主症：嗜睡时作，精神不振，四肢无力，少气懒言。

（2）察次症：头晕目眩，面色无华，心悸怔忡。

（3）审舌脉：舌质淡苔薄，脉虚细。

（4）择治法：益气养血。

（5）选方用药思路：本证心脾两虚，气血不足，神机失养，嗜睡多卧，应用人参养荣汤加减。方中黄芪、党参、白术、甘草益气健脾，茯神、五味子、远志、石菖蒲宁心醒神，当归、白芍、熟地养血和血，桂枝、甘草温阳。

（6）据兼症化裁：有痰者去熟地、白芍、当归，加半夏、陈皮、郁金化痰。

六、中医特色技术

（一）针灸调治

1. 毫针法

取穴　申脉、照海，配百会、三阴交。

方法　先取申脉，用捻转补法；继刺百会，用捻转补法。留针30分钟，每5分钟行针1次。照海穴用捻转泻法，针感放射至三阴交时，毫针刺三阴交穴大幅度提插，得气后即出针。

疗程 每日1次，5次为1个疗程。

2. 灸法

取穴 心俞、脾俞（双侧）。

方法 毫针得气后，留针20分钟，出针后用艾条温和灸，每穴5～10分钟。

疗程 每日1次，5次为1个疗程。

3. 耳针法

取穴 枕、耳神门、心、脾，配皮质下、内分泌。

方法 毫针浅刺，留针30分钟，每5～10分钟行针1次。

疗程 每日1次，5次为1个疗程。

（二）按摩调治

1. 揉压百会

百会穴位于头顶正中线与两耳尖连线的交点处。百会穴有开窍提神，平肝息风，升阳固脱的功效，对治疗脑力疲劳有特效。揉压百会穴时，即以一只手的中指尖旋转式揉压，左右手交替，各数十次。一般情况下，右手揉压按顺时针方向进行，左手揉压按逆时针方向进行。揉压时，以头皮有酸胀感为佳。

2. 叩击玉枕

玉枕穴位于头正中线左右各两横指，至后发际上三横指处（即双手呈水平位，大拇指侧向下，小指侧向上，掌心分别对准左右两耳，手指并拢伸直，中指指腹触摸之处）。或将示指叠在中指背上，当示指用力作下滑运动时，则叩击玉枕穴，同时可感觉到耳内"咚咚"响，似击鼓声。如此连续数十次，可收到耳聪目明，头脑清醒的功效。

七、调摄养护

1. 生活起居调摄

（1）有规律的生活作息；

（2）养成良好的睡眠习惯，保证充足的睡眠时间和良好的睡眠质量；

（3）经常参加体育锻炼和户外活动；

（4）营造舒适的学习和工作环境，保持室内空气通畅和清新；

（5）保持心情舒畅，集中精力工作，适当安排一些有兴趣的活动；

（6）每次睡意袭来时可以通过其他方式转移注意力，如听音乐、向远处眺望、用冷水洗脸等。

2. 饮食调摄

科学饮食，注意营养。增加蛋白质的摄入，如适当增加鱼类、鸡蛋、牛奶、豆制品、猪肝、鸡肉、花生等富含蛋白质的食物。多食新鲜的水果蔬菜，因"当春之时，食味宜减酸益甘，以养脾气"，春天宜多食新鲜蔬菜和水果，中和体内酸性产物，消除疲劳。不可多食寒凉、油腻、黏滞的食品，不宜过量饮酒。适当补充维生素和锌，海产品诸如紫菜、海带中蕴含有丰富的锌，每周可适当补充。

3. 食疗药膳

（1）茶叶粥

原料　陈细茶 10g，大米 50g。

制法　将茶叶水煎取汁，加大米煮为稀饭服食。每日 1～2 剂。

功效　清热化痰，消食除烦，兴奋提神。适宜于各种嗜睡症。

（2）胡萝卜粥

原料　胡萝卜 250g，大米 100g。

制法　将胡萝卜洗净、细切，加大米煮为稀饭，少加盐调味服食，每日 1 剂。

功效　健脾益气养阴。适宜于脾虚之嗜睡者。

（3）双黄大枣汤

原料　黄芪 15g，黄精 10g，大枣 6 枚。

制法　水煎服，每日 1 剂。

功效　补中益气，轻身延年。适宜于气虚体弱，疲倦乏力者。

（4）补脑提神羹

原料　银耳 6g，猪脑 2 副，黑木耳、香菇各 6g，鹌鹑蛋 5 个。

制法　将银耳、黑木耳水浸拣净；香菇切丝；猪脑去筋，蒸熟切粒。将以上食材放开水锅内煮熟，再放入煮熟去壳的鹌鹑蛋、调味品，加入稀淀粉成羹，每日服食 2 次。

功效　提神解乏。适宜于各种嗜睡症。

（5）桑叶核桃芝麻丸

原料　桑叶、核桃、黑芝麻各 30g。

制法　将上 3 味捣泥作丸，每丸 3g。日服 2 次，每次 3 丸。

功效　补益肝肾，益脑提神。适宜于老年嗜睡者。

（6）人参大枣汤

原料　人参 3g，大枣 20 枚。

制法　加水 1 碗，煎至枣熟。饮汁食渣（可分 2 次服食）。

功效　健脾益气。适宜于气虚之嗜睡症者。

（7）黄芪黄鳝汤

原料　黄芪 100g，黄鳝 500g。

制法　将黄鳝洗净，切段，加黄芪及调料烧汤，服食。

功效　补中益血。适宜于气血不足之嗜睡症者。

4. 花香疗法

对花粉和花香不过敏者，可以在室内栽植合适的花草，或去公园散步。因为人的嗅觉对花味、空气十分敏感，花能够调节人的情绪。例如，丁香的气味能使人沉静、轻松；紫罗兰和玫瑰花香能使人心情愉快；菊花、蔷薇、百合、香豌豆花等花香具有松弛神经，减轻精神紧张，解除身心疲劳等功效。

（彭　艳）

第十一章 健 忘

健忘又称"喜忘"、"善忘"、"多忘",是指经常遇事善忘,可伴注意力不集中,头昏脑胀,神疲乏力,心悸不寐,腰酸乏力等。健忘与心、脾、肾、肝关系密切,可因心脾亏损或肾精虚弱所致;年迈气血亏虚,髓海空虚,精神不济,脑失所养亦致健忘。除外器质性疾病,亚健康状态的健忘通过辨证调治,可显著改善症状。

一、诊断要点

(1)以记忆力减退为几乎唯一不适感,其他不适感均为继发,包括头昏脑胀、神疲乏力,食少腹胀,心悸不寐,腰酸乏力,注意力不集中等。

(2)上述记忆力减退情况持续2周以上,但不超过2个月。

(3)引起明显的苦恼,精神活动效率下降,影响工作学习。

(4)排除已诊断为健忘症者,排除其他躯体和脑部的器质性疾病引起的神经症和精神疾病,排除外界环境干扰因素引起记忆力减退者,排除酗酒或精神活性物质、药物滥用者和依赖者导致健忘者,以及合并心血管、肺、肝、肾和造血系统等严重原发性疾病者。

二、审析病因病机

健忘的病位在脑,与肾、心、脾、肝等脏腑功能失调关系密切。因脑为髓海,需要精血的不断补充。肾藏精生髓,心主血藏神,脾主生血,肝主藏血,气血旺盛,精血充盛,才能及时补充脑髓,则思维敏捷,记忆犹新。反之,则神明失聪,记忆减退。

1. 精血不足,髓海失充

由于先天禀赋不足,精血素亏;或因房事不节,早婚、早育,损伤肾精,均可导致肾精亏虚,不能充养脑髓,神明失养而成健忘。也可因为思虑过度,损伤心脾,暗耗气血;或饮食不足,气血生化无源;或年老体衰,脏腑功能衰退,气血生化不足,气血不能上养神明而致健忘。

2. 痰饮瘀血,痹阻神明

七情内伤,肝郁不舒,横逆犯脾,脾失健运,聚湿生痰;或因饮食不节,嗜食肥甘厚味,生湿酿痰;或肝郁化火,炼津成痰,痰迷神窍而致健忘。或因肝郁气滞,血行不畅;或久病入络,气滞血瘀;或久病气虚,气不行血,血脉瘀阻;或头部外伤,瘀血内停,脑脉瘀阻，新血不能充养脑髓而成健忘。此外，痰饮内停，碍血运行，痰瘀互结，使病情更加复杂、难愈。

总之，健忘的成因不外乎精血不足，脑髓失养，或本虚标实，精血不足，痰瘀痹阻。盖肾藏精，主骨，生髓，充脑；脾为气血生化之源，心主血脉，肝藏血。只有肾、心、脾、肝精血旺盛，能及时充养脑髓，则脑神清明而无健忘。反之，脑失所养，则神明失聪而成健忘。

三、明确辨证要点

1. 详审病因

引起健忘的原因很多，当仔细分辨。如年老健忘者，多缘于五脏俱损，精血亏虚；劳心过度所致健忘者，缘于心脾气血两虚；禀赋不足，脑神不清者，源于先天肾精亏虚，髓海失充；忧思太重，操劳过度者，多缘于后天受损，脾失健运，精血化缘不足；外伤头部等原因所致健忘者，缘于气滞血瘀，脑脉失养；嗜食肥甘厚味所致健忘者，多缘于痰湿蒙蔽清窍。

2. 明辨虚实

健忘之证，临床以虚证居多，但亦有邪实或本虚标实者。虚证多责之于肾、心、脾之不足，实证有痰气凝结和瘀血内停之别。虚证为精血亏虚，可见腰膝酸软、体倦乏力、心悸失眠，纳呆语怯，头晕耳鸣等症，舌质淡或边有齿痕，脉多沉细无力或尺弱。实证痰饮上蒙，瘀血痹阻脑窍，可见语言迟缓，神思不敏捷等症，舌苔白厚腻，或舌质暗，脉滑数或弦大。

3. 重视舌脉

可依舌脉进行辨别是否有其他兼症。若舌质淡红或边有齿痕，苔薄白，脉细弱者，为气血两虚；若舌质红少苔，脉细数，或舌质淡少苔，脉沉细尺弱者，为肾精亏虚；若舌苔白厚腻，脉弦滑或弦数者，为痰饮上蒙清窍；若舌质紫暗或有瘀斑、瘀点、脉细涩者，为瘀血阻滞脑窍。

四、确立治疗方略

清代林珮琴曰："人之神宅于心，心之精依于肾，而脑为元神之府、精髓之海，实记忆所凭也。"治疗上主张"治健忘者必交其心肾，使心之神明下通于肾，肾之精明上通于脑，精能生气，气能生神，神定气清，自鲜健忘矣"。

所以健忘病位在脑，以心、脾、肾精气虚损为多，亦有痰瘀闭阻脑窍所致者，治疗亦应相应的补其不足、去除实邪或扶正祛邪。

1. 补其不足

若气血不足，脑髓失充者，当以补益心脾，生血养脑；若心肾不交，水火不济，肾精不能上达于脑者，当补以交通心肾，补精养脑；若精竭神衰，神志失聪者，当以养荣固本，补精充脑。

2. 祛痰化瘀或扶正祛邪

若痰饮上犯，蒙蔽神窍者，当以健脾理气，化痰醒脑；若瘀血阻滞脑窍者，当以活血化瘀，通脑养髓。

五、辨证调治

1. 心脾两虚

（1）抓主症：遇事善忘，精神不振。

（2）察次症：四肢无力，心悸怔忡，失眠，气短懒言，纳呆食少，大便溏泄或便秘，面色无华。

（3）审舌脉：舌质淡，苔薄白，脉细弱。

（4）择治法：益心血，补脾气，安心神。

（5）选方用药思路：此多因忧思太过，损伤心脾所致。脾主意与思，思虑过度则伤脾，脾气郁结则意不伸，故记忆力减退而健忘。脾为气血生化之源，今脾气久郁而受伤，则必致气血不足而心神失养，遂使神志不宁，而发健忘、失眠等证。应用归脾汤合枕中丹加减。方中人参、白术、茯神、炙甘草益心补脾，健脾则记忆力增强；黄芪、当归即当归补血汤，可益气而生血；龙眼肉、酸枣仁、远志、茯神补心安神；木香理气健脾，并使补而不滞；生姜、大枣助脾胃而调营卫，健脾养心并重。

（6）据兼症化裁：脑鸣头晕，加升麻、葛根升提清阳；腰酸膝软，加牛膝、熟地补肾益精；心悸怔忡者，加仙鹤草、龙齿等养血安神；失眠加重酸枣仁、茯神用量，以加强安神作用。

2. 心肾不交

（1）抓主症：遇事善忘。

（2）察次症：腰腿酸软，头晕耳鸣，五心烦热，男子阳痿早泄，妇女月经不调，心烦失眠，面时烘热。

（3）审舌脉：舌质红少苔，脉细数。

（4）择治法：补肾水，清心火，通心肾。

（5）选方用药思路：此多因抑郁不遂，五志化火，以致心火扰动，或劳倦淫欲不节，肾阴耗伤，导致心肾不交而成。因心属火而藏神，肾属水而藏精，两脏相互协调，相互制约。若肾阴不足或心火扰动，均可导致心肾不交，心火不下交于肾，则邪火乱其神明；肾阴不上交于心，则精气伏而不用。水不济火则心火愈炽，心火扰动则躁扰不宁，故生健忘失眠、心烦心悸之证。应用心肾两交汤加减。方中熟地、山萸肉补肾滋阴，黄连、麦冬清心养阴，党参、当归益气补血，五味子、酸枣仁养心安神，白芥子、石菖蒲通窍涤痰。黄连、肉桂即交泰丸，有交通心肾作用。

（6）据兼症化裁：心烦失眠者加柏子仁、远志、首乌藤等养心安神；情志不遂者，加柴胡、香附理气解郁。

3. 髓海空虚

（1）抓主症：年老体衰，形体衰惫，遇事善忘，神志恍惚。

（2）察次症：气短乏力，呵欠连连，腰膝酸软，夜尿频多，或嗜睡多卧，或失眠少寐。

（3）审舌脉：舌质淡，脉沉无力。

（4）择治法：补肾填精，益髓养脑，平调阴阳。

（5）选方用药思路：此多因酒色思劳过度，或久病之后，真阴耗伤所致或年老之人，阴阳俱损，肾精不足，髓海空虚；肾阳衰微，命门虚亏。因肾藏精而主骨生髓，脑为髓海又为元神之府，故淫欲不节或久病伤肾，均可导致肾精亏耗而髓海不足，遂使神志所养而生健忘之证。思怒惊恐等情志因素，亦可伤及肾精，引起思维迟钝及健忘。应用河车大造丸合龟鹿二仙膏加减。方中紫河车大补精血，鹿角、龟甲通补任督，三味合用为补肾填精、益髓养脑之主药，熟地、山萸肉滋肾补阴，牛膝、杜仲、巴戟天温肾补阳，天冬、麦冬、党参益气养阴，酸枣仁、远志、石菖蒲、五味子养心安神。

（6）据兼症化裁：若气虚者加黄精、黄芪益气；血虚者加当归、白芍养血；夹痰浊者加白芥子、半夏、胆南星涤痰泄浊；有瘀阻者加丹参、红花活血化瘀；阴阳两虚者，可用神交汤加减，药用山药、巴戟天、麦冬、人参、柏子仁、芡实、玄参、丹参、菟丝子、茯神等，平调阴阳，益心补肾；亦可用地黄饮子加减，药用熟地、山萸肉、石斛、麦冬、五味子、肉苁蓉、肉桂、附子、石菖蒲、远志、茯神，亦属平调阴阳之剂。

4. 痰蒙神窍

（1）抓主症：健忘嗜卧，身体疲倦，肢体困重。

（2）察次症：言低声微，思维迟钝，或神情呆滞，头晕目眩、恶心欲吐，胸闷不舒。

（3）审舌脉：舌淡或胖大，苔白腻，脉弦滑。

（4）择治法：健脾理气，化痰醒脑。

（5）选方用药思路：此多因外感水湿之邪，影响人体的正常气化；或饮食失度，脾胃受损；或情志久郁，气机不畅等，均可致运化不利，水不化津，凝聚而生痰湿之患；痰湿上逆清窍，则头晕目眩，痰在胸胁则胸闷不舒；上犯而蒙蔽心窍则心神不明，而致健忘、心悸、失眠多梦等。应用涤痰汤加减。方中用二陈汤燥湿化痰，加枳实化滞消痰，胆南星涤痰，专攻心胞热痰，茯苓、白芍养血通络散瘀。

（6）据兼症化裁：若头重眩晕，呕吐恶心明显者，加天麻，竹茹；若身重困倦，嗜卧者，加柴胡、黄芪、党参以益气升阳；若痰郁化火，兼见口苦，舌苔黄腻者，加黄连、竹沥以清热化痰；胸闷气短者加瓜蒌、枳壳、木香；兼失眠者重用半夏、秫米。

5. 瘀血阻络

（1）抓主症：遇事善忘，难忆往事，头痛如刺。

（2）察次症：语言迟缓，口干咽燥，但欲漱口不欲咽，或恶梦纷扰，面唇、爪甲青紫，皮肤干枯。

（3）审舌脉：舌质暗，或有瘀点（斑），脉细涩。

（4）择治法：活血通络，通脑养髓。

（5）选方用药思路：此多为思欲不遂，情志怫郁，肝失疏泄，气机不畅，血液运行不畅，或由跌扑损伤，月经闭止，寒凝气滞，血热妄行，使经络闭阻，血郁不行而成瘀血之证；瘀血阻滞心经之络，致心神失养，引起健忘；用血府逐瘀汤加减。方中桃仁、红花、川芎、赤芍活血化瘀，当归、生地养血活血，使瘀去而不伤血；柴胡、枳壳、桔梗疏肝理气，气行则血亦行；牛膝引血下行；甘草调和诸药而和中。

（6）据兼症化裁：可加入麝香、葱、姜、酒芳香通窍，引药上行；若肾虚者加熟地、山萸肉、玄参补肾；神不宁者加酸枣仁、远志、五味子、龙骨安神养心；肝阳上亢者加龟甲、龙骨、牡蛎、石决明、天麻、牛膝平肝潜阳。

6. 气血两虚

（1）抓主症：健忘而兼精神恍惚。

（2）察次症：心悸气短，失眠、多梦，自汗，口干舌燥，面色无华。

（3）审舌脉：舌质淡，苔薄白，脉沉细无力。

（4）择治法：益气养血，补心安神。

（5）选方用药思路：此多因禀赋不充，脏气虚弱，或久病失调，或思虑劳心过度，导致气血不足所致。因心主血而藏神，血气旺盛则心神得养而思维敏捷，血气不足则心神失养而精神恍惚，记性减退。故上述各种原因导致气血伤损，均可引起健忘之证。应用养心汤加减。方中人参、黄芪、茯苓、甘草补心气；当归、川芎、茯神、远志、柏子仁、酸枣仁养心血而宁心神；半夏消食化滞，肉桂鼓舞气血生成。全方补气血，可用于诵读、劳心之健忘者。

（6）据兼证化裁：心悸气短自汗加太子参、龙骨或龙齿、浮小麦；五心烦热、盗汗者加黄柏、龟板、鳖甲、生龙骨、生牡蛎；兼失眠多梦者加夜交藤、合欢皮；面白无华者加熟地、丹参。

六、中医特色技术

1. 推拿调治

（1）用两手中指的指尖按揉风池，逐渐用力至有酸胀感后，再用手指由内向外作环形揉动，直至酸胀感传至同侧前额区时再继续，停留片刻，移指向下按揉颈后，约1分钟。

（2）屈肘置桌上，两手半握拳，拇指伸开，以拇指端附着在眉头下缘攒竹穴，逐渐用力向穴上方顶压，出现酸胀感后，再按压1分钟。

（3）用两手拇指指腹按两侧太阳穴，出现酸胀感后，再按压1分钟。

（4）用两手中指尖，按在头顶处的百会穴两侧，指距约2厘米，然后两指向穴位处用力挤按，待有酸胀感后，再挤按1分钟。

（5）两手五指指间关节屈曲，五指指端附着在与手同侧的前发际边缘，然后五指指尖同时用力向下按压，当按压处出现酸胀感后，再向后移1指，如法操作，直至头顶处。

（6）两手如浴面状，掌面紧贴在同侧的面部，作上下往返的擦动，至面有热感，然后两手掌面横放在两耳部，均匀用力向后推擦，回手时将耳背带倒，再向前推擦，往返交替推擦10～15次，至两耳发热为止。

（7）掌心紧按住两耳孔，其他手指放在枕后，两手示指的指面架在中指背上，用示指指面，用力敲弹后头枕部，约20余次，然后掌心骤然离开耳孔，此时耳内鸣响，依此继续开闭约10～15次，每日2次。

2. 刮痧调治

（1）刮头部受术者取坐位，施术者应与受术者进行语言交流，以消除其紧张情绪，然后进行以下步骤：①头部两侧刮痧：施术者一手扶持受术者头部右侧，保持头部相对稳定；另一手握持刮痧板刮拭头部左侧，从太阳穴附近开始，绕耳上，经过率骨穴向头侧后部乳突和风池穴方向刮拭，先轻刮，然后力量逐渐加重，以受术者能够耐受为度，最后再逐渐减力轻刮，每部位刮拭10～20次为宜，使受术者头部放松，有舒适的感觉为宜。②头顶部向前刮痧：施术者一手呈八字扶持受术者前额，保持头部相对稳定；另一手握持刮痧板，首先刮拭头顶部正中，沿督脉循行线，从百会穴向神庭穴方向刮拭；然后刮拭头顶部双侧膀胱经循行线，从通天穴向曲差穴方向刮拭，每部位刮拭10～20次为宜。③头顶部向后刮拭：施术者一手扶持受术者头顶前部，保持相对稳定；另一手握持刮痧板，首先刮拭头后部正中，从百会穴向头后部至颈项过风池穴向天柱方向刮拭。④用点压法、按揉法，以刮痧板的一个角点刺按揉百会穴、太阳穴、天柱穴，每穴位各刮10～20次。注意：头部刮拭，不强求出痧。

（2）刮背部：手术者取俯卧位，用直线泻刮法：①沿膀胱经循行线刮拭脊柱两侧膀胱经，从心俞、膏肓到肾俞、志室，各刮10～20次。②重点刮拭心俞、肾俞、膏肓、志室，对痰浊瘀血蒙蔽较重者，应在心俞、膏肓穴附近加重力度，把痧疹出透；对肾气亏虚的患者，则应在肾俞、志室穴附近使用轻手法，不强求出痧，各刮10～20次。

（3）刮下肢：受术者取坐位，用直线刮法，刮拭下肢外侧的胃经足三里到丰隆，刮10～20次；重点以点压法刮拭足三里穴，以及肾经的太溪穴，每穴点压10～20次，达到强壮脾肾的作用。

3. 导引调治

吕功成导引法：见《普济方》。动静相兼功：作法：调身、调气、调神。行功前做好准备，时间以子后寅前为好。取自然坐或自然站式均可。姿势定后，收心静想。瞑心叩齿：意想两目中如日、月光，鼻吸鼻呼，或口吸鼻呼，鼻中微微出气，随之叩齿三通。托掌顾眼：接上式、两手指相叉，从胸前缓缓上托，过胸项时，顺势翻手，掌心向上，在头上上托，随即半闭目，内含目光，意想丹田。良久，双手搓面，运睛。然后双手搓热熨目。张弓踏弩：接上式，两手如挽弓状，左右手分别为之。升降辘轳：接上式，意想心火下降，肾水上升。良久，肩向上耸起，左右方向各九转，随之平肩，仍左右方向各转九转。三度朝元：接上式，咽津，每口分三咽，三咽九行咽下。如口中津液少，可鼓漱咽津，咽时连气以一并。意念导引气津入归丹田。背摩攀弩：接上式，双手掌反手向后，摩背后精门（肾区）各九次。随之两手向前向上，曲肘伸缩各九次。龙虎交媾：接上式，静坐良久，咽下气液，意念导引入丹田，想阴阳之气相交接。浴身观田：接上式，遍摩身上，从上而下，从左而右，由前向后，分别用手掌摩身上各部。随即意想丹田火自下而上，遍及全身。然后意想经络畅通，诸邪从手指尖而出。功效：补脑安神，调和脏腑功能。可治疗脑、心、肝、肾、脾、肺及六腑、经络疾患。

4. 针灸调治

（1）毫针法

取穴　四神聪、神门、神庭、本神，配大钟、通里、照海、申脉。

方法　毫针常规刺法，头部穴沿皮刺，肢体穴直刺、浅刺，实证用泻法，虚证用补法，虚实夹杂用平补平泻法，双侧取穴，交替使用，留针30分钟。

疗程　每日1次，10～15次为1个疗程。

（2）耳针法

取穴　耳神门、心、肾、皮质下，配脾、肝、缘中、内分泌。主穴必用，配穴每次2个，单侧耳郭，左右交替。

方法　王不留行子敷贴固定，自行按压日3次。

疗程　3日1次，10～15次为1个疗程。

（3）艾灸法

取穴　百会、少海、足三里。

方法　每晚临睡前，用艾条在上述穴位悬灸10～15分钟。

疗程　日1次，10次为1个疗程。

七、调摄养护

（一）食疗药膳

1. 心脾两虚

（1）桂圆银耳鹌蛋羹

原料　桂圆肉15g，银耳50g，鹌鹑蛋6只，冰糖50g。

制法　银耳用水浸发去杂质，洗净；鹌鹑蛋煮熟后去壳。锅内加适量清水，煮沸放入桂圆肉、银耳煮至熟时放入冰糖，待熔化后，把鹌鹑蛋放入煮片刻，吃蛋饮汤。

功效　补气养血，益智健脑。适宜于气血亏虚之健忘者。

（2）淮芡羊肉小米粥

原料　淮山药30g，芡实20g，瘦羊肉100g，小米适量。

制法　将淮山药、芡实捣碎，羊肉剁烂，小米洗净，同放锅里。加适量清水煲粥，粥熟调味食。

功效　益精气，强智力。适宜于气血亏虚之健忘者。

（3）田七党参黄芪炖鸡汤

原料　党参（或西洋参）10g，黄芪30g，三七10g，酸枣仁20g，鸡1只。

制法　鸡去毛洗净，剔去内脏，切成小块，与党参、黄芪、三七、酸枣仁同入锅，加适量清水，小火慢炖1～2小时后，加入盐、味精调味。吃肉喝汤，分顿食用，可常服食。

功效　益气健脑。适宜于气虚之健忘。

（4）柿饼红枣桂圆蜜饯

原料　柿饼100g，红枣30g，桂圆肉15g，党参25g，黄芪25g，山药30g，莲子25g，陈皮10g，蜂蜜、红糖适量。

制法　柿饼切成四块，莲子去心，党参、黄芪捣碎，山药去皮、切片。将上述原料一同装入瓷罐中，加入适量红糖、蜂蜜和少量水，上锅用文火隔水蒸2～3小时。如有汤汁，再用文火煎熬，浓缩至蜜饯状，凉后即可食用。每日食2～3次，可常服食。

功效　益气健脑。适宜于气虚之健忘者。

（5）龙眼莲子粥

原料　龙眼肉30g，莲子25g，粳米50g，白糖适量。

制法　将粳米、莲子洗净后放入砂锅内，加入适量水煮至粥熟，放入洗净的龙眼肉，煮数沸，食时加白糖调味。

功效　益心脾，安心神。此粥对改善和增强记忆力有一定的食疗作用。适用于心脾两虚的心悸，失眠健忘，夜寐不安，多汗等。

2. 心肾不交

（1）芪党玉竹炖黄雀

原料　黄芪、党参、玉竹各15g，黄口小雀3只。

制法　先将黄雀宰杀去毛及内脏洗净，把三味药材及黄雀一起放入大碗里加适量汤或沸水，炖到烂熟，调味后，饮汤吃肉。

功效　补脑强心，固肾益气。适宜于肾气亏虚之健忘者。

（2）核桃枸杞山楂汤

原料 核桃仁 50g，枸杞子 30g，山楂 30g，菊花 12g，白糖适量。

制法 核桃仁洗净，磨成浆汁，倒入瓷盆中，加清水稀释，调匀，待用；山楂、菊花洗净，水煎两次，去渣。将山楂、菊花汁同核桃仁浆汁一同入锅内，加白糖搅匀，置火上烧至微沸即成。代茶常饮，连续 3～4 周。

功效 补益肝肾，健脑益智。适宜于肝肾不足之健忘者。

（3）核桃红枣羊骨汤

原料 核桃肉 1000g，红枣 10 枚（去核），羊脊骨（或胫骨）250g。

制法 先将羊骨锤裂，洗净，同核桃、红枣一起放锅里加适量清水煎浓汤，去骨后调味，饮汤吃红枣、核桃，可分次吃完。

功效 补益肝肾，强壮筋骨，健脑益智。适宜于肝肾不足之健忘者。

3. 髓海空虚

（1）天麻山楂荷叶排骨汤

原料 天麻 15g，山楂 15g，荷叶半张，排骨 500g。

制法 山楂洗净，切丝；天麻洗净后切成薄片；荷叶洗净后撕碎；排骨斩成小块。以上四味共入砂锅内，小火炖 1～2 小时。待炖至肉烂脱骨时，加入适量盐、味精，调味后即可佐餐食用。每日 1 次，可常服食。

功效 强壮筋骨，健脑益智。适宜于肾虚脑海不充之健忘者。

（2）山药枸杞炖猪脑

原料 淮山药 20g，枸杞子 12g，猪脑 2 具。

制法 将猪脑剔去血筋、洗净，加药材 2 味同放入大碗里，加适量汤或沸水，盖严隔水炖熟，调味后，饮汤吃肉。

功效 补肾健脾健脑。适宜于脾肾亏虚之健忘者。

（3）金针茯神牛心汤

原料 牛心 150g，金针菜 20g，茯神 30g。

制法 牛心洗去血污，切片；金针菜用水洗净，同茯神放锅里，煲汤，调味后饮汤吃肉。

功效 益心健脑。适宜于各种健忘者。

（二）情志调摄

不良的心理活动可以导致健忘，反之，健康的心理活动对健忘的恢复是有明显好处的。平日要尽量减少精神刺激，避免忧郁、恼怒，适当的参加有益于身体健康的文化、体育活动、如养花、钓鱼、听音乐、跳舞等，悦情怡志，使身心得到放松、恢复。

喜为心志，喜是正常的心理现象，平时要努力保持积极向上的精神状态，因为愉悦的心情有利于神经系统与各器官、系统协调统一，使机体的生理代谢处于最佳状态，从而反馈性增强大脑细胞的活力，对提高记忆颇有裨益。但喜悦过度耗伤心气，令人心涣散、神不守舍，出现神思恍惚、健忘等症。

此外证属心脾两虚者宜保持稳定乐观的心态，不可过度劳神；证属心肾不交者应加强自我修养，培养自身耐性；证属痰蒙神窍者宜稳定情绪，尽量避免烦恼，多参加社会活动，培养广泛兴趣爱好；证属痰瘀阻络者宜乐观开朗，多与他人相处，不苛求自己也不苛求他人，遇事宜沉稳。

（三）起居调摄

1. 加强用脑锻炼，掌握好的学习方法

"用进废退"是生物界发展的一条普遍规律，大脑亦是如此。要透彻理解学习内容，不要一知半解或囫囵吞枣；尽量排除各种外来干扰、学习、做事时注意力集中；经常回忆与复习学过的知识。主动多用脑，使脑细胞处于活跃状态，从而减缓脑部的衰老，防止健忘症的发生。

2. 保证睡眠

应该建立良好的生活习惯，做到保持充足的睡眠、不熬夜，按时起居，劳逸结合。睡眠时脑部血液供应相对增多，可为脑细胞提供足够的能量。工作时脑神经细胞处于兴奋状态，能量消耗大，久之会疲劳。

3. 调整好生物钟，养成良好的生活习惯

工作、学习、活动、娱乐以及饮食要有一定的规律，以免造成人体生物钟的紊乱、失调，对健康造成危害。

4. 加强身体锻炼，增加社交活动

体育运动能调节和改善大脑的兴奋与抑制过程，能促进脑细胞代谢，使大脑功能得以充分发挥，使整个机体保持比较旺盛的生机和活力。多与外界联络，参加社交、文体活动，保证适度的运动，调节和改善脑细胞代谢，使大脑功能得以充分发挥，从而延缓大脑老化。集体活动、社交活动可以交通信息，交换思想，交流感情，会使人处于和平、轻松、友善的气氛中，有利于消除紧张情绪，增强大脑活力，开发人的智慧。

5. 娱乐保健

培养多种爱好，如读书看报，或者练习书法、乐器。读书以明理、书画以寓意、垂钓以养性、游览以怡神等，以陶冶性情。避免过度的七情刺激，保持精神愉快，减轻工作、生活所造成的压力，避免气机郁滞。舒畅的心情有利于神经系统与各器官、系统的协调统一，从而增强脑细胞的活力，对提高记忆力非常有利。

此外证属心脾两虚者起居提倡劳逸结合，不宜过于劳作，以免损伤正气；平时不宜在阴暗、潮湿、寒冷的环境下长期工作和生活；应避免汗出受风；宜多在阳光充足的环境下进行户外活动，选择比较柔和的传统健身项目，避免剧烈运动。证属心肾不交者居住环境宜安静；注意防晒，保持皮肤湿润；节制房事，避免熬夜，勿吸烟；宜做中小强度的运动项目，控制出汗量，及时补充水分。证属痰蒙神窍者居住环境宜干燥，不宜潮湿；早睡早起，勿图安逸；坚持长期运动锻炼，强度应根据自身的状况循序渐进。不宜吸烟饮酒，保持二便通畅。

证属痰瘀阻络者居室宜保持干燥明亮、温暖舒适；避免长时间久坐，宜在阳光充足的时候多参加群体性体育运动项目；睡前尽量避免过度兴奋；宜多进行有助于促进气血运行的运动项目。

（吕　娜）

第十二章 目 干 涩

目干涩是指眼睛缺乏精血滋养而导致双目干燥、涩痛、视物模糊的一组临床常见症状，可伴有畏光、口干等表现，但并非指各类疾病引起的两目干涩，以女性多见。

本病《灵枢》早有记载，命之曰"夺精"；《诸病源候论·目涩候》说："液竭者目涩。"《证治准绳》则称"干涩昏花"，《审视瑶函》有"白涩症"的名称，此外尚有"目枯涩"等异名。其主要中医病机为气血津液不足。可分为虚实两证。可见于白涩症（相当于结膜干燥症），椒疮（沙眼）等病。

一、诊断要点

（1）以双目干涩为主要表现，可有双目疼痛、视物模糊、畏光、瘙痒等，并持续2周以上。

（2）引起明显的苦恼，或精神活动效率下降。

（3）应排除引起双目干涩的某些疾病，如沙眼、结膜炎、干燥综合征、糖尿病、高血压病、肾上腺皮质功能减退症等。

二、审析病因病机

《审视瑶函》谓："……乃气分隐伏之火，脾肺络湿热。"《证治准绳》言："乃火郁蒸于膏泽，故睛不清，而珠不莹润，汁将内竭。"现将目干涩的病因病机归纳如下：①风沙尘埃侵袭日久或久留于干燥环境等，化燥伤津，加之素有肺阴不足，或悲哀哭泣，久而耗液，燥应于肺，五行属金，金盛克木，目为肝窍，燥邪易乘。②平素情志不舒，郁火内生，津伤血壅，目失濡养。③久病或年老体衰，或过用目力，久视伤血，劳瞻竭视，或嗜酒恣欲，阴精亏损或忧思伤脾，生化之源不足。导致气虚津亏，精血不足，目失滋养。④风热眼或天行赤眼治疗不彻底，余热未清，隐伏肺脾之络所致。

三、明确辨证要点

1. 辨脏腑

本症病位在目，但涉及多个脏腑。目干涩不爽，不耐久视，涉及脏腑在肺；目珠干涩，灼热刺痛，涉及脏腑主要在肝；自觉干涩隐痛，胞睑重坠感，白睛隐隐红赤，涉及脏腑在脾胃；目燥乏泽，多涉及肝肾。

2. 辨虚实

虚者：阴亏而虚火上扰，故白睛隐隐淡红；"久视伤血"，阴亏血少，故不耐久视；气阴两虚多目燥乏泽；肺阴不足，津液失养则目干涩不爽，泪少，不耐久视。

实者：外感风热毒邪感染导致两目干涩灼热，沙涩作痒；平素情志不舒，郁火内生，津伤血壅，目失濡养，则有两珠干涩，灼热刺痛；湿邪阻遏，清气不升，热郁于胞睑则会出现自觉干涩隐痛，胞睑重坠感，白睛隐隐红赤等表现；风热眼或天行赤眼治疗不彻底，余热未清，隐伏肺脾之络可有微感畏光流泪，有少许眼眵，干涩不爽。

四、确立治疗方略

要据其虚实，确定治疗或以补益为主，或清泻为主，又要根据五脏的不足或有余，来选用不同的治则。

1. 实者泻之

风热犯目、火热上扰者，宜清热解毒、疏风泄热；邪热留恋当清热利肺；肝经郁热，治宜清肝解郁；脾胃湿热者，治疗应清利湿热，宣畅气机；气滞血瘀治疗宜活血化瘀行气。

2. 虚者补之

阴血亏虚、津液耗损者，治当养血滋阴、生津润燥。肺阴不足，津亏液少，治疗应以滋阴润肺为主；气阴两虚，治则益气养阴，滋补肝肾。

五、辨证调治

1. 肺阴不足

（1）抓主症：目干涩不爽，泪少，不耐久视，久视则疲劳，甚则视物不清。

（2）察次症：白睛如常或稍有赤脉，黑睛可有细点星翳，反复难愈，全身可有干咳少痰，可伴有咽干鼻燥，便秘，偶有烦热。

（3）审舌脉：苔薄少津，脉细无力。

（4）择治法：滋阴润肺。

（5）选方用药思路：肺阴不足，津亏液少，故眼干涩少泪；阴不足，目失濡润，故不能久视；虚热内生，肺金凌木，故黑睛生翳；肺为热蒸，气机不利，肺气上逆故干咳；肺阴不足，则咽干；肠失濡润，则便秘；烦躁，舌红少津，脉细为阴虚内热之象。应用养阴清肺汤加减。方中生地黄、玄参、麦门冬、白芍、贝母养阴清肺润燥；牡丹皮清虚热；薄荷宣肺利咽；甘草调和诸药。

（6）据兼症加减化裁：可加太子参、五味子益气养阴；黑睛有细点星翳者，可加蝉蜕、菊花、密蒙花以明目退翳；视物易疲劳可加女贞子、枸杞子补血；涩滞不爽加菊花、薄荷疏风；若腰膝酸痛、无心烦热、头晕目眩，为肝肾阴虚者，用杞菊地黄丸合四物汤加减，补益肝肾为主；亦可用四物五子丸加减，药用菟丝子、枸杞子、覆盆子、车前子、当归、白芍、川芎、熟地、地肤子，以养血补阴。

2. 肝经郁热

（1）抓主症：目珠干涩，灼热刺痛，或白睛微红，或黑睛星翳，或不耐久视。

（2）察次症：口苦咽干，烦躁易怒，或失眠多梦，大便干或小便黄。

（3）审舌脉：舌红，苔薄黄或黄腻，脉弦滑数。

（4）择治法：清肝解郁，养血明目。

（5）选方用药思路：肝郁化火，津伤血壅，故目涩干涩，灼热刺痛；气郁化火，扰动心神，故烦躁易怒；其他全身症状及舌脉均为肝经郁热之候。方用丹栀逍遥散加减。方中柴胡疏肝解郁；当归、白芍养血柔肝；白术、甘草、茯苓健脾养心；薄荷助柴胡以散肝郁；煨生姜温胃和中；丹皮清血中之伏火；炒山栀善清肝热，并导热下行。

（6）据兼症加减化裁：方中可加百合、生地黄以增养阴生津之力；黑睛星翳者，加密蒙花、菊花、珍珠母以明目退翳；或可选鬼针草以清热解毒，助清肝之力。

3. 气阴两虚

（1）抓主症：目内干涩不爽，目燥乏泽，双目频眨，羞明畏光，白睛隐隐淡红，不耐久视，久视后则诸症加重。

（2）察次症：甚者视物昏朦，黑睛可有细点星翳，甚者呈丝状，迁延难愈；口干少津，神疲乏力，头晕耳鸣，腰膝酸软，夜寐多梦。

（3）审舌脉：舌淡红，苔薄，脉细或沉细。

（4）择治法：益气养阴，滋补肝肾。

（5）选方用药思路：气阴两虚，目失所养，故见目内干涩不爽，目燥乏泽，甚者视物昏朦；阴亏而虚火上扰，故白睛隐隐淡红；"久视伤血"，阴亏血少，故不耐久视，久视故诸症加重；阴血亏耗，故口干少津。腰为肾之府，肾虚则腰膝酸软；肾虚髓海不足故头晕耳鸣；虚火内扰，夜寐多梦。方用生脉散合杞菊地黄丸加减。方中熟地滋肾阴，益精髓，山茱萸滋肾益肝，山药滋肾补脾，共成三阴共补之功；茯苓配山药而渗脾湿，泽泻配熟地而泻肾降浊，牡丹皮配当归，白芍养血和营，使目得血荣，疗效更佳。

（6）据兼症加减化裁：若虚火上扰，白睛红赤明显者，宜滋阴降火，可改用知柏地黄丸；白睛隐隐淡红者可加地骨皮、白薇等以清热退赤。

4. 邪热留恋

（1）抓主症：常因暴风客热或天行赤眼之后期，微感畏光流泪，有少许眼眵，干涩不爽。

（2）察次症：白睛少许赤丝细脉而迟迟不退，睑内亦轻度红赤。

（3）审舌脉：舌质红，苔薄黄，脉数。

（4）择治法：清热利肺。

（5）选方用药思路：因热邪伤阴，余邪未尽，隐伏于肺脾两经，肺气不利，更致其壅滞不畅而津少失润，故以风热眼或天行赤眼之后期出现上述眼症为特点，舌脉为邪热留恋之候。应用桑白皮汤加减。方中桑白皮、黄芩、菊花、旋覆花、桔梗、地骨皮清肺热，利肺气；玄参、麦冬滋肺阴，清伏火；泽泻、茯苓利湿明目；甘草调和诸药。

（6）据兼症加减：若阴伤而无湿者，可去泽泻、茯苓，加金银花、赤芍，以增清热解毒、凉血散瘀之力；睑内红赤甚者加黄芩、栀子清热，血络显露者加丹皮、紫草凉血；若热熏而沙涩痒痛，眵泪多黏，口干喜饮，尿黄便干，脉数。

5. 风热犯目

（1）抓主症：两目干涩灼热，睑内红赤，颗粒隐隐。

（2）察次症：沙涩作痒，羞明流泪。

（3）审舌脉：舌红苔薄黄，脉浮数。

（4）择治法：疏风清热。

（5）选方用药思路：风热毒邪感染。眼目热甚故睑内红赤，风甚则沙涩痒作。方用银翘散加减。方中荆芥、薄荷、牛蒡子疏风祛邪；金银花、连翘野菊花清热解毒；当归、赤芍和血通络。

（6）据兼症加减化裁：睑内红赤甚者加黄芩、栀子清热；血络显露者加丹皮、紫草凉血；若热熏而沙涩痒痛，眵泪多黏，口干喜饮，尿黄便干，脉数舌红，用通脾泻胃汤加减，药用石膏、知母、大黄、黄芩、山栀子、防风、连翘、通草，以清热泻火为治。

6. 脾胃湿热

（1）抓主症：自觉干涩隐痛，胞睑重坠感，白睛隐隐红赤，睑内可有粟粒样小疱，眦帷有白色泡沫样眼眵，病程缠绵。

（2）察次症：可兼有口黏口苦，口干不欲饮，腹胀乏力，便溏臭秽溲赤而短。

（3）审舌脉：舌红苔黄腻，脉濡数。

（4）择治法：清利湿热，宣畅气机。

（5）选方用药思路：湿邪阻遏，清气不升，目失濡养，故干涩隐痛；湿热郁于胞睑，胞睑重坠，甚则睑内生粟疮。湿热上蒸，故白睛隐隐红赤或生眵。湿热留连故病程缠绵。口苦口黏，便溏溲赤，舌苔黄，皆为湿热内阻、浊气不降所致。应用三仁汤加减。方中杏仁苦辛，宣利肺气，肺主一身之气，气化则湿化；白豆蔻仁芳香化湿，行气宽中，薏苡仁甘淡，渗利湿热；诸药相合，三仁相伍，共奏宣上畅中渗下，利湿清热之功。

（6）据兼症化裁：加入滑石、通草、竹叶利湿清热，半夏、厚朴等行气散满除湿。

7. 气滞血瘀

（1）抓主症：双目干涩，羞明少泪。

（2）察次症：常伴头痛，面色暗，经前腹痛，月经量少色暗，有血块。

（3）审舌脉：舌紫暗有瘀点或瘀斑，脉涩。

（4）择治法：活血化瘀行气。

（5）选方用药思路：肝郁气滞，气滞则血壅，故双目干涩；瘀血内阻，不通则痛，故可出现头痛、面色晦暗。舌紫暗有瘀点或瘀斑，脉涩是气滞血瘀之候。应用桃红四物汤加减。方中以破血之品桃仁、红花为主，力主活血化瘀；以甘温之熟地、当归滋阴补肝、养血调经；芍药养血和营，以增补血之力；川芎活血行气、调畅气血，以助活血之功。全方配伍得当，使瘀血祛、新血生、气机畅。

（6）据兼症化裁：舌红者加山栀子、防风、连翘、通草，以清热泻火为治。

六、中医特色技术

1. 针刺调治

（1）毫针法

取穴　睛明、攒竹、阳白、四白，风热上扰配风池、太阳，阴血亏虚配肝俞、光明。

方法　毫针常规刺法，眼区穴针刺得气不留针，其他穴留针30分钟。

疗程　每日或隔日针1次，7～10次为1个疗程。

（2）耳针法

取穴　眼、肝、风热加肺、风溪，阴血亏虚加肾、内分泌。

方法　风热上扰用毫针刺法，留针 30 分钟。阴血亏虚用王不留行子敷贴，每日按压 3 次。

疗程　毫针日 1 次，7～10 次 1 个疗程。压丸法 2～3 日 1 次，5～7 次为 1 个疗程。

2. 艾灸调治

取穴　光明、足三里、养老穴。

方法　在双侧上述穴位上悬灸，至局部潮红，每穴位 2～3 分钟。

疗程　日一次，7～10 日为一疗程。

3. 外治调治

（1）目涩症

处方　秦皮、黄连、细辛、黄柏、青盐各 10～30g。

用法　水煎去渣，温热后洗眼，每日 2～3 次。

（2）沙眼

处方　桑叶、玄明粉各 15g。

用法　水煎去渣，熏洗双目日 2 次。

4. 导引调治

（1）疏肝养目法：每晚睡前，于床前站立，全身放松，自然呼吸，两目微闭，两腿呈站桩式，双手环抱于小腹前，意守双手与小腹之间，待有气感后，用手将气纳入丹田，双手轻轻揉按小腹 9 次，使丹田有明显气感，两手随两膝缓缓下蹲而下垂，沿大腿内侧下滑，意念随手导气下行，至两膝内侧（曲泉穴）时，停止下蹲，两手自膝内侧上抬时两臂分开，从侧前方抬起，同时以鼻吸气，两手抬至较肩略高后下降，同时用口呼气。如此上举下落 9 次后，两手捧气上行用掌按于两侧胁下，吸气时将丹田之气上提于两肩，呼气时，将气经上肢，至掌后发放与肝区，如此呼吸 9 次，再用手掌在该处揉摩 9 次。上述动作反复 3～5 次。收功时两手掌沿皮抚至小腹，静养片刻。

（2）明目"嘘"字功：两脚平站与肩等宽，头正项直，百会朝天，内视小腹，意守丹田，轻闭口唇，舌舔上腭，沉肩垂肘，两手下垂，两腋虚空，肘部微屈，全身轻松，平稳呼吸，松静适当，气血调顺。3 分钟后，两手重叠于小腹之上，左手在上，右手在下（女子相反），内外劳宫穴相对，以下手的鱼际穴压在脐下边沿上，开始呼气并念"嘘"字。两眼随吐气念字慢慢用力瞪圆，呼气时提肛收小腹缩肾，体重后移，足大趾轻轻点地，呼气尽，则放松恢复自然吸气，吸气尽可用一短的自然呼吸稍事休息，再续第二个"嘘"字，如此动作吐字六次，作一调息，即两臂从侧前方徐徐抬起，手心向下，待腕与肩平时，以肘为轴转腕使手心翻向上，同时旋臂屈肘，使指尖向上再向内划弧，两手向内转动时，手指尖高度不超过眉毛，然后似按球状徐徐在胸前下落至小腹前着腕下沉，松腕恢复预备式。呼吸时意念领肝经之脉气由足大趾外侧之大敦穴，沿足背上行过太冲、中都、穿膝关节沿大腿内侧至小腹与胃经并行，入肝络胆，循胸胁，沿喉咙之后，经上腭骨的上窍贯注两目，练功时两目稍有胀感。

5. 推拿调治

（1）将双手摩擦生热，盖住眼睛，勿压迫双眼，深缓呼吸，有助于消除眼疲劳。

（2）眨眼 300 下，有助于清洁眼睛，同时达到按摩效果。

（3）抹眼睑：微闭双眼，用两中指指腹分别横置于两眼上眼睑，无名指分别横置于下眼睑，由内向外轻抹至眼角处 20 次，再由内向外轻揉眼睑 20 次。

（4）按压攒竹穴，承泣、四白穴：用大拇指、示指按压，一边按，一边揉，按压面不要太大，按压30次。如果有压痛感，说明眼睛神经紧张。

（5）揉太阳：以中指指腹从眉梢起，向两侧太阳穴滑动手指，一边按，一边揉，从1默数到10，放松休息，然后用拇指分别按压于太阳穴上，顺时针揉按30次，再逆时针揉按30次。

（6）推颈项：以两手四指并拢，中指置于脑后风池穴上，按揉2秒，局部产生酸胀感后，四指指腹由上而下，分别沿脊柱两侧推至肩部，为1次，共30次。

疗程：每晚1次。10～15次为一疗程。

七、调摄养护

1. 食疗药膳

（1）枸杞菊花茶

原料　枸杞15g，菊花10g。

制法　将枸杞、菊花用开水冲泡，代茶饮用。

功效　养阴生津、补益肝肾。适宜于肝肾阴亏，眼睛失养者。

（2）参枣汤

原料　茶叶3g，党参20g，红枣15枚。

制法　将茶叶、党参、红枣用水煎服。

功效　补脾和胃，益气生津。适宜于疲劳时眼干者。

（3）黑豆核桃饮

原料　黑豆500g，核桃仁500g，牛奶、蜂蜜适量。

制法　将黑豆炒熟，待冷后，磨成粉。核桃仁炒微焦去皮，待冷后捣成泥。取以上两种食品各1匙，冲入煮沸的牛奶1杯，加入蜂蜜1匙，早餐后服食。

功效　增强眼内肌力，加强调节功能，改善眼疲劳的症状。

（4）红薯叶炒羊肝

原料　鲜嫩红薯叶100g，羊肝90g。

制法　鲜嫩红薯叶、羊肝，嫩炒当菜食。

功效　养血补肝，明目。适宜于目干涩、视物昏花者。

（5）牡蛎蘑菇紫菜汤

原料　牡蛎肉250g，蘑菇200g，紫菜30g，香油、盐、生姜、味精适量。

制法　将蘑菇、生姜一起放入沸水中煮20分钟，再将牡蛎肉、紫菜加入其中，略煮至肉熟，调入香油、盐、味精搅匀即可盛出食用。

功效　滋阴明目。

（6）鸡肝汤

原料　鸡肝2副，谷精草15g，夜明砂10g。

制法　先将鸡肝洗净，同谷精草、夜明砂一起放入盆中，加少量清水，隔水蒸熟，饮汁。

功效　养阴生津，补益肝肾。适宜于肝肾阴亏，眼睛失养者。

（7）百合红枣粥

原料　百合10g，山药15g，薏苡仁20g，红枣（去核）10个。

制法　上述材料洗净，共同煮粥食用。

功效　百合滋阴降火，山药滋肾润肺；薏苡仁利湿健脾、清热排脓；此粥不仅可治疗干眼症，而且明目效果也佳。

（8）润泽明眸茶

原料　黄芪25g，丹参15g，当归15g，川芎、麦冬各10g，合欢皮5g，柴胡5g，密蒙花5g，甘草10g。

制法　药材洗净后先加水盖过药材浸泡30分钟，之后再倒入2000ml的水，水滚后转文火煮20分钟即可。

功效　黄芪补气，丹参活血，当归补血，可改善气阴两虚证的眼部干涩。

（9）玉竹粥

原料　玉竹15～20g（鲜品30～60g），粳米60g，冰糖适量。

制法　先将新鲜玉竹去须切细，加水煎汤取汁，或用干玉竹煎取浓汁后去渣，入粳米，加适量水煮为稀粥，放入冰糖溶化后，早晚各服一次。

功效　滋阴清热。

2. 情志调摄

减轻环境和工作等因素所致的心理压力，注意劳逸相结合，避免情绪急躁。证属气阴两虚者宜保持稳定乐观的心态，不可过度劳神，加强自我修养，培养自身耐性；证属脾胃湿热者宜稳定情绪，尽量避免烦恼，可选择不同形式的兴趣爱好；证属气滞血瘀者宜乐观开朗，多与他人相处，不苛求自己也不苛求他人，遇事宜冷静。

3. 起居调摄

（1）按时作息，尽量避免熬夜。睡觉时尽量不要开灯，有睑闭不全者在眼部要盖上湿餐巾，以避免泪腺分泌的泪液水分蒸发。

（2）坚持规律的运动，保持健康体魄，预防感冒，避免鼻泪管堵塞。

（3）适时做眼部保健操，眼部湿敷、蒸汽浴，避免眼肌长时间处于一定的痉挛状态。

（4）久视伤血，日常生活中看书、用电脑、看电视等时间不宜过久，长时间使用电脑者应注意适时调节用眼，避免长时间观看电视。改善学习环境，将灯光调节到适宜光线亮度，避免光线太强或太弱，不宜过度近距离阅读和工作。

（5）电焊、气焊操作人员应注意戴好防护眼镜，一般人员尽量避免直视电焊、气焊弧光。

（6）运动健身，因人、因时循序渐进，以放松项目为主，如瑜伽、气功、太极拳等，娱乐保健，如欣赏音乐、做健美操等。

此外证属气滞血瘀者居室宜保持安静，宜宽敞、明亮温暖舒适；避免长时间久坐，宜在阳光充足的时候动多参加群体性体育运动项目和社交，宜多进行有助于促进气血运行的运动项目。证属气阴两虚者起居提倡劳逸结合，不宜过于劳作，以免损伤正气；居室环境应采用明亮的暖色调；平时注意防晒，应避免汗出受风，保持皮肤湿润；宜选择比较柔和的传统健身项目，避免剧烈运动，控制出汗量，及时补充水分。节制房事，避免熬夜，勿吸烟。证属脾胃湿热者居室宜干燥、通风良好；不宜吸烟饮酒，保持二便通畅，防止湿热积聚；宜做中长跑、游泳、各种球类、武术等强度较大的锻炼。

（吕　娜）

第十三章 头 痛

　　头痛是指头部出现一种以疼痛为主要表现的令人不快的感觉和情绪上的感受，如头部疼痛、沉重、受压或闷胀感、空虚感等，可伴有恶心、呕吐、畏光、目胀及头晕、心烦、忧郁焦虑、乏力、记忆力下降、睡眠障碍等其他精神和躯体症状。常因劳累、焦虑、用脑过度或月经前期或经期发作，有反复发作、病程迁延不愈等特点。

　　头痛是亚健康状态最常见的自觉症状之一，可单独出现，亦可见于多种急慢性疾患，如感冒、糖尿病、高血压等常伴有头痛；精神紧张、睡眠不足、烟酒过度等也会导致头痛。因此，亚健康状态出现本症，应排除可导致头痛的各种疾病，如颅内肿瘤、高血压、各种脑炎、颅内高压综合征、脑血管病、鼻窦炎、颈椎骨质增生等。

　　《素问·风论》："首风之状，头面多汗，恶风，当先风一日则病甚，头痛不以出内。"后世多将"头风"、"脑风"视为头痛之一种，《奇效良方·头痛》："凡邪令人头痛者，其邪一也，但有新久去留之分耳。……深而远者为头风，其痛作止不常，愈后遇触复发也。"中医学认为头为清窍、元神之府，风、寒、热、湿、痰、瘀、毒诸邪上扰，清浊相干，气血不通，不通则痛。头痛的发病可因外感风寒湿邪，侵袭经络上犯巅顶，清阳之气受阻，气血不畅，阻遏脉络而发；内伤多与肝、脾、肾三脏有关，因气虚、血虚、肾虚所致者为虚，因肝阳、痰浊、瘀血所致者为实。

一、诊断要点

　　（1）以头痛为主要症状，可为头闷、颈部僵硬不适感、压痛或紧缩感，可伴有耳胀、眼部憋胀、恶心、呕吐、畏光、倦怠乏力等表现。症状时轻时重，寒冷、劳累、情绪激动可加重，休息后可缓解，发作每年 120～180 天以上，且每次疼痛持续 30 分钟以上。

　　（2）症状呈反复发作性或持续性，严重影响头痛者的生活质量，并使工作和学习效率明显下降。

　　（3）应排除引起头痛的各种疾病，如严重感染，转移性肿瘤，严重的心、肝、肾等脏器疾病，脑血管意外，眼及鼻、耳科方面的疾病，颅内占位性病变，颅底重要发育畸形等及脑外伤、精神病等疾患。

二、审析病因病机

　　头痛之因有外感与内伤两端。外感者，其病机为邪壅经脉，气血不畅，经脉绌急。内伤者，病位虽在脑（清窍），但与肝、脾、肾关系密切。

1. 外感

外感六淫起居不慎，风寒湿热之邪外袭，引起头部经脉绌急而发生头痛。中医学认为"巅高之上，惟风可到"，故头痛以风邪所致者最多见。又风为"六淫之首"、"百病之长"。

若夹寒者，寒为阴邪易伤阳气，清阳受阻，寒凝血涩，经脉不畅，绌急而头痛；若夹热者，热为阳邪，风热上犯清空，壅滞不畅而头痛；若夹湿者，湿为阴邪，风湿蒙蔽清窍而头痛。

2. 内伤

（1）内伤不足 "脑为髓之海"，有赖五脏之精血，六腑之清气濡养，故内伤头痛与肝、脾、肾三脏关系最为密切。若因于年老，劳欲过度，致肾阴亏虚，水不涵木，肝阳偏亢，上扰清窍之头痛；或情志失调，肝失疏泄，气郁化火，上扰清窍而头痛；或饮食不节，劳逸失度，脾失健运，痰浊内生，痰浊中阻，清阳不升，浊阴不降，蒙蔽清窍而头痛；或生化之源不足，气血亏虚，脑脉失养而致头痛；或年迈体衰，劳欲过度伤肾，肾虚不能生髓，髓海空虚，脑失濡养而头痛。

（2）久病入络，跌扑脑损伤，气血瘀滞，脑脉不通亦可致头痛。

三、明确辨证要点

1. 辨外感内伤

外感头痛起病较急，头痛较剧，多表现为掣痛、灼痛、胀痛、重痛，痛无休止，常伴有外邪束表或犯肺的症状。内伤头痛起病较慢，疼痛较轻，表现为隐痛、空痛、昏痛，痛势悠悠，时作时止，遇劳加重；若因肝阳、痰浊、瘀血所致者，则分别表现为头部昏胀、沉重、锥刺状，又各有其证可见。

2. 分经辨证

头为诸阳之会，三阳经脉皆循行头面，厥阴经脉亦上达巅顶，由于受邪的脏腑经络不同，头痛的部位亦有所不同。如太阳头痛，多在头脑后部，下连项背；阳明头痛多在前额，连及眉棱；少阳头痛多在头之两侧，并及于耳部；厥阴头痛则见于巅顶，可连及目系。

3. 辨疼痛性质

因于风寒者，头痛剧烈而连项背；因于风热者，头胀痛如裂；因于风湿者，头痛如裹；因于痰湿者，头重坠或胀；因于肝火者，头痛呈跳痛；因于肝阳者，头痛而胀；因于瘀血者，头痛剧烈而部位固定；因于虚者，头隐痛绵绵，或空痛。

四、确立治疗方略

头痛病位在头，但与气、血、经络、肝、脾、肾诸脏关系密切。据其虚实，治疗或扶正为主，或祛邪为主，又要区分气血阴阳及五脏的不足或有余，选用不同的治则。

实证，应分别治疗外感当以散风祛邪止痛、内伤应平肝息风、清肝泻火、化痰泄浊、祛瘀通络；

虚证常为气、血、肝、脾、肾不足，予以益气、养血、补肾；

不少顽固性头痛常呈本虚标实、久病入络证候，当采用补泻兼施之法，同时应适当投以搜风解痉、通络定痛之虫类药物；

同时应根据其发作部位，取用引经之品提高疗效，一般太阳头痛选用羌活、蔓荆子、葛根；阳明头痛选用葛根、白芷；少阳头痛选用柴胡、川芎；厥阴头痛选用藁本、吴茱萸；太阴头痛选苍术；少阴头痛选细辛。

五、辨证调治

（一）外感头痛

1. 风寒外袭

（1）抓主症：头痛时作，痛连项背，或有紧束感，遇风寒尤剧。

（2）察次症：恶风畏寒，骨节疼痛，口不渴。

（3）审舌脉：舌苔薄白，脉浮紧。

（4）择治疗：疏风散寒止痛。

（5）选方用药思路：风寒外袭，风邪上犯，寒主收引，气血凝滞，络脉不通，不通则痛。应用川芎茶调散加减。方中川芎祛风活血，上行头目，是头痛常用药；羌活、防风、荆芥、白芷、蔓荆子祛风散寒而止痛；甘草缓急调中。

（6）据兼症化裁：痛及项背加葛根；牵及前额、眉棱骨，重用白芷；位于两巅，重用川芎，加柴胡、白芍；痛在头顶，连于目系，加吴茱萸，皆为引经药；夹湿者，头部沉重而苔腻，加苍术化湿；头部冷，或因寒而作，加细辛散寒。

2. 风热郁火

（1）抓主症：头痛而胀，遇热加重。

（2）察次症：发热恶风，心烦口渴，或伴齿痛，或伴咽痛，大便干结，小便黄。

（3）审舌脉：舌红苔薄，脉浮数。

（4）择治疗：疏风清热。

（5）选方用药思路：外有风热，内生郁火，上扰清空，正邪相争，气滞不通，不通则痛。应用桑菊饮加减。方中桑叶、菊花、薄荷疏风，连翘、山栀、苦丁泻火清热，川芎祛风止痛。

（6）据兼症化裁：咽痛加牛蒡子、黄芩利咽；目赤加龙胆草、夏枯草泻肝；齿痛加石膏、细辛清胃。

3. 风湿上蒙

（1）抓主症：头重如裹或有沉压感。

（2）察次症：四肢肌肉困重酸胀，胸闷纳呆，泛恶脘痞。

（3）审舌脉：舌苔白腻，脉濡。

（4）择治法：祛风除湿。

（5）选方用药思路：外感风湿，上蒙清窍，内困脾胃，湿性重浊故头重肢困。应用羌活胜湿汤合平胃散加减。方中羌活、独活、防风、藁本、蔓荆子、川芎祛风除湿、止头痛；苍术、厚朴、陈皮、甘草燥湿健脾调中焦。

（6）据兼症化裁：呕恶者加半夏、茯苓、生姜，降逆止呕；胸闷脘痞者，加杏仁、白蔻仁、藿香芳香化胸和胃；肢体酸胀沉重，加桑枝、片姜黄通络除痹。

（二）内伤头痛

1. 肝阳上亢

（1）抓主症：头部胀痛或掣痛，两侧为甚。

（2）察次症：头晕目眩，耳鸣，心烦口苦，或兼胸胁痛，因情绪因素诱发加重。

（3）审舌脉：舌质红，脉弦。

（4）择治法：平肝潜阳，息风止痛。

（5）选方用药思路：肝阳上亢，风阳上扰，清空痹阻，络脉不通。应天麻钩藤饮加减。方中天麻、钩藤、白蒺藜平肝息风，石决明、珍珠母镇逆潜阳，川芎、白芍和血活血，桑叶、菊花疏风清热，牛膝引药下行。

（6）据兼症化裁：心烦口苦，目赤便秘者，兼见心肝火旺者，加山栀、丹皮、龙胆草、夏枯草，清心泻肝；腰酸腿软，目眩耳鸣，兼肾阴虚者，加生地、枸杞子、山萸肉，滋肾养阴；伴高血压病者，加益母草、杜仲等；大便干结者，加决明子、生大黄通便泻热；若头痛剧烈，抽掣不定者，加地龙、僵蚕、全蝎息风通络。

2. 肝火上逆

（1）抓主症：头痛如劈，掣痛灼热。

（2）察次症：目赤口苦，心烦易怒，胸胁胀痛，面红咽干，大便干结，小便黄。

（3）审舌脉：舌红苔黄，脉弦数。

（4）择治法：清肝泻火。

（5）选方用药思路：肝经郁火循经上逆，扰于头脑，清空痹阻，络脉不通。应用龙胆泻肝汤加减。方中龙胆草、黄芩、山栀、夏枯草清泻肝火，赤芍、川芎和血活血，车前子利水泻热，柴胡疏肝理气为引经之品。

（6）据兼症化裁：大便干结加大黄、瓜蒌通便；小便黄加竹叶、木通清利；头痛灼热加连翘、丹皮降火；掣痛者加地龙、僵蚕息风；头痛瘥后，可用丹栀逍遥散加减，疏肝和血清热之品进行调治。

3. 痰浊中阻

（1）抓主症：形体肥胖，头痛昏重。

（2）察次症：喉中多痰，头晕目眩，胸脘痞闷，纳呆呕恶。

（3）审舌脉：舌苔白腻，脉滑。

（4）择治法：化痰降逆。

（5）选方用药思路：脾失健运，痰湿内生，清浊相干，上蒙清窍，络脉不通。应用半夏白术天麻汤加减。方中半夏、陈皮、苍术燥湿化痰，白术，茯苓、泽泻健脾渗湿，天麻息风化痰，白蒺藜、蔓荆子祛风止痛。

（6）据兼症化裁：若胸脘满闷，纳呆苔腻，加厚朴、枳壳降逆和中；口苦心烦，苔黄，痰已化热加黄芩、竹茹清热化痰；若脾气下陷，清阳不升，浊阴不降，既有食少纳呆、腹胀便溏、神疲乏力，又有头重昏痛、呕恶痰涎者，可用半夏白术天麻汤加减，升清降浊、益气健脾，用半夏、陈皮、苍术、麦芽、神曲、黄芪、人参、白术、茯苓、天麻、生姜等，是标本兼施之法。

4. 瘀血阻络

（1）抓主症：头痛剧烈，或刺痛，经久不愈，痛处固定不移。

（2）察次症：日轻夜重，头部有外伤史，或长期头痛史。

（3）审舌脉：舌暗紫瘀点（斑），脉弦涩。

（4）择治法：活血化瘀，通络止痛。

（5）选方用药思路：久病入络，外伤络损，瘀血痹阻，络脉不通则痛。通窍活血汤加减。方中川芎、当归、赤芍、桃仁、红花活血化瘀，葱、细辛温通血络，七厘散芳香通窍，活血止痛。

（6）据兼症化裁：夹痰浊者加白附子、制南星、白僵蚕化痰通络祛风；兼寒湿者，加羌活、独活、桂枝散寒祛湿；久痛且剧，反复发作者宜加全蝎、蜈蚣、地龙、僵蚕等息风通络、虫蚁搜剔之品，但要注意其腥味碍胃、性峻伤正的弊端，可用小量研末装入胶囊服用，或配合扶正、和胃之品；气虚血瘀而头痛者，用补阳还五汤，益气活血。

5. 气虚头痛

（1）抓主症：头痛昏晕，痛势绵绵，时发时止，遇劳加重。

（2）察次症：倦怠无力，纳呆口淡。

（3）审舌脉：舌淡，脉虚。

（4）择治法：健脾益气，升阳泄浊。

（5）选方用药思路：脾气不足，清阳不升，浊阴不降，清窍不利。应用顺气和中汤加减。方中黄芪、人参、白术、甘草健脾益气，旺盛生化之源；当归、白芍养血；陈皮理气和中；升麻、柴胡引清气上升；蔓荆子、川芎、细辛祛风止痛；合而有益气升清，祛风止痛之功。

（6）据兼症化裁：兼郁热者酌加黄柏、知母清热；兼痰湿者加苍术、半夏化痰湿。

6. 血虚头痛

（1）抓主症：头痛隐隐，缠绵不休。

（2）察次症：面色无华，心悸失眠，倦怠乏力。

（3）审舌脉：舌质淡，脉虚。

（4）择治法：和血养血。

（5）选方用药思路：血虚无以涵养脑髓，充养心神，络脉空虚而头痛隐隐。应用加味四物汤加减。方中当归、白芍、熟地养血，川芎、菊花、蔓荆子祛风止痛，黄芪益气生血，甘草和中。

（6）据兼症化裁：心悸失眠加枣仁、远志养血安神；面色无华、贫血者加阿胶、首乌养血补血；肝血虚，头痛肢麻者，用当归、川芎、熟地、山萸肉、黄芪、木瓜、枣仁、独活、五味子、山药等，为补益肝肾、调补气血之剂。

7. 肾虚头痛

（1）抓主症：头脑空痛，眩晕耳鸣。

（2）察次症：腰膝酸软，健忘记忆力减退，男子遗精阳痿，妇女月经不调。

（3）审舌脉：舌红或淡，脉沉细，两尺部尤甚。

（4）择治法：补肾益精，养脑填髓。

（5）选方用药思路：肾虚而髓海不充，精亏而不能养脑。方用大补元煎加减。方中熟地、山药、山萸肉、枸杞子、杜仲补肾，党参、当归益气养血，甘草调中。

（6）据兼症化裁：若四肢不温、形寒舌淡，阳虚者去山萸肉、枸杞子，加附子、肉桂温肾阳；若五心烦热，舌红少苔，阴虚者去杜仲、党参，加旱莲草、女贞子、白芍补肝肾。

六、中医特色技术

（一）推拿调治

1. 经络推拿调治

（1）通三阳：自前额部印堂处，沿攒竹、鱼腰、丝竹空、太阳、瞳子髎连线，施以推法，其间连通督脉、足太阳膀胱经、手少阳三焦经、足少阳胆经，温养脑络。亦可施以指揉法，力量宜轻不宜重，速度宜慢不宜快。①揉拿项部：在颈部做广泛且深透的拿法，自上而下，重点放松颈部两侧肌肉。②轻抹前额：两手拇指自印堂至神庭做抹法，其余四指置于两侧相对固定。在做抹法时，力量不宜太大，速度宜快。③分推前额：两手拇指桡侧缘，自前额中线向两侧分推至阳穴并做点揉，然后两手拇指滑向头维点揉，最后滑至角孙穴点揉，如此反复操作数次。④点揉枕后穴位：以食、中指分别点揉枕后风府、玉枕、天柱、风池等穴大约半分钟。远端配穴：应配1~2个远端穴位，如外关、合谷、涌泉，并给予强刺激，使得穴位局部产生较强的酸胀感。

（2）通督脉：两手拇指自前发际向后交替点按头部前后正中线即督脉，然后两手同时点按距督脉1、3、5、7、9厘米处的侧线。每条线点按3~5遍，两手交替进行，力量由轻至重，速度宜缓。

（3）敲胆经，点揉足少阳胆经五穴：以双手指腹于头部两侧胆经循行处轻轻叩击，以受术者能耐受为度。用拇指点揉法分别点揉颔厌、悬颅、悬厘、曲鬓、率谷五穴。点揉每一个穴位时，均应使局部产生酸胀感，时间大约半分钟，点揉的力量应由轻至重。

（4）梳头栉法：两手十指屈曲，从前至后做梳头动作。

2. 辨证推拿法

（1）风寒外袭：以双手拇指相交替地自鼻根部向上至发际做推法，60遍或2分钟；双手指分开置于前发际处，用指尖贴头皮向后及两侧推至后外侧发际处，如同梳头一般，共做10遍左右；以泻法点按印堂、阳白、头维、上星、太阳、神庭、百会、率谷、风池、头临泣、风府。

（2）肝阳上亢：双手拇指相并自前额正中发际之下，向两侧平推至太阳穴处，再向下移动一个拇指的位置做同样的平推，直至最后做眉弓处的平推手法，自上而下操作共10遍；用"推桥弓"法，并点按照海、太冲、行间等穴。

（3）气血两虚：双手指分开置于前发际处，用指尖贴头皮向后及两侧推至后外发际处，如同梳头一般，共做10遍左右；点中脘、气海、关元、足三里、血海、三阴交等穴位，并在上腹部做摩法。

（4）肾虚：双手指分开置于前发际处，用指尖贴头皮向后及两侧推至后外侧发际处，如同梳头一般，共做10遍左右；点关元、气海、足三里、三阴交等穴位，并在下腹部和足底做摩法。

（二）刮痧调治

1. 头痛刮痧法

取穴 胆经：双侧曲鬓、风池肩井；胃经：双侧头维；督脉：以百会为中心，分别向前至神庭，向左右至耳上区，向后至哑门；大肠经：双侧曲池、合谷；三焦经：外关；疼痛重者加头部阿是穴。

方法　头部穴位使用刮痧板的厚缘，用力较轻；四肢部穴用刮痧板的薄缘，用力可较重。

2. 辨证刮痧法

用泻法刮大椎、大杼、膏肓俞、神堂至出现紫红色瘀点（痧痕）。在此基础上，根据辨证分型不同，可作如下加减

（1）风寒外袭：加天柱、攒竹、丝竹空、头维、风府、风池、肩井、肺俞等穴，以拇指或示指、中指指压及按揉天柱、攒竹、风府、风池诸穴，以患者有胀、痛、酸麻感为度。以撮痧手法中之夹、抓法施术于太阳、丝竹空、头维穴等。操作范围局限，手力度由轻至中度，以出现痧痕为度。以肩井、肺俞穴为中心，施扯、夹、抓法，手法力量由轻至重。操作范围宜广泛一些，至现痧痕为止。

（2）风热郁火：加印堂、神庭、太阳、风池、合谷、曲池、外关等穴，用拇、食或中指指压曲池、外关、风池穴，手法力度由轻至重，以酸、麻、痛感为度。再由印堂至太阳穴用撮痧手法中之抓、夹法。操作范围局限，力度由轻至中度，以出现痧痕为止。以大椎穴为中心，沿督脉分布走行部位，以扯、抓、夹法撮痧。力度宜重，操作范围宜广泛，以寻其经脉所行路线，出现痧痕为度。

（3）肝阳上亢：肝阳上亢型：加肝俞、胆俞、风池、太阳、头维、章门、百会等穴，以指压及按揉风池、太阳、头维，力度适中，以夹、扯法撮痧，施于太阳穴至头维穴，再施于肝俞、胆俞、章门穴，力度由轻至重，操作范围局限，以出现痧痕为度。

（4）气血两虚：加脾俞、胃俞、中脘、气海、血海、足三里、百会等穴，用拇指、中指或示指指压按揉百会、脾俞、胃俞，揉中脘、气海，以培补中气养血。以拧、抓、扯法撮痧，施于脾俞、胃俞、中脘、气海，由浅至深，力度逐渐加重。可至局部皮肤有温热感或出现痧痕为度。

（5）肾虚：加肾俞、命门、攒竹、太阳、太溪、三阴交、气海、关元等穴，用拇指、中指，指压按揉攒竹、太阳、太溪、三阴交，力度由轻至重，以有酸、痛、胀、麻感为佳。用抓、扯、拧法撮痧，施于肾俞、命门、关元、气海穴，操作范围局限，可逐步重力度至痧痕出现。

（三）穴位敷贴调治

1. 冰黄散

原料　酒制大黄 100g，冰片 30g。

方法　两药共研细末，装瓶备用。头痛时用消毒药棉蘸药粉，塞入鼻内。也可以将药粉用水调成膏状，敷贴太阳穴。

2. 椒艾糊

原料　胡椒、艾叶各等份，鸡蛋清适量。

方法　上药共为细末，用鸡蛋清调为糊状，敷百会穴，每日换 1 次。

3. 吴萸散

原料　吴茱萸 20g。

方法　取吴茱萸研末备用，用时取适量吴茱萸粉用醋调为伏，敷于足心，外盖纱布，以胶布固定，每日换 1 次。

4. 寄生干姜散

原料 桑寄生 6g，干姜粉 2g。

方法 将桑寄生研末，入干姜粉，二药以酒炒热布包，用上药包敷患侧太阳穴，1 日 1 剂。

（四）头痛的拔罐调治

（1）先在背部涂凡士林，再拔大椎穴，吸住后用手扶罐向下推腰骶部，然后再转向背部两侧上下推动，至满背皮肤呈现红晕充血即起罐。

（2）取膈俞（双）、太阳、合谷等穴，用三棱针点刺后拔罐 10 分钟，以出血为度，每日 1 次。

（3）取肝俞（患侧）、太阳（患侧）、太冲（健侧）等穴，用三棱针点刺后拔罐 10～15 分钟，每日或隔日 1 次。

（4）头部督脉印堂至风府，足少阳经阳白至风池、颔厌至曲鬓、率谷至完骨，背部足太阳经大杼至白环俞，用梅花针叩刺头部和背络的皮部，再用抽气罐于背部两侧由上而下循环依次吸拔，留罐 30 分钟，每日 1 次。

（五）针刺调治

1. 毫针治疗

取穴 大椎、风池、颈夹脊 2～6、百会、外关、丘墟、照海、太阳；配穴取丝竹空、率谷、四白、合谷、足三里、涌泉等穴。

方法 患者多取坐位或仰卧位，一般针刺患处，得气后留针 30 分钟，每日 1 次，10 日为 1 个疗程。

辨证调治 ①气虚血瘀证取穴脾俞、胃俞、中脘、足三里；②气滞血瘀证取穴太冲、血海、膻中、内关；③阳虚血瘀证取穴百会、大椎、肾俞、关元；④阴虚血瘀证取穴肺俞、肾俞、太溪、三阴交；⑤头顶痛取穴百会、太冲；⑥全头痛取穴风池、完骨、百会、复溜；⑦兼气虚者，针刺脾俞、胃俞以健脾，中脘、足三里补益中气；⑧兼气滞者，针刺太冲、血海行气活血，膻中、内关理气、和胃、散滞；⑨兼阳虚者，针刺百会、大椎通一身之阳气，肾俞补肾阳，关元温补元气；⑩兼阴虚者，取肺俞、肾俞以补肺肾两脏之阴，太溪、三阴交滋水以济火。

2. 耳穴疗法

取穴 取疼痛相应部位及皮质下、交感、神门穴。

方法 用王不留行籽贴压以上穴位，胶布固定，每天按揉 50 下左右。

3. 梅花针疗法

方法 用梅花针重叩太阳、印堂及头痛处至微出血，再加火罐，弹刺后颈部、头部、颞部、内关及外关穴。

（六）艾灸调治

取穴 上星、百会、身柱、风府、通天、风池、胆俞穴。

方法 以上穴位，每次治疗时轮流选取 4～5 个，用艾卷每天温灸 1 次，每穴灸 5～10

分钟。

（1）风寒外袭用生姜敷灸：取鲜姜适量，捣如泥膏状，制成黄豆大姜团数枚，去姜汁，敷于太阳穴，上盖油纸固定即可，每日1次，每次1～2小时。

（2）风热郁火用薄荷叶敷灸：取鲜薄荷叶适量，捣烂如泥膏状，制成蚕豆大药团数枚，敷灸时用手指轻贴于太阳、阳白、印堂等穴位上，每日敷贴1次，每次4～6小时。

（3）肝阳上亢用蒜泥灸（敷灸）灸太冲或行间10分钟、灸外关10分钟。

（4）气血两虚：点燃艾条对准百会、气海、肝俞、脾俞、肾俞、合谷、足三里穴位，距离以患者感到温热舒适为度，一般距皮肤1.5～3厘米，灸3～15分钟，灸到皮肤出现红晕为度。每日或隔日1次。

（七）药浴调治

1. 风寒外袭

（1）芎茶调方

原料　川芎30g，白芷20g，羌活30g，防风30g，薄荷20g，细辛15g，绿茶5g。

制法　将以上7味药入锅加水适量，煎煮20分钟，去渣取汁，与300ml开水同入泡足桶中，先熏蒸，后泡洗双足，每晚1次，每次40分钟。

（2）川草乌细辛

原料　制川乌30g，制草乌20g，白僵蚕30g，细辛15g，白酒30ml。

制法　将前4味药入锅加水适量，煎煮30分钟，去渣取汁，与白酒及3000ml开水同入泡足桶中，先熏蒸，后泡洗双足，每晚1次，每次40分钟。

2. 风热郁火

（1）桑菊浴头方

原料　冬桑叶30g，黄菊花15g，山栀10g，独活、天麻各16g，薄荷30g。

制法　上药煎水，待温，取药液洗头，反复擦洗。每日早、晚各1次。

（2）桑菊浴足方

原料　桑叶150g，野菊花60g，川芎50g，蔓荆子40g。

制法　将上4味药入锅加水适量，煎煮15～20分钟，去渣取汁，与3000ml开水同入泡足桶中，先熏蒸，后泡洗双足，每晚1次，每次40分钟。

3. 肝阳上亢

（1）天麻川芎方

原料　天麻15g，川芎30g，山栀20g，冰片5g。

制法　将前3味药入锅加水适量，煎煮20分钟，去渣取汁，与3000ml开水同入泡足桶中，再加入碾碎的冰片粉，搅匀即成，先熏蒸，后泡洗双足，每晚1次，每次40分钟。

（2）吴萸刺蒺藜汤

原料　吴茱萸20g，刺蒺藜20g，夏枯草15g，茺蔚子10g。

制法　将上药放入锅中，加清水适量，浸泡5～10分钟后，煎煮20分钟取汁，放入浴盆中，待温时足浴，每日2次，每次10～30分钟，每日1剂。

4. 肾虚

枸杞叶菊花方

原料　枸杞叶200g，菊花30g，天麻20g，钩藤20g。

制法 将上药入锅加水适量，煎煮 20 分钟，去渣取汁，与 3000ml 开水同入泡足桶中，先熏蒸，后泡洗双足，每晚 1 次，每次 40 分钟。

（八）药枕调治

1. 风寒外袭
吴茱萸枕

原料 吴茱萸叶 2000g。

制法 将吴茱萸叶用布包起来或棉布包好后做成药枕芯，睡觉时枕之。

2. 风热郁火
蒲公英枕

原料 蒲公英 120g。

制法 烘干，搓碎，装入枕芯之中，制成药枕，睡觉时枕。

3. 肝阳上亢
（1）菊花决明枕

原料 决明子、菊花各 1000g。

制法 上药共研细末，装入枕芯，做成药枕，睡觉时枕之。

（2）磁石枕

原料 磁石适量。

制法 将磁石打碎，纱布包裹，纳入枕芯，制成药枕，睡卧时枕之。

4. 气血两虚
丹参枕

原料 丹参 1000g，川芎、当归、桑葚子各 200g，冰片 1g。

制法 上药除冰片外，一起烘干，研成粗末，兑入冰片，装匀，装入枕芯，制成药枕，睡觉时枕之。

5. 肾虚
黑豆益肾枕

原料 黑大豆适量。

制法 黑大豆蒸热，使豆变色，再用棉布或纱布包裹，装入枕芯，制成药枕，睡觉时枕之。

（九）导引调治

1. 太极拳
太极拳是一种动作缓慢柔和，可使肌肉放松，意识集中，方法简便，有助于各种头痛的治疗方法。

2. 五禽戏
五禽戏是由三国名医华佗创造的一种体育运动，以虎、熊、鹿、猿、鸟五种动物的形体动作为基础，配合呼吸而成。具有动作简便，形象生动，方便易学的优点。

3. 散步和慢跑
散步和慢跑由于简便易行，运动量易控制而深受欢迎。其中，对虚证头痛者，更有较好的疗效。散步和慢跑通常在早上进行为好，也可与其他活动穿插进行。但以活动后心跳每分钟不超过 120 次，不感到胸闷、心悸为度。

4. 简易操

（1）上下耸肩运动：两足分开而立，约与肩宽，两肩尽量上提，稍停片刻，肩头突然下落，做 8 遍。

（2）背后举臂运动：两臂交叉并伸直于后，随即用力上举，状似用肩脚骨上推头的根部，保持两三秒钟后，两臂猛地落下，像要撞到腰上（实际也可撞上），做 2～3 遍。

（3）叉手前伸运动：屈肘，十指交叉于胸前，两手迅猛前伸，同时迅速向前低头，使头夹在伸直的两小臂之间。做 5～10 遍。

（4）叉手转肩运动：十指交叉于胸前，掌心朝下，尽量左右转肩。头必须跟着向后转，注意保持开始时的姿势，转动幅度要等于或大于 90°。左右交替，做 5～10 遍。

（5）前后屈肩运动：先使两肩尽量向后弯曲，状如两肩胛骨要碰到一起似的。接着用力让两肩向前弯曲，如同两肩会在胸前闭合似的，做 5～10 遍。

（6）前后转肩运动：屈肘呈直角，旋转肩部，先由前向后，再从后向前，旋转遍数。锻炼以上 6 个小动作的目的在于充分活动肩部，从而改善脑部供血。最好每天做 1 次，大概需要 6～10 分钟。

七、调摄养护

（一）食疗药膳

饮食不宜过于肥甘厚味等，多食含镁离子等矿物质丰富的饮食，如小米、荞麦面等谷类，黄豆、蚕豆、豌豆等豆类及豆制品，以及雪菜、冬菜、冬菇、紫菜、桃子、桂圆、核桃、花生等蔬菜和果类。

1. 风寒外袭

（1）川芎酒

原料　川芎 100g，白酒 500ml。

制法　将川芎浸于酒中，每次饮用 20～30ml，每日 3 次，亦可将川芎研为细末，每次 6g，每日 2 次冲服，连用 7～10 天。

功效　活血化瘀，散寒止痛。

（2）僵蚕葱白茶

原料　白僵蚕 3～5g，葱白 6g，绿茶 3g。

制法　将僵蚕焙干研成末，用葱白与茶叶煎汤，调僵蚕末，每日 1～2 次。

功效　祛风散结，散寒止痛。

2. 风热郁火

（1）菊花茶

原料　绿茶 0.5～1g，菊花 9～15g，蜂蜜 25ml。

制法　以菊花加水 600ml，煮沸 5 分钟，后加入绿茶、蜂蜜即可。每日 1 剂，分 3 次温服。

功效　清肝明目，疏散风热。

（2）麻川茯苓

原料　天麻 6g，川芎 5g，茯苓 10g，茶叶 5g。

制法　先将天麻、川芎、茯苓用第二次米泔水浸泡 4～6 小时，洗净切片，同茶叶一并加水煎汁，取药汁，渣再煎 2 次，两次煎液合并，每日 1 剂，上、下午各服 1 次，温服。

功效　熄风止痛。

3. 肝阳上亢

（1）决明子粥

原料　炒决明子 10～15g，粳米 100g，白菊花 10g，冰糖少许。

制法　先将决明子入锅内炒至微有香气，取出待冷后，与白菊花同煎取汁去渣，然后与粳米煮粥，粥将熟时，加入冰糖，稍煮即可食用。

功效　平肝潜阳。适宜于肝阳上亢头痛者。

（2）菊花粥

原料　菊花末 15g，粳米 100g。

制法　先用淘洗后的粳米煮粥，待粥将成时，调入菊花末稍煮至沸即可。

功效　清肝火，散风热。适宜于肝火、肝阳头痛者。

（3）玫瑰行气茶

原料　玫瑰花 15 朵，麦芽 15g，川芎 5g，石斛 7.5g。

制法　将药材分为 3 份，每次取 1 份加 250ml 热水冲泡，焖约 10 分钟，即可代茶饮用。或加 1200ml 水煮约 45 分钟，过滤后加入冰糖，即可代茶饮用。

功效　疏肝解郁，行气止痛。适用于情志郁闷，口干口苦，头痛目涩，疲劳无力，食欲减退，月经不调等证属肝气郁结者。

4. 气血两虚

（1）杞子红枣煲蛋

原料　枸杞子 15～30g，红枣 6～8 枚，鸡蛋 2 个。

制法　枸杞子、红枣、鸡蛋同煮，鸡蛋熟后去壳取蛋再煮片刻，吃蛋饮汤。

功效　补益气血。适宜于气血亏虚头痛者。

（2）杞菊地黄粥

原料　熟地 15～30g，枸杞子 20～30g，菊花 5～10g，粳米 1000g，冰糖适量。

制法　先将枸杞子、熟地煎取浓汁，分两份与粳米煮粥。另将白菊花用开水沏茶，在粥欲熟将其加入粥中稍煮即可食用。

功效　补益气血。适宜于气血亏虚头痛者。

（3）杞子淮山炖猪脑

原料　枸杞子 10g，淮山药 30g，猪脑 1 个。

制法　枸杞子、淮山药、猪脑，加水炖服。加入适量的精盐及味精调味服食。

功效　补益气血。适宜于气血亏虚头痛者。

5. 痰浊上蒙

化痰降浊茶

原料　白蒺藜 15g，陈皮 15g，生薏苡仁 25g，茯苓 15g，蔓荆子 15g。

制法　将中药材放入纱布袋中，加 1500ml 水，熬煮 45 分钟，即可代茶饮用。

功效　清热化痰，降浊止痛。适用于头痛头重，痰多胸闷，恶心呕吐，嗳气吞酸，心烦口苦等证属痰浊上扰者。

6. 肝肾阴虚

天麻鲈鱼汤

原料　鲈鱼 1 条，炙首乌 25g，天麻 15g，川芎 15g，黄精 25g，适量生姜丝、葱丝、米酒及盐、胡椒粉等调味料。

制法　将药材煮约 45 分钟，去除中药，用药汤煮成鲈鱼汤即可食用。

功效　补肾，滋阴清热，平肝祛风止痛。适于用脑过度之头晕头痛，口燥咽干，手足心热，心烦口苦，耳鸣失眠及腰膝酸软等证属肝肾阴虚者。

7. 瘀血阻络

三七莲藕汤

原料　鲜莲藕 1 段，三七粉 5g，川芎 5g，升麻 5g 及适量冰糖。

制法　鲜莲藕切片。将川芎及升麻放入药袋中，加入适量清水，煮约 40 分钟后，去除药袋，加入三七粉及莲藕片，煮熟后加入冰糖，即可食用。

功效　活血化瘀，理气止痛。适于长年头痛，痛有定处而拒按，痛如针刺或刀割等证属瘀血阻络者。

（二）情志调摄

清静养神：心神宜静，动而不妄，用而不过，专而不乱；若心之杂念过多则伤神，多思索则精神受到危害，多杂念则神志散逸，多发怒则血脉喷张不安。

养性修德：节制贪欲，控制情绪，达到心理平和，气机通畅，血脉畅达，身心健康，积极向上。外雅内静，内无积滞，外而调畅，精神愉悦。

怡养性情：消除嫉妒心理，进行自我心理调节。多向师长、家庭成员、朋友倾诉，释放心理痛苦，以寻求心理支持，并可能帮助找到解决心理困扰的办法，必要时寻求心理治疗，分析产生头痛因素及导致心理苦恼的原因，采用一定的心理治疗技术及辅助一定的药物达到解除心理痛苦的目的，减少负性心理暗示，帮助缓解甚至去除头痛症状。

性格开朗：认识自己的个性特征，树立乐观开朗的人生观，保持心情愉快，分析产生目前个性心理的原因，疏导自己的情绪，避免暴怒和郁闷不乐的情绪发生，寻求解决问题的方法。

头痛发作时要设法分散注意力，放松紧张情绪。可收听柔和抒情欢快之音乐，少听亢奋激烈的歌曲，保持情绪稳定。也可静坐放松。

此外，证属气虚者宜保持稳定乐观的心态，不可过度劳神；证属肾虚者宜保持积极向上的心态，正确对待生活中的不利事件，及时调节自己的消极情绪；证属肝火上逆者应加强自我修养，培养自身耐性；证属痰浊中阻者宜多参加社会活动，培养广泛的兴趣爱好；证属瘀血阻络者遇事宜沉稳。

（三）起居调摄

（1）饮食宜清淡，戒烟限酒，少食肥甘厚味，少吃辛辣刺激之品；饮食有节，定时定量，少食多餐。

（2）按时作息，生活规律，保证充足睡眠，避免熬夜，保证睡眠充足。保持心情舒畅，避免情绪激动，不要过度劳累，尤其不要思虑过度，养成良好的坐姿。

（3）劳逸结合，适时活动调节身体。参加慢跑、游泳、太极拳、气功、唱歌、舞蹈等。

（4）注意保暖，防止感受风寒。季节更替时注意饮食、生活的调摄，不能过度贪冷恋凉，汗多时应适当补充、酌情加入含盐的水分。

（5）居住环境宜安静整洁，空气流通，光线柔和或偏暗，温湿度适宜，床铺要清洁干燥、平软；多休息，卧位舒适；避免一切外界不良刺激。头痛剧烈的要卧床休息，光线不要太强，环境要清静。

（6）不随便服用止痛药，节制看电视及用电脑的时间。

此外中医证属气虚者提倡劳逸结合，不要过于劳作，以免损伤正气。平时应避免汗出受风，居室环境应采用明亮的暖色调。证属肾虚者居住环境以温和的暖色调为宜，不宜在阴暗潮湿寒冷的环境下长期工作和生活。平时要注意腰部、背部和下肢保暖。白天保持一定活动量，避免打盹瞌睡。睡觉前尽量不要饮水，睡前将小便排净。证属肝火上逆者居住环境宜安静；注意防晒，保持皮肤湿润；节制房事，避免熬夜，勿吸烟；宜做中小强度的运动项目，控制出汗量，及时补充水分。证属痰浊中阻者居住环境宜干燥，不宜潮湿，穿衣面料以棉、麻、丝等透气散湿的天然纤维为佳，尽量保持宽松，有利于汗液蒸发，祛除体内湿气。晚上睡觉枕头不宜过高，防止打鼾加重；早睡早起，不要过于安逸，贪恋沙发和床榻。证属瘀血阻络者居室宜温暖舒适；避免长时间久坐，宜在阳光充足的时候多进行户外活动；宜多进行有助于促进气血运行的运动项目。

（吕　娜）

第十四章 口中生疮

口中生疮是指以周期性反复发作为特点的口腔黏膜局限性溃疡损害，可以自愈。在人群中患病率一般认为超过 10%，可以发生于男女老幼，好发于青壮年，女性多于男性。令人痛苦不堪，甚至坐卧不宁、寝食不安、情绪低落。其发病原因，与感染、营养缺乏、内分泌功能紊乱、变态反应、神经功能障碍及便秘、月经周期等有关。西医治疗缺少特效药物。

一、诊断要点

（1）以口中生疮为主要症状，可表现为口腔黏膜的任何部位（以唇、颊、舌部多见）出现孤立的圆形或椭圆形浅层小溃疡。随着病程的延长，溃疡面积增大，数目增多，疼痛加重，愈合期延长，影响饮食和说话。

（2）疼痛剧烈似烧灼样，特别是遇酸、咸、辣的食物时，疼痛更加厉害。随天气、情绪、劳累等因素可复发。

（3）应排除引起口疮的全身性疾病，如腹胀、腹泻、便秘、植物神经功能失调等。

二、审析病因病机

本病属中医"口疮"、"口疡"、"口疳"等范畴，其发病多与火热上炎有关。

实火多因心脾积热上冲，若过食辛辣厚味，脾胃积热，或情志抑郁，心火亢盛，或风热外袭，引动内火，以致心脾火热循经上熏口舌，热腐溃烂。

虚火则因阴虚内热而生，若累体阴虚，或病后伤阴，或劳倦过度，致阴液亏虚，阴虚则内热，虚火上炎，烁灼口腔黏膜而生口疮。

此外，脾虚而湿浊上蒸，亦能致口中生疮。

三、明确辨证要点

口疮多由心火上炎、脾胃积热所致。经久不已，反复发作，也可呈现阴虚火旺、脾胃虚弱之证，间有下虚上盛、虚火上浮者。口疮有常证，有变证，当结合病程长短、全身情况、局部病灶及既往服药史，分清虚实寒热，辨明脏腑。

1. 辨虚实

实证多因心脾积热,循经上炎于口,热腐黏膜而致;一般实证者起病急,病程短,局部疼痛较剧,溃点大且数目多,疡面周围突起,甚至融合成片。

虚证多为阴虚火旺,虚火上炎,灼于口腔,伤及口舌肌膜,或脾肾阳虚,虚阳上越而致。虚证者发病缓,病程长,局部疼痛轻微,常有反复发作史,溃点小且数目少而分散,溃疡面周围微红微肿。如疮面久而不敛,则虚实夹杂。

2. 辨寒热

口舌溃疡疼痛轻微为寒,周围充血,灼热疼痛为热。全身伴口热口渴,或口干口臭、小便短赤、心烦失眠、手足心热等为热;四肢不温、腹部冷痛,大便溏薄或泄泻、面色苍白等为寒。舌尖红,苔薄黄、脉数为热;舌淡苔薄白,脉缓、濡为寒。

3. 辨脏腑

溃疡多发于舌尖或舌前边缘,多由心火上炎;溃疡多发于唇、颊、龈、上腭等部位为脾胃湿热;溃疡数目较少,面积较大,疡面呈淡红色或淡白色,为脾肾阳虚;口舌溃疡迁延日久,反复发作,时轻时重为脾胃虚弱;口舌溃疡呈灰白色、大而深,肾阳不足。

四、确立治疗方略

据其虚实,治疗或泻实为主,或补虚为主,又根据其五脏六腑的不足或有余,选用不同的治则。

1. 泻实补虚,补泻兼施

实证局部红肿灼痛,宜清热、泻火、凉血、解毒,治疗应清心泻火、清胃泻脾,同时要注重清热解毒、凉血和血。

虚证口疮局部有水肿,宜利湿、燥湿、祛湿,治疗宜益气健脾、补肾养阴、温补下元诸法,对久治不愈者,必须注重脾胃功能的调理。

若虚实兼夹者,疮面久而不敛,又当注重补气、养血、敛疮、生肌,大多用补泻兼施法,而又有主次侧重。

2. 内治结合外治

尤须重视内外治疗结合。

内治:汤药、丸散,治其本而撤其原,调节体内环境,增强免疫功能。

外治:含漱、掺搽法,祛腐生肌、敛疮拔毒,又直接作用于病灶,虽为治标、对症之法,但决不能忽视。

治疗目标:在于消除致病因素,加快口疮愈合,避免复发。一般认为,口疮病程在7天左右,有自限性,经过水泡-溃疡-愈合几个阶段,不治亦愈。应用中药口服或局部外用,大多能缩短病程,但控制其复发比较困难。

五、辨证调治

1. 心火上炎

(1)抓主症:溃疡多发于舌尖或舌前边缘,灼痛,色红,面积较小。

(2)察次症:伴有口热口渴,心悸心烦,小便短赤,夜寐不安。

（3）审舌脉：舌尖红，苔薄黄，脉数。

（4）择治法：清心降火，凉血止痛。

（5）选方用药思路：心经积热，循经上炎于口，热腐黏膜而致。方用导赤散合泻心汤加减。方中通草上清心经之热，下能清利小肠，利水通淋；生地黄清心热而凉血滋阴，补阴不恋邪；竹叶清心除烦，引热下行；甘草清热解毒，调和诸药，黄连、黄芩清热泻火，生地养阴清热，大黄清泻内热自大便而下。

（6）据兼症化裁：小便黄赤者，加白茅根，车前子；口渴思饮者，加麦冬、玄参；溃疡周围红肿明显者，加赤芍、丹皮；见心烦、口渴甚者，加莲子心、麦冬清心除烦。

2. 脾胃蕴热

（1）抓主症：溃疡多发，大小不等，可相融合，溃疡表面有黄色假膜覆盖，周围充血，多发于唇、颊、龈、上腭等部位，灼热疼痛。

（2）察次症：口干口臭，大便秘结。

（3）审舌脉：舌质红，苔黄或厚腻，脉实有力。

（4）择治法：清热泻火，消肿止痛。

（5）选方用药思路：脾胃积热，循经上炎于口，热腐黏膜而致。方用凉膈散合玉女煎。方中石膏清泄胃火之有余，并能生津止渴；熟地滋肾水不足，知母助石膏泻火清胃，有助熟地滋肾泻相火；麦冬清热养阴；牛膝导热而引血下行；黄芩清心胸郁热；山栀子通泻三焦之火，引火下行；大黄、芒硝泻火通便，当热于中，以泻中焦之燥结，并荡涤胸膈之热邪，导热下行；薄荷轻清疏解，解热于上。

（6）据兼症化裁：溃疡红肿疼痛显者，加金银花、蒲公英、赤芍；烦躁易怒、口干口苦者，加夏枯草、丹皮；若局部红肿疼痛甚者，加银花、连翘、蒲公英、紫花地丁清热解毒；局部溃烂成片者，加生蒲黄、石菖蒲通窍敛疮；若舌苔腻，腹胀纳呆者，加厚朴理气化湿。

3. 阴虚火旺

（1）抓主症：溃疡1～2个，周围黏膜淡红或暗红，疼痛较轻。

（2）察次症：口干不欲饮，心烦失眠，头晕耳鸣，手足心热，腰膝酸软，小便黄，大便干。

（3）审舌脉：舌质红，苔薄，脉细弦数。

（4）择治法：滋阴养血，清降虚火。

（5）选方用药思路：阴虚火旺，虚火上炎，灼于口腔，伤及口舌肌膜，方用知柏地黄汤加减。方中知母清热泻火，生津润燥；盐黄柏滋阴降火；熟地黄滋阴补血，益精填髓；山茱萸补益肝肾；丹皮清热凉血，活血化瘀；山药补脾养胃，生津益肺；茯苓利水渗湿，健脾宁心；泽泻利小便，清湿热。

（6）据兼症化裁：心烦失眠，舌红少津者，加黄连、阿胶；腰膝酸软、潮热盗汗者，加桑寄生、五味子；若烦躁易怒，口苦，或妇女月经前口疮易作者加夏枯草、黄芩；两眼干涩、视物不清者，加枸杞子、菊花；头晕耳鸣者，加生龙骨、生牡蛎；大便干结者，加何首乌、女贞子；口舌干燥、大便秘结者加玄参，以养阴生津、润肠通便。舌尖红点（刺），心烦，尿黄者，加竹叶、通草、生甘草，以增清心降火、利水泄热之力；口疮久不愈合者，加五倍子、生蒲黄，敛疮生肌。

4. 脾虚湿困

（1）抓主症：溃疡数目较少，面积较大，周围伴水肿，溃疡面呈淡红色或淡白色，病程较长，愈合慢。

（2）察次症：伴有口淡口黏，食欲不振，胃脘作胀，头晕困倦，大便稀溏。

（3）审舌脉：舌质淡胖，边有齿印，苔薄腻，脉沉细。

（4）择治法：益气健脾，清热化湿。

（5）选方用药思路：脾肾阳虚，虚阳上越而致。方用参苓白术散加减。方中人参、白术、茯苓益气健脾渗湿；山药、莲肉助人参健脾益气，兼能止泻；白扁豆、薏苡仁助白术、茯苓健脾渗湿；砂仁醒脾和胃，行气化滞；桔梗宣肺利气；甘草健脾和中，调和诸药。

（6）据兼症化裁：口甜口黏，舌苔白腻者，加藿香、佩兰；口淡乏味，纳呆者，加砂仁、厚朴；胃脘胀闷者，加大腹皮、枳壳；气虚甚者，加黄芪、山药。

5. 脾胃虚弱

（1）抓主症：口舌溃疡迁延日久，反复发作，时轻时重，局部色白，疼痛日轻夜重，溃疡周围肿而不红，表面灰白，服凉药无效。

（2）察次症：食欲不振，神疲乏力，气短懒言，四肢不温。

（3）审舌脉：舌淡红，苔薄白或微腻，脉虚、缓、濡。

（4）择治法：健脾益气，佐清热泻火。

（5）选方用药思路：久病脾虚，清阳不升，阴火上乘，熏灼于口而为疮疡。轻方用七味白术散合葛根芩连汤加减；重方用连理汤加减。轻者方中党参、白术、茯苓、甘草健脾益气，木香理气，藿香、葛根升阳疏风，黄连、黄芩清热泻火。重者方中党参、白术、甘草健脾益气，干姜温中散寒，黄连清热泻火。

（6）据兼症化裁：若四肢不温、腹部冷痛者，加肉桂或附子温中；大便溏薄者，加薏苡仁、扁豆、车前子化湿；对口疮反复不愈，脾虚下陷者尤宜。

6. 下虚上盛

（1）抓主症：口舌溃疡，日久不愈，服凉药无效，溃疡呈灰白色、大而深。

（2）察次症：腰膝酸软，四肢不温，腹部冷痛，大便溏薄。

（3）审舌脉：舌淡胖，苔白润，脉沉弱。

（4）择治法：温补下元，镇摄虚火。

（5）选方用药思路：下元虚亏，肾阳不足，虚火上浮。方用肾气丸加减。方中附子、肉桂温阳散寒；熟地、山萸肉、山药滋阴补虚；茯苓、牛膝引火下行；五味子安神收敛；黄连佐肉桂为交泰丸，交通心肾，温阳、清热同用。

（6）据兼症加减：有烘热汗出者去附子，加白芍、龙骨、牡蛎、白薇；五更泄泻者，加干姜、吴茱萸、肉豆蔻；腰背冷痛者，加鹿角霜、党参，温补脾肾；口疮色白溃破不敛者，加五倍子、蒲黄、白及敛疮生肌。

六、中医特色技术

（一）针灸调治

1. 毫针法

让患者端坐，医生立于其背后，两手拇指按住玉枕穴，向内上方用力按揉，患者有压痛感，医生拇指可触及卵圆形或条索状阳性物，口疮生于左侧者，左玉枕穴压痛明显，生于右侧者，右玉枕穴压痛明显，左右均有者，双侧玉枕穴均压痛明显。

　　取穴　脾胃蕴热：常规消毒，用左手捏住玉枕穴上的阳性物，右手持针刺入后疾出针，轻挤针孔，出血一滴，将血擦干净即可。阴虚火旺：经常规消毒后，用左手示指切住玉枕穴，右手持针刺入 1～1.5 寸，针尖斜向内上呈 30° 角，用泻法，留针 10～15 分钟，行针 2～3 次。脾胃虚弱：方法同上，针后加灸 20～30 分钟，均用先泻后补法，也可单用灸法，每日 1～2 次。

2. 针点刺法

　　取穴　溃疡面局部。

　　方法　患者取仰靠坐位。溃疡面直径超过 0.5 厘米者，用三棱针先刺溃疡中央，再点刺红晕处，以出血量能覆盖溃疡面为度，不必漱口。每日 1 次。溃疡直径在 0.5 厘米以下者，毫针点刺溃疡面中央，使出血能覆盖溃疡面即可，隔日 1 次。

3. 耳压法

　　取穴　口、舌、神门、胃、皮质下、内分泌、肾上腺、脾、心。

　　方法　用王不留行籽贴压于穴位上，每日稍加力按摩 3 次，每穴 1～2 分钟，双耳交替使用。

（二）推拿调治

　　方法　实热者：清天河水，清心火，运水入土，清脾土，揉涌泉。肠胃蕴热加按弦搓摩，海底捞明月，泻大肠经，推下七节骨，揉龟尾。外感风热加用开天门，分头阴阳，揉太阴太阳，运耳后高骨，揉小天心，运二扇门。虚火者：推三关，退六府，运八卦，运五经，揉板门，补脾土，推大肠经，揉中脘，揉神阙，清天河水，清心火，揉足三里，揉涌泉。

　　操作　清天河水：在前臂屈侧部正中线，从总经直推到曲泽。清心火：在中指指腹，从中指指根推向指尖。运水入土：由小指尖推向指根，再沿手掌边缘运一弧线形推至大指端。清脾土：在大指脂腹，从大指指根推向指尖，从指尖推向指根为补脾土。揉涌泉：在足心涌泉穴点而揉之。按弦搓摩：两手分贴患儿胁肋部搓揉之。海底捞明月：自患儿小指尖推往指根，再推至小天心处转入内劳宫。泻大肠经：在示指桡侧，自虎口推至指尖为泻为清，反之为补。推下七节骨：自第四腰椎棘突部推向龟尾为泻。揉龟尾：在肛门与尾椎间按而揉之。开天门：从印堂穴向上推至前发际。分头阴阳：从印堂穴沿两眉弓左右分推。揉太阴太阳：在眼角后太阳穴按而揉之（右侧太阳穴又称太阴穴）。运耳后高骨：在耳后乳突部揉运之。揉小天心：在掌面根部大小鱼际间的交会处，揉而运之。运二扇门：在掌背中指本节两侧凹陷处点而揉之。推三关：从腕横纹桡侧推至肘部。退六腑：前臂尺侧，从肘横纹推至腕横纹。运八卦：从小天心推向大鱼际，再顺次沿掌中震、巽、离、坤、兑、乾、坎等宫旋转摩。运五经：在五指指尖部捏而揉之。揉板门：在掌面大鱼际部按而揉之。揉中脘：在胸骨下端和肛脐连接线中点处摩而运之。揉神阙：掌按患儿脐部运之。揉足三里：在外膝眼下三寸，胫骨前缘外侧一横指处按而运之。

　　主治　婴幼儿口疮患者。本法用于小儿。

　　步骤　分阴阳 50 次，揉小天心 200 次，揉内劳宫 200 次，搓四横纹 200 次，补肾水 300 次，清天河水 500 次，退六腑 500 次，平肝 300 次，揉小横纹 300 次，清脾胃 300 次，清板门 200 次，清大肠 200 次。用本法治疗，一般 2～4 次即可获愈。

　　注意事项　每日治疗 1 次，病情较重者每日 2 次；操作时，可用麻油或茶水作介质，以加强功效；患儿饮食宜清淡，忌食刺激性食物。

（三）灸脐调治

（1）用艾绒或加入其他药物（如丁香、吴茱萸、附子等）做成的艾条（1.5×1.5 厘米）点燃对准脐部进行熏烤，直到患者感觉温热舒适，连续 5～10 分钟，至局部发红为主，也可配合雀啄灸，每日 1 次，重者加灸 1 次。注意防止烧伤。

（2）取细辛 3g，丁香、肉桂各 2g，吴茱萸 3g，共研为细末，用麻油调成糊状。涂填于肚脐。将艾叶捏成直径 2 厘米、高 1.5 厘米的圆锥形艾炷。将艾炷置药糊上，点燃上头，令其自燃，直到患者感觉温热舒适或发烫时更换，共灸 7 壮，至局部发红，注意防止烧伤。此灸法每日 1 次，重者可加灸 1 次，适用于小儿患者。

（四）足心敷药调治

1. 周氏经验方

组成　大黄 40g，吴茱萸 30g，胡黄连、天南星各 20g。

方法　共研细末，取药末 20g，加醋调成稀糊状，每晚睡前敷双侧涌泉穴，外用敷料固定，次日晨起除去药物。5 次为 1 疗程。用 1～2 疗程。

2. 吴茱萸方

组成　干吴茱萸适量。

方法　将吴茱萸碾末，每晚睡前取 10g 粉末，用陈醋调成糊状，分别置于 2 块 3×3 厘米干净纱布中央，敷贴于双足涌泉穴处，每日晨起揭开洗净。10 日为 1 疗程，疗程间隔 10 日，连续湿敷 4 疗程。

（五）穴位敷贴调治

1. 涌泉穴

组成　吴茱萸、地龙等量研末。

方法　白醋调糊剂，睡前敷贴涌泉穴，次晨取下。

疗程　一般用 1～2 次。

2. 神阙穴

组成　细辛 3g，官桂 3g，吴茱萸 3g。

方法　调成糊状，睡前敷脐部神阙穴，次晨取下。或适量撒满患者脐孔，以指按平，胶布固定。同时用上药涂搽口腔溃烂处。3～5 日可愈。

疗程　一般用 1～2 次。

（六）外治擦洗调治

1. 古墨霜

组成　灯芯炭 120g，柿饼霜 480g，冰片 18g。

制法　先将前 2 味共研细末，再将冰片置于钵内研细，陆续掺入上述药粉，研匀过筛，贮瓶备用，勿泄气。

用法　每用少许，以凉开水蘸药，点于患处，每日 3 次。

功用　清热止痛。

主治　胃火上攻引起的口舌生疮，糜烂肿痛。

2. 绿袍散

组成　黄柏、青黛各 4.5g，山豆根、薄荷各 2.5g，川黄连 1g，儿茶、煅人中白各 1.5g，冰片 0.6g，煅西月石 1.5g。

制法　上药共研细末，贮瓶备用、勿泄气。

用法　每取少许吹入口腔患处，每日吹 5 次。

功用　清热燥湿，解毒消肿。

主治　口疳，风热牙疳。

附记　若随证配用汤剂内服，效果尤佳。

3. 青吹口散

组成　煅石膏、煅人中白各 9g，青黛 3g，薄荷 1g、黄柏 2g、川黄连 1.5g，煅月石 18g，冰片 3g。

制法　先将石膏、人中白、青黛各研细末，和匀，水飞，晒干，再研细，再将其余 5 味各研细末后，和匀，用瓶装，封固不出气。备用。

用法　先漱净口腔，用药管将药吹敷患处。

功用　清热解毒，祛腐生肌。

主治　乳头破碎，口腔炎等。

4. 新青黛散

组成　青黛、朱砂各 30g，黄连、黄柏各 15g，生玳瑁 3g，冰片 0.3g，硼砂 1.5g，雄黄、牛黄各 1.5g。

制法　上药共研极细末，贮瓶备用。

用法　每用适量外敷口腔疮面上，每日 1 次。

功用　解毒，收敛定痛。

主治　口腔溃疡（鹅口疮），扁平苔藓（口疮）。

5. 口疮方

组成　煅炉甘石 2g，煅人中白 1g，青黛 2g、冰片 0.2g，枯矾 0.5g。

制法　上药共研极细末，贮瓶备用。

用法　每用少许直接搽于患处，一日 1 次。

功用　清热消肿、祛腐生肌。

主治　口腔溃疡。

6. 口腔溃疡散

组成　青黛 40g，硼砂、元明粉各 14g，煅炉甘石、煅石膏各 10g，雄黄 6g，冰片 4g，麝香 2g。

制法　上药共研极细末过 100 目筛，和匀贮瓶备用，勿令泄气。

用法　取药粉撒布口腔患处，每日 1～2 次。

功用　化腐生肌。

主治　口糜（口腔黏膜糜烂成片）。

7. 消肿止痛散

组成　白芷、硼砂各 9g，腰黄 15g，梅片 6g，薄荷 9g、甘草 6g、煅白矾 9g，蒲黄 15g、黄柏 30g。

制法　先将诸药洗净阴干，共研细末，过 120 目筛，再研再筛，和匀、贮瓶备用、勿令泄气。

用法　每取本散少许吹于患处，每隔 2 小时吹 1 次。

功用　清热解毒、消肿止痛、化腐生肌。

主治　口腔炎（实证）。

8. 文蛤散

组成　五倍子 30g，枯矾、冰片各 3g，硼砂 9g，元明粉、朱砂各 1.5g。

制法　上药共研细末，贮瓶备用。

用法　每用少许吹喷手口腔患处，每日吹 3～4 次。

功用　化腐生肌。

主治　口糜。

9. 养阴生肌散

组成　生石膏 30g，雄黄、黄柏、蒲黄各 6g，青黛 9g，薄荷、甘草各 4.5g，龙胆草、孩儿茶各 3g，冰片适量。

制法　上药共研极细末，贮瓶备用。

用法　每用少许吹入口腔患处，每日吹 5 次。

功用　清热止痛，生肌长肉。

主治　口疳（虚证口腔炎）。

10. 救苦散

组成　煅人中白 15g、寒水石 9g、青黛 1.5g，炒僵蚕、黄柏、冰片各 4.5g、牛黄 0.6g。

制法　上药共研极细末，贮瓶备用勿泄气。

用法　先用茶叶水洗净患处，然后取药末涂患处，一日涂 3 次。

功用　消炎解毒，化腐生肌。

主治　口疮，舌疳、口腔内黏膜炎症。

（七）导引调治

漱津咽唾，古代称"胎食"是古代非常倡导的一种强身方法，常用的有两种。

1. 常食法

坐、卧、站姿势均可，平心静气，以舌舔上，或将舌伸到上颌牙齿外侧，上下搅动，然后伸向里侧，再上下左右搅动，古人称其为"赤龙搅天池"，待到唾液满口时，再分 3 次把津液咽下，并以意念送到丹田。或者与叩齿配合进行，先叩齿，后漱津咽唾。每次三度九咽，时间以早晚为好。若有时间，亦可多作几次。

2. 配合气功服食法

以静功为宜，具体功法可根据自己的爱好选择。具体做法是：排除杂念，意念丹田，舌抵上腭，双目微闭，松静自然，调息入静，吸气时，舌抵上齿外缘，不断舔动以促唾液分泌；呼气时，舌尖放下，气从丹田上引，口微开，徐徐吐气，待到唾液满口时，分三次缓缓咽下。每日早晚可各练半小时。

上述二法，简而易行，只要长期坚持练功，就可收到气足神旺，容颜不枯，耳目聪明，新陈代谢旺盛，保健延寿的效果。

七、调摄养护

1. 食疗药膳

饮食清淡，多吃蔬菜水果，少食辛辣、厚味的刺激性食品。也可选用一些食疗方。

（1）白木耳、黑木耳、山楂各 10g，水煎、喝汤吃木耳，每日 1～2 次，可治口中生疮。

（2）取白菜根 60g，蒜苗 15g，大枣 10 个，水煎服，每日 1～2 次，可治口中生疮。

（3）鸡蛋打入碗内拌成糊状，绿豆适量放陶罐内冷水浸泡 10 多分钟，放火上煮沸约 15 分钟（不宜久煮），这时绿豆未熟，取绿豆水冲鸡蛋花饮用，每日早晚各 1 次，治疗口中生疮效果好。

（4）五汁饮

用料　梨汁 30ml、马蹄汁、鲜藕汁、麦冬汁各 20ml、鲜芦根汁 25ml、蜂蜜适量。

制作　煎五汁用大火煮沸后放凉，加入蜂蜜搅匀即成，代茶饮。如果麦冬及芦根没有鲜品，可用药材饮片各 15g 煮水代替。

功效　生津养液，清心除烦，清润肺胃。

适用人群　适宜于秋燥而致口舌生疮、胃脘痞满、口苦、唇干舌燥者。

（5）沙参玉竹炖山斑鱼

用料　沙参 10g、玉竹 10g、山斑鱼 100g，生姜、盐适量。

制作　将山斑鱼洗净、切段，生姜切片，与洗净的沙参、玉竹放入炖盅内，加水 300ml，隔水炖 2 小时，加入食盐调味即成。

功效　养阴润肺，益胃生津，滋阴清热。

适用人群　口腔多发性、反复性溃疡以及秋燥咳嗽无痰、声音嘶哑、口干烦热、手心热等属于阴虚内热者。

2. 情志调摄

保持心情舒畅，乐观开朗，心平静气，避免着急，对事与人切勿情绪高亢激昂。

适当增加社会交往活动，多参加集体公益活动，培养广泛的兴趣爱好，增加知识，开阔眼界。

合理安排休闲、度假活动，舒畅情志，调畅气机，改善体质增进健康。当出现不良情绪时，运用科学的方法释放不良情绪，对慢性口疮减少复发尤其重要。

此外，证属脾虚湿困者宜多参加社会活动，培养广泛的兴趣爱好；证属脾胃虚弱者宜保持稳定乐观的心态，不可过度劳神；证属脾胃蕴热者宜稳定情绪，尽量避免烦恼，可选择不同形式的兴趣爱好；证属下虚上盛者宜保持积极向上的心态，正确对待生活中的不利事件，及时调节自己的消极情绪。

3. 起居调摄

（1）要注意保持口腔卫生，勤漱口，保持口腔清洁可减轻口疮程度，减少发作次数。口疮发作期用盐开水漱口。

（2）营养要均衡，饮食多样化，多吃蔬菜、水果。少吃烟熏、腌制、烧烤、油炸和油腻食物，不吃酸辣刺激食物及热性食品如辣椒、生葱、生姜、大蒜、烟、酒、羊肉等。

（3）生活起居有规律，保证充足的睡眠，保持大便通畅，防止湿热郁聚。

（4）戒烟酒，避免过度劳累和紧张，烟草为辛热秽浊之物，易生热助湿，酒为熟谷之液，性热而质湿，中医认为"湿中发热近于相火"，故恣饮无度，必助阳热、生痰湿，酿成湿热。

　　此外本病也被认为是身体变弱的信号，所以在调治的过程中，也不应忽略加强身体健康，改善体质加强体育锻炼，提高机体对疾病的抵抗力。证属脾虚湿困者居住环境宜干燥，不宜潮湿，穿衣面料以棉、麻、丝等透气散湿的天然纤维为佳，尽量保持宽松，有利于汗液蒸发，祛除体内湿气；晚上睡觉枕头不宜过高，防止打鼾加重；早睡早起，不要过于安逸，贪恋沙发和床榻。证属脾胃虚弱者提倡劳逸结合，不要过于劳作，以免损伤正气；平时应避免汗出受风；居室环境应采用明亮的暖色调。证属脾胃蕴热者居室宜干燥、通风良好；不宜吸烟饮酒，保持二便通畅，防止湿热积聚；不宜做中长跑、游泳、各种球类、武术等强度较大的锻炼。证属下虚上盛者居住环境以温和的暖色调为宜，不宜在阴暗潮湿寒冷的环境下长期工作和生活；平时要注意腰部、背部和下肢保暖；白天保持一定活动量，避免打盹瞌睡。证属阴虚火旺者居住环境宜安静，保证充足睡眠，以藏养阴气，睡好"子午觉"。避免熬夜及在高温下工作，不宜洗桑拿浴、泡温泉、勿吸烟。要注意"秋冬养阴"，特别是冬季，更要注意保护阴精，节制房事。注意防晒，保持皮肤湿润，宜选择蚕丝等清凉柔和的衣物。

（吕　娜）

第十五章　眩　晕

眩晕又称眩冒、眩运。眩，即目眩，指视物昏花、模糊不清。晕，即头晕，是自身或周围景物旋转。二者常同时并见，故统称为眩晕。其症有轻重程度的不同，轻者头晕目眩，头重脚轻，无旋转感，视物模糊，闭目即止，称为假性眩晕；重者如坐车船，天旋地转，不能站立，或伴有恶心、呕吐，称为真性眩晕或旋转性眩晕。

一、诊断要点

（1）以对空间移动或空间迷失的感觉为主要症状，可有头痛、失眠、健忘、耳鸣、呕吐、心慌等表现，且超过 2 周以上。

（2）影响人们的生活质量，出现明显的烦躁、焦虑等。

（3）同时应排除引起头晕的全身性疾病或局部病变，如高血压、低血压、冠心病、动脉硬化、颈椎病、急性脑血管意外、药物过敏、贫血、甲状腺功能亢进、鼻窦炎、中耳炎、梅尼埃病、听神经瘤、嗜铬细胞瘤、感染、中毒、脑外伤后神经症反应及精神疾病等疾患。

二、审析病因病机

眩晕的病因病机主要有以下几个方面：

1. 肝阳偏亢、风阳上扰

肝为风木之脏，体阴而用阳，主升主动，主疏泄，并赖肾精以充养。素体阳盛之人，阴阳平衡失其常度。肝阳偏亢，亢极化火生风，风升火动。时忧思恼怒，肝失条达，肝气郁结，郁而化火，使肝阴暗耗而风阳升动，上扰头目，发为眩晕；或肾阴素亏或纵欲伤精，或年老精衰，木少滋荣，肝失所养，阴不维系，肝阳上亢，发为眩晕。如《临证指南医案·眩晕》云："经云，诸风掉眩，皆属于肝。头为六阳之首，耳目口鼻，皆系清空之窍，所患眩晕者，非外来之邪，乃肝胆之风阳上冒耳。"《类证治裁·眩晕》说："头为诸阳之会，烦劳伤阳，阳升风动，上扰巅顶。耳目乃清空之窍，风阳旋沸，斯眩晕作焉。肝胆乃风木之脏，相火内寄，其性主动主升，或由身心过动，或由情志郁结，或由地气上腾，或由冬藏不密，或由高年肾液已衰，水不涵木，或由病后精神未复，阴不吸阳，以至目昏耳鸣，震眩不定。"

2. 气血亏虚、脑失濡养

平素饮食不节，饥饱失宜，或忧思伤脾等因素损伤中气，脾胃虚弱，气血生化不足；或久病不愈，耗伤气血；或外伤、吐衄、崩漏、便血及新产之后失血过多等，气随血脱，血虚不复。气虚则清阳不振，清气不升；血虚则肝经失濡，脑失涵养，发为眩晕。如《症因脉治·内伤眩晕》说："气虚眩晕之因，大病久病后，汗下太过，元气耗散；或伤肺气，曲运神机，以伤气，或恼怒伤肝，郁结伤脾，入房伤肾，饥饱伤胃，诸气受伤，则气虚眩晕之症作矣。"

3. 肾精不足、髓海不充

肾为先天之本，主藏精生髓。髓海有余则轻劲多力。若先天不足，禀赋虚弱，而后天又失于调摄，肾精不充；或年老肾精亏虚；或房事不节，遗泄频频，阴精亏耗过甚；或久病伤肾，肾精虚少等皆可致肾精衰少，髓海不充，脑失濡养，而致眩晕。如《医家四要·眩晕》说："予观针经有云：脑为髓之海，髓海有余，则轻健有力，不足则脑转耳鸣，眩冒胫软。要之是症，实由房劳过度，精气走泄，脑髓空虚所致。"

4. 痰湿内蕴、清窍被蒙

脾主运化水谷，又为生痰之源。若饮食不节，肥甘厚味太过，损伤脾胃；或忧思劳倦伤脾，以致脾阳不振，脾失健运，水湿内停，聚湿成痰；或肺气不足，宣降失司，水津失于通调，津液聚而生痰；或肾虚水泛为痰，痰浊内蕴，清阳不升，浊阴不降，蒙蔽清窍，发为眩晕；或痰浊郁而化火，痰火互结，火性炎者则灼炼成痰，无火者则凝结为饮，中州积聚，清明之气，窒塞不伸，而为恶心眩晕之症矣。《医灯续焰·眩晕证治》谓："胸中痰浊，随气上升，头目位高而空明，清阳所注，混浊之气，扰乱其间，欲其不晕不眩，不可得矣。"

5. 瘀血内阻、清窍失荣

跌仆坠损，颅脑外伤，伤及血脉，瘀血内停不化，阻滞经脉，而脑窍失于清灵，气血不能荣于头目；或情志所伤，心气郁结，心气损伤，搏动无力，血脉瘀阻，不能上荣于脑，或瘀停胸中，迷闭心窍；或妇人产时感寒，恶露不下，血瘀气逆，上扰清窍，皆可致眩晕。正如《医灯续焰·眩晕证治》所说："诸阳上行于头，诸脉上注于目，血死，则脉凝泣，脉凝泣，则上注之力薄矣，薄则上虚而眩晕生焉。"

总之，本病的病因病机，主要在于情志所伤，饮食不节，失血久病，劳倦纵欲过度等因素，导致机体气血阴阳之虚，或风、火、痰、瘀之实，致使脑失所养，或髓海不足，或清窍被蒙，清阳被扰而发眩晕。其中以正虚为关键，其病变脏腑以肝、脾、肾为主，尤以肝为要。此外，在上述的种种病理因素中，又往往是彼此影响，互相转化的。

三、明确辨证要点

1. 辨标本缓急

眩晕多属本虚标实之证，本虚主要责之于肝肾亏损，气血不足；标实则主要在于风、火、痰、瘀，不同的病理因素有不同的治致病特点，如风性主动，火性炎上，痰性黏滞，瘀性留着。其中尤以肝风、肝火为病最急，风升火动，两阳相搏，上扰清空，症见眩晕、面赤、烦躁、口苦，重者甚至昏仆，脉弦数有力，舌红、苔黄。

2. 辨病之虚实

眩晕病机比较复杂，但不过虚实两端和虚实夹杂，故要注意其病之虚实及其主次的辨别。一般而言，从病程看，新病多实，久病多虚；从体质看，体壮者多实，体弱者多虚。面白而肥，多为气虚有痰，面黑而瘦，多为血虚有火；从兼证看，呕恶、面赤、头痛且胀多实，体倦、乏力、耳鸣如蝉多虚；从舌脉上看，舌质淡嫩，苔薄少，脉细弱者多属虚，舌质紫、瘀斑，苔黄、厚腻，脉滑、涩等多属实。

3. 辨发病部位

眩晕虽表现在上，但其病理部位则有不同，正如张景岳所论："头眩虽属上虚，然不能无涉于下"。就头晕病的发病部位，则以肝、脾、肾三脏失常最为常见。在脏为肝者，多有头胀痛，面潮红等兼症；在脏为脾者，多兼有食欲不振，眩晕头重，呕恶，肢体乏力，面色㿠白等；在脏为肾者，多兼有腰酸软，耳鸣如蝉等。

4. 辨舌脉

舌红少苔，脉弦有力为肝阳上亢；舌苔厚腻、脉滑为痰湿中阻；舌暗紫有瘀点，脉涩为瘀血；舌淡，脉虚细为气血不足；舌红少苔，脉虚细数为肾阴虚；舌淡胖，脉沉细迟而尺弱为肾阳虚等。

四、确立治疗方略

1. 平肝阳

凡肝阳偏亢，亢极化火生风，上焦窍阻火郁，或阴水耗伤，木少滋荣，水不涵木，虚阳上亢而发为眩晕者，治宜平肝。予清之、镇之、潜之、降之。故眩晕平肝之治，主要包括有两法：一是清热熄风平肝；二是滋阴潜阳平肝。前者多以苦寒直折，平抑肝阳为主，所谓"缓肝之急以熄风"，后者则以滋水涵木为主，亦即"壮水之主，以制阳光"、"滋肾之液以驱热"。上述两法实是虚实两方面的偏胜而立，应注意苦寒不宜久用。另外，两法之中，也常可佐用牡蛎、磁石、代赭石等潜镇之药。

2. 益气血

凡因气虚、清阳不振，清气不升；血虚肝经失濡，脑失涵养而致眩晕者，宜补益其气血。故有补气和补血两方面。补气法主要是健脾益气升阳，补血法除用养血药物外，宜健脾养血、补气生血、益气摄血。

3. 养肝肾

凡因肝肾亏损，精气不足，髓海空虚，而致眩晕者，治宜补养肝肾，"欲荣其上必灌其根"。养肝肾之治，也主要包括阴精和阳气两方面的内容，即滋补肝肾阴精和温补肾气肾阳。滋补阴精法又重在补肾精，因肝肾同源，补肾之时即寓补肝之意，温肾壮阳法主要由补肾壮阳药物以及补肾填精合温肾药物组成，其中补肾填精药物也是重要组成部分，乃是"善补阳者，必于阴中求阳"之义。

4. 化痰浊

有因痰湿内蕴，清阳不升，浊阴不降，蒙蔽清窍，或痰浊郁久化热，痰火上扰清窍而发眩晕者，治宜化其痰浊。痰浊所致眩晕，有寒、热之分，故治之有别。对于湿痰为重者，主以健脾化痰，温化寒饮，降浊阴之逆。对于痰火为患者，主以清热化痰。

5. 祛瘀血

适用于瘀血内停不化，阻滞经脉，气血不得正常输布，脑失所养，或血瘀气逆上扰，或迷闭心窍所致之眩晕。如《医学正传·眩运》云："外有因呕血而眩运者，胸中有死血迷闭心窍而然，是宜行血清心自安。"本法对于眩晕日久反复发作，或他法反复治之不效者，据"久病必瘀"之理，也可酌以施用，并常可取得良好的效果。

总之，眩晕的治疗原则不外乎虚补实泄，调整阴阳。从阴阳方面来说，本病的发生以阴虚阳亢者较多，故应多注意滋阴潜阳；从虚实方面讲，临床以虚者居多，故补益精气，益气养血也是常法。但眩晕多属本虚标实，又有虚中挟实，因虚挟实者，故要注意标本兼顾，权衡标本缓急，随机应变，灵活变通。

五、辨证调治

1. 肝阳上亢

（1）抓主症：头晕目眩，甚或眩晕欲仆，头部胀痛，心烦易怒，失眠多梦。

（2）察次症：口干口苦，面红目赤，溲黄便秘，泛泛欲呕，肢体震颤肢麻木，语言不利，步履不正，头重脚轻。

（3）审舌脉：舌红苔黄，脉弦数。

（4）择治法：平肝潜阳，清火熄风。

（5）选方用药思路：本证肝阳上亢，上冒巅顶，发为眩晕。兼肝火者面红目赤，呈一派实热证。故选用平肝抑阳的天麻钩藤饮加减。方用天麻驱风潜阳，钩藤清热熄风，两药平肝潜阳为主药；配以石决明清肝潜阳；黄芩，栀子清肝泻火；牛膝引血下行，以制火热炎上；益母草清热活血；佐以杜仲、桑寄生补益肝肾，茯神、夜交藤养肝血，安心神。

（6）据兼症化裁：若邪热甚，可选加龙胆草、夏枯草，去杜仲、桑寄生；便秘者，可酌用大黄，芒硝；阳亢化风，可加龙骨、牡蛎、羚羊角等以镇肝熄风。

2. 痰浊中阻

（1）抓主症：头晕目眩，如坐舟车，旋转不定，闭目亦然或者眩晕头重如蒙。

（2）察次症：肢体困倦，胸闷，呕恶痰涎，心下逆满，心悸怔忡，口中黏腻，或口苦咽干，耳鸣闭塞。

（3）审舌脉：苔白浊腻，脉濡缓。

（4）择治法：燥湿化痰，健脾和胃。

（5）选方用药思路：本证痰湿内生，浊阴中阻，上逆清窍，发为眩晕，痰浊中阻，浊气不降，胸阳不展，气机不利。故应选用化痰利湿，和胃泄浊的半夏白术天麻汤加减。方用半夏燥湿化痰，降逆止呕，白术健脾去湿，佐茯苓、陈皮健脾化湿，理气化痰，甘草、生姜、大枣健脾和胃，调和诸药。

（6）据兼症化裁：若呕吐频作，可加代赭石、竹茹降逆止呕；脘闷不食，腹胀者，可加白豆蔻、砂仁等理气化湿；若耳鸣重听者，可加葱白、石菖蒲等以通阳开窍；肢体沉重苔腻者，可加藿香、佩兰等以醒脾化湿。另可酌情选用六君子汤、苓桂术甘汤、二陈汤之类加减使用。

3. 痰热内蕴

（1）抓主症：眩晕头目胀痛。

（2）察次症：心烦口苦，渴不欲饮。

（3）审舌脉：舌苔黄腻，脉象弦滑而数。

（4）择治法：清热化痰，降逆利窍。

（5）选方用药思路：本证痰热郁蒸，上扰头目，故眩晕、头目胀痛，痰扰清空。故应用温胆汤加减。方以半夏、陈皮、茯苓、甘草（二陈汤）安胃祛痰；竹茹清膈上之痰热，枳实以除三焦之痰壅，与半夏、陈皮之温性药相配，清热化痰而不燥。

（6）据兼症化裁：黄芩较黄连、天竺黄清热化痰之力更强。眩晕较甚者，可酌加天麻、钩藤、石决明、菊花等药；火甚壮实属阳明者，也可酌用大黄之类清下；痰火较甚者，也可选用清心安神豁痰丸。

4. 脾虚气陷

（1）抓主症：头晕目眩，可因体位变化或头颈旋转而增剧，动则加重。

（2）察次症：少气懒言，语音低微，目糊耳鸣，神疲乏力，脑有空虚感，时时自汗，倦怠乏力，食后腹胀，大便稀溏，或畏寒肢冷。

（3）审舌脉：舌质淡胖，苔白，脉虚弱或虚大。

（4）择治法：补中益气，升清定眩。

（5）选方用药思路：脾虚气陷，清阳不升，气虚卫阳不固，中气不足，肺气亦虚，脾阳虚衰。故选用补中益气，升提清阳的补中益气汤加减。方以黄芪、人参，甘温益气为主，配升麻、柴胡，有升提阳气的作用。另辅以白术、陈皮、当归、甘草健脾补气，养血和中。

（6）据兼症化裁：若时自汗出者，可加防风、浮小麦固表止汗；气虚湿甚便溏者，可加薏苡仁、扁豆；形寒肢冷，可加桂枝、干姜温阳益气。

5. 气血亏损

（1）抓主症：头晕目眩，动则加剧，劳累则发。

（2）察次症：纳减体倦，面白少华或萎黄，唇甲无华，发色不泽，神疲乏力，心悸怔忡，失眠健忘，纳少，脘胀。

（3）审舌脉：舌淡，脉虚细。

（4）择治法：益气养血，补益心脾。

（5）选方用药思路：气血不足，脑失所养，劳则气耗，血虚心失其养，心神不宁，气血不足则发、甲、唇不荣。故选用补养气血，健运脾胃的归脾汤加减。本方以术健脾，茯苓安神，脾健则气血生化有源；黄芪益气生血，当归补血活血，此即当归补血汤，以补气生血；桂圆肉补血养心；人参大补气血；酸枣仁、远志养血安神；木香调理气机，健运脾胃；甘草调和诸药。

（6）据兼症化裁：若血虚心神失养者，可加柏子仁、朱砂等安神；血虚较甚，加熟地、阿胶等。若因失血引起者，则应找出原因先塞其流，之后进行调治。

6. 肝肾阴虚

（1）抓主症：眩晕经久不愈，精神委靡，腰膝酸软。

（2）察次症：目涩视力减退，耳鸣发落齿摇，颧红烦热，口干咽燥，潮热盗汗，遗精阳痿，妇女月经不调。

（3）审舌脉：舌红少苔或光剥，脉沉弦细数。

（4）择治法：补益肝肾，滋阴清热。

（5）选方用药思路：肝肾阴虚，精血衰少，髓海不充，脑失所养，肾精不足，不能上济心阴，心肾不交。故用补肾填精，养脑定眩的左归丸加减。方中熟地、山萸肉、山药滋补肝肾；枸杞子、菟丝子补肝肾，鹿角霜助肾气，三药生精补髓，牛膝强肾益精，引药入肾，龟板滋阴清热降火。

（6）据兼症化裁：若失眠、多梦、健忘明显者，可加阿胶、酸枣仁、鸡子黄等交通心肾，养血安神；若五心烦热，咽干口燥等阴虚热甚者，可加知母、黄柏，丹皮、麦冬等以滋阴清热；若水不涵木，肝阳上亢，肝风内动者，可用大定风珠、地黄饮子之类育阴潜阳熄风。

7. 肾阳虚

（1）抓主症：眩晕、耳鸣，精神委靡，腰膝酸软，遗精滑泄。

（2）察次症：四肢不温，形寒怯冷，或气短咳逆，或下肢浮肿，或大便溏泄，面色㿠白。

（3）审舌脉：舌淡嫩苔白，脉沉细无力。

（4）择治法：益肾填精，温肾壮阳。

（5）选方用药思路：阴损及阳，肾气虚衰，生髓不足，脑失所养，故选用温肾助阳的右归丸加减。方用肉桂、附子温补肾阳；杜仲补肾壮阳，强筋健骨；熟地滋阴，山萸肉涩精，山药、枸杞子、菟丝子补肾填精，当归补血生精，另以鹿角胶助肾气。

（6）据兼症化裁：可酌加巴戟天、仙灵脾、肉苁蓉等以增强温补肾阳之力；若气短喘逆，咳逆汗出等，可加人参、胡桃肉、蛤蚧等以助肾纳气；若见下肢浮肿，可加桂枝、茯苓、泽泻等温肾利水；大便溏泄者，可加白术、茯苓等以健脾止泻。

8. 瘀血内阻

（1）抓主症：眩晕，头痛。

（2）察次症：目眩耳鸣，失眠多梦，心悸健忘，精神不振，胸胁胀满，心悸，精神抑郁或有面额灰滞晦暗，唇甲紫，或但欲漱水不欲咽。

（3）审舌脉：舌暗紫有瘀点（斑），脉弦涩。

（4）择治法：活血化瘀，通络定眩。

（5）选方用药思路：瘀血阻络，气血失调，清窍失荣，气血不通，脑失所养。故选用活血通络，祛瘀生新的通窍活血汤或血府逐瘀汤。

前者用赤芍、川芎、桃仁、红花活血祛瘀，麝香芳香利窍，红枣调和，佐老葱、生姜、黄酒以温运，祛瘀之力颇强，宜于瘀阻脑窍者。后者当归、生地、红花、赤芍、川芎等为活血消瘀主药，枳壳、桔梗以理气通络，牛膝引血下行，药性较前者为平和。可酌情选用。

（6）据兼症化裁：若兼有气虚，身倦乏力，少气自汗者加黄芪补气，可重用；若兼寒凝，畏寒肢冷，可加附子、肉桂温经活血；若骨蒸劳热，肌肤甲错，可加丹皮、知母、黄柏等。

六、中医特色技术

（一）针灸调治

1. 毫针疗法

（1）周围性眩晕

取穴 远近配穴法，泻法。

处方 风池、百会、合谷、耳门、翳风、听宫。

操作 各穴均捻针2分钟，每日1次，6次后休1日。

（2）假性眩晕、中枢性眩晕

取穴 远近配穴法，平补平泻法。

处方 四神聪、曲池、神门、率谷、太阳。

操作 留针30分钟，每日1次，10次为1疗程。休息3日。

2. 艾灸疗法

取穴 百会。

操作 用龙胆紫标出百会穴，去掉头发。艾柱锥形如黄豆大小，共燃20壮。本法适于内耳性眩晕、低血压病、神经官能症、外伤后眩晕。

3. 针灸疗法

取穴　风池、百会、气海、血海、三阴交。

操作　百会用小艾柱隔姜灸 5 壮，余穴用针法补法。每日 1 次。本法适用于神经官能症、低血压病、血管舒缩功能失调、头部外伤后眩晕。

4. 项针疗法

取穴　风池、翳明、翳风、供血、听宫、四神聪。

操作　平补平泻法，每日 1 次，留针 30 分钟，其间行针 2 次，每次 1～2 分钟。本法适于真性眩晕。

5. 电针疗法

取穴　风池、供血。

操作　将一组导线连接同侧风池、供血，正极在上、负极在下，选疏波，电流量以患者头部轻度抖动为度，每次 20 分钟，6 次后休息 1 日。本法适用于内耳性眩晕、低血压病、神经官能症、外伤后眩晕。

（二）推拿调治

1. 通络止眩按摩法

（1）用双手拇指桡侧缘交替推印堂至神庭 30 遍。

（2）用双手拇指螺纹面分推攒竹至两侧太阳穴 30 遍。

（3）用拇指螺纹面按揉百会、风府、肾俞、气海各 30～50 次。

（4）用大鱼际揉太阳 30 次，即向前向后各转 15 次。

（5）拿捏神门、足三里、太冲各 30～50 次。

（6）用大拇指螺纹面向下直推桥弓，左右交替，各 10 遍。

（7）拿捏风池 10 次，以局部有酸胀感为宜。

（8）由前向后用五指拿头顶，至后头部改为三指拿，顺势从上向下拿捏项肌 3～5 遍。再推向耳后，并顺势向下推至颈部，连做 3 遍。

（9）擦涌泉 100 次，至脚心发热为止。

2. 辨证按摩法

（1）肝阳上亢：用一手扶后枕，另一手拇指按压印堂后缓缓揉动，以顺时针为宜，揉压交替进行；以拇指掌侧自鼻尖之素髎穴起，向上沿头部正中线经印堂、神庭、百会、强间推至哑门穴止，反复操作 2～3 分钟，以双手拇指置于前额正中，向两侧太阳穴处做分推法，5 分钟左右，然后用双手拇指按揉太冲穴约 2 分钟。

（2）脾虚湿盛：以两手拇指掌面对置于脐下阴交穴处，其余四指分置腹部两侧，自上向下逐步推动，经石门、关元、中极至曲骨穴止，反复操作 2～3 分钟。

（3）气血两虚：以一手扶定额部，另一手四指自左侧或右侧枕后率谷穴处开始，斜向外下经风池、哑门至对侧肩井穴处，斜摩 3～5 分钟，然后以拇指点按足三里穴 1 分钟。

（4）肝肾阴虚：以手掌置于腰部一侧之肾俞、气海俞及大肠俞处，再摩动至一侧带脉穴处，再摩动至对侧带脉穴处，反复按摩 3～5 分钟。

3. 辨证点穴

点穴时要注意揉、按、振法相结合，力度要深透、柔和。

（1）肝阳上亢：用"推桥弓"法，并以补法点三阴交、侠溪，以泻法点风池、风府、期门、行间。

（2）脾虚湿盛：泻法点膻中、内关、解溪，按揉两侧丰隆、阴陵泉，得气为度，用补法点中脘、足三里，并在上腹部用泻法做摩法治疗。

（3）肝肾阴虚：补法点关元、气海、三阴交等穴位，按、揉两侧太溪，推足底涌泉穴，并在下腹部、腰骶部和足底做摩法、擦法的治疗。

（三）耳穴调治

1. 冰片耳压法

取穴　神门、脑、皮质下、交感、心等穴。

方法　每次选双侧耳穴2～3个。用米粒大小之冰片，放在0.5×0.5厘米的橡皮膏中心，贴于耳穴上，3天1换。

2. 辨证耳压法

取穴　内耳、额、枕、脑点、神门、交感等穴，

方法　将王不留行籽贴压于穴上，手压以使其有明显痛感为宜。并嘱经常按压，隔天换药1次。

加减　①肝阳上亢：加心、肝、肾、三焦。②脾虚湿盛：加肺、脾、肾、皮质下。③气血两虚：加脾、胃、肾。④肝肾阴虚：加肾、子宫（或睾丸）、内分泌。

（四）穴位敷贴调治

1. 肝阳上亢

复方天麻糊

原料　天麻，钩藤，生石决明，芦荟，活蚯蚓适量。

制法　共研细末，用小蓟根汁调成糊状敷神阙、三阴交、涌泉，胶布固定，2日更换1次。

2. 脾虚湿盛

（1）化痰止眩散

原料　胆南星，明矾，川芎，郁金，白芥子，生姜汁适量。

制法　将前5味药共碾成细末，贮瓶密封备用。用时取药末适量，加入生姜汁调成膏状，敷于患者脐孔上，盖以纱布，胶布固定，每天换药1次。

（2）半夏天麻术芥膏

原料　生半夏，苍术，天麻，白芥子，生姜适量。

制法　将前4味研为细末，取药粉以生姜汁调敷，外用胶布封固，3～5天换药1次，每天用热水袋热敷15～30分钟。

3. 气血两虚

益气养血散

原料　人参，白术，当归，吴茱萸。

制法　将上药研为细末，取药粉3g，用人乳汁或水调糊敷脐，胶布封固，每3天换药1次，用热水袋热敷15～30分钟。

4. 肝肾阴虚

盐附子生地膏

原料　盐附子、生地各等量。

制法　取盐附子、生地各等量，共捣烂，每晚临睡时，用水调成膏状敷涌泉穴（双），次晨除去。

（五）拔罐调治

1. 肝阳上亢

选取肝俞、太阳、阳陵泉穴。操作时，患者取坐位，选取小口径玻璃罐以闪火法吸拔太阳穴，再选用中口径玻璃罐以闪火法吸拔肝俞、阳陵泉穴各10～15分钟，每日1次。

2. 脾虚湿盛

选取丰隆、脾俞、中脘、阴陵泉等穴。操作时，患者取坐位，选用中口径玻璃罐以闪火法吸拔诸穴各10～20分钟，每日1次。

3. 气血两虚

选取气海、心俞、脾俞、膈俞穴。操作时，患者取坐位，选用中口径玻璃罐以闪火法吸拔诸穴各10～15分钟，每日1次。

4. 肝肾阴虚

选取肾俞、脾俞、胃俞、天柱、三阴交穴。操作时，患者取坐位，选用中口径玻璃罐以闪火法吸拔同一侧诸穴10～15分钟，每日1次。

（六）刮痧调治

取穴　风池、肩井、脊背两侧夹脊穴（华佗夹脊穴）、曲池。

操作方法　力度中等，操作范围广泛。刮痧至出现痧痕为止，每日1次。

加减　①肝阳上亢：加太冲、肾俞、京门等穴，手法力度中等，操作范围广泛。②脾虚湿盛：加中脘、丰隆、足三里、三阴交等穴，手法力度中等，操作范围广泛。③气血两虚：加膈俞、血海、膻中、百会等穴，手法力度宜轻。④肝肾阴虚：加太溪、肝俞、肾俞、头维等穴，手法力度宜轻。

（七）砭石调治

（1）用砭具尖端点按内关穴10分钟。

（2）用砭具在后顶、百会、前顶、囟会穴点按推揉，每穴2分钟。

（3）用砭具刮擦头侧部，左右各5分钟。

（八）药浴调治

肝阳上亢

（1）桑菊枯草方

原料　夏枯草，钩藤，桑叶，菊花。

制法　上药共煎，取药液浴足，每日1～2次，每次10～15分钟。

（2）茺蔚子方

原料　桑枝，桑叶，茺蔚子。

制法　上药加水 1000ml，煎至 600ml，在水温 40℃左右时，浸洗双足。每次 30～40 分钟，洗脚后即就寝，1 日 1 次。

（3）生地寄生方

原料　生地、桑寄生。

制法　将上药煎汤取汁，浸洗双足。

（4）交藤牡蛎方

原料　夜交藤，吴茱萸，牡蛎。

制法　上药煎汤，泡浴。每次 30～40 分钟，每日 1～2 次。

（九）药枕调治

1. 肝阳上亢

（1）决明菊花枕

原料　决明子，菊花。

制法　上两药共研粗末，装入枕芯，制成药枕，睡觉时枕之。

（2）高血压枕

原料　野菊花、灯心草、夏枯草、石菖蒲、晚蚕砂各等份。

制法　上药一起烘干，粉碎成粗末，装入枕芯，制成药枕，将药枕对准风池、风府及大椎枕之。

2. 脾虚湿盛

明矾枕

原料　明矾，旋覆花，豨莶草，竹茹。

制法　将明矾打碎，豨莶草烘干，研成粗末，旋覆花烘干，搓碎，三药混匀，与竹茹一起装入枕芯，制成药枕，睡觉时枕之。

3. 气血两虚

当归枕

原料　当归，甘松，黄芪，白术，茯苓，熟地，仙鹤草，大枣，葛根。

制法　上药一起烘干，研成粗末，混匀，装入枕芯，制成药枕，睡觉时枕之，坚持 3 个月。

4. 肝肾阴虚

（1）桑葚地黄枕

原料　桑葚子，干地黄，丹皮，黑豆，藿香，巴戟天。

制法　烘干后研成粗末，和匀，装入枕芯，制成药枕，睡觉时枕之。

（2）黑豆磁石枕

原料　黑豆，磁石。

制法　上药分别打碎，和匀，装入枕芯，制成药枕，睡觉时枕之。

注意事项　磁石要打碎成米粒大小。

七、调摄养护

应避免和消除能导致眩晕发生的饮食不节、劳倦过度、情志失调等因素。发病时要及时治疗，注意休息。保持饮食清淡和情绪稳定，避免突然的体位改变和头颈部活动，以防症状加重。

（一）自我保健按摩

1. 穴位点按法

取穴　百会、合谷、太冲、涌泉、曲泽。

方法　①运力点按、捏揉、推拿、振颤百会、合谷、太冲、涌泉等穴，各1分钟。②用拇指按揉对侧的曲泽穴，向前臂方向用劲，两侧各约1分钟。

2. 手部按摩法

取穴　内关、阳谷、合谷。

方法　按揉内关200次，阳谷50次；掐按合谷500次，每天1次。

3. 足部按摩法

取穴　涌泉、行间、太溪、三阴交、陷谷、丰隆、足三里。

方法　擦涌泉，以足心产生热感为度，自擦时要呼吸自如，用力均匀，速度为每分钟80～100次，切勿屏气。按揉行间、太溪、三阴交、陷谷、丰隆、足三里各5分钟，用力以局部感到酸胀为宜。

（二）食疗药膳

1. 辨证饮食宜忌

宜吃清淡甘凉的食物，如芹菜、菊花、海蜇、松花粉、荸荠、萝卜、莴笋、丝瓜、河蚌、龟、桑葚、茭白、黄瓜、冬瓜、绿豆、绿豆芽、空心菜、苋菜、赤豆、槐花、决明子、橘子、金橘等。忌吃羊肉、猪肥肉、狗肉、公鸡、辣椒、桂皮、洋葱、丁香、芥菜、人参、紫河车、香烟及白酒等辛辣香燥、性热助火的食物。

（1）脾虚湿盛：宜吃具有化痰、健脾、和胃作用的清淡食物，如苡仁、萝卜、丝瓜、冬瓜、竹笋、荸荠、海蜇、生姜、陈橘皮、黄豆、白扁豆、空心菜、苋菜、南瓜、芋艿、蘑菇、甘薯、山药等。忌吃大枣、桂圆、黄精、猪肥肉、海腥发物及过咸食品。

（2）气血两虚：宜吃具有补益心脾、养血补气作用的食物，如绿叶蔬菜、桂圆肉、莲子、大枣、山药、芝麻、桑葚、核桃、淡菜、猪脑、松子、枸杞子、天麻、何首乌、紫河车、人参、银耳、蜂乳、蜂蜜、豆浆、燕窝、乌骨鸡、猪心、猪肝、猪肾、阿胶、乌贼、鱼类、牡蛎肉、蚌肉、甲鱼、牛奶、禽蛋、瘦肉、豆制品以及各种食用菌等。忌食葱、姜、辣椒、胡椒、桂皮、茴香、萝卜、茶叶、白酒等食物。

（3）肝肾阴虚：宜吃具有滋养肝肾、填精补髓作用的食物，如核桃肉、桑葚、枸杞子、何首乌、紫河车、山药、淡菜、牡蛎、芡实、鸭肉、鳖、百合、阿胶、黑豆等。忌食葱、姜、辣椒、胡椒、桂皮、茴香、萝卜、茶叶、白酒等辛辣、温燥、伤阴的食物。

2. 辨证药膳

（1）肝阳上亢

①天麻粥

原料　天麻，杭菊花，大米。

制法　将天麻和大米放入锅中，加水用武火同煮，至沸后改用文火煮至大米半熟时再加入杭菊花（布包），煮至米烂成粥后用油盐调味服之。

②天麻鸡蛋汤

原料　天麻，鸡蛋。

制法　先煎天麻1小时后去渣，然后冲入鸡蛋，炖服。

（2）脾虚湿盛

白果干姜粉

原料　白果仁，干姜。

制法　将白果仁和干姜共研细末，分4份，每次1份，温开水送服，早晚饭后各服1次。

（3）气血两虚

归芪炖鸡

原料　老母鸡，黄芪、当归，葱、姜、盐适量。

制法　将洗净的老母鸡1只，少量葱、姜、盐等放入炖锅内，隔水清炖，食鸡饮汤。

（4）肝肾阴虚

杜仲核桃炖猪腰

原料　杜仲、核桃，猪腰花（猪肾）。

制法　将杜仲、核桃与猪腰花（猪肾）隔水同炖至熟，去杜仲后再加入少许食盐调味服食。

（吴咚咚）

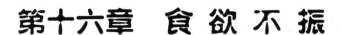

第十六章　食　欲　不　振

食欲不振是指食欲不佳，不想进食，甚至看见食物就感到饱胀，腹中不适的症状，可伴见脘腹疼痛、胸闷、口苦、恶心、呕吐、腹泻等。人以脾胃之气为本，胃健则胃气和降，脾能升发，肠道调畅，则知饥能食，食能知味，是为正常食欲。凡因先天禀赋不足，胃气虚弱，或因饮食不节（不洁），胃肠伤损，或因时病杂病伤损脾胃，或因老年胃气虚弱等，皆能致胃失和降，胃气虚弱，气机不畅，而致食欲减退，纳食减少，久则可因化源不足，形体失充，脏腑失养，而变生诸证。故本证虽不属重危，亦应当注意防治。

一、诊断要点

（1）以不思饮食为几乎唯一不适感，其他不适感均为继发，包括腹胀、消化不良、乏力、精神疲惫、头晕等。

（2）上述情况持续发生不超过一个月。

（3）已引起个体明显的苦恼，工作、学习效率下降，或生活质量下降。

（4）不为任何一种躯体疾病或消化系统疾病的一部分。应排除已诊断为厌食症患者或其他胃肠道本身的病变，如各种胃炎、胃溃疡、胃下垂、肝炎、肝癌、肠炎等，全身性疾病所致食欲不振者，以及合并有心血管、肺、肝、肾和造血系统等严重原发性疾病和器质性疾病及精神病患者。

二、审析病因病机

本症病位在脾胃，因脾胃先天不足或者后天损伤，如情志致病、外感六淫邪气、脏腑功能失调影响脾胃功能均可导致本症的发生。

1. 肝气犯胃

本证多由于情志不遂，肝气郁结犯胃所致，其病情多与情绪变化有关。

2. 脾胃湿热

多因饮食不节，过食肥甘损伤脾胃，或感受湿热，蕴结中焦而脾胃纳化升降功能失职所致。

3. 胃阴不足

多发生在外感热病后期，热邪耗伤胃阴所致，如《杂病源流犀烛·伤食不能食源流》："时病后，胃气未和，知饥不纳者，调养之。宜茯神、枣仁、川石斛、知母、鲜莲子、鲜省头草。"
阴虚体质不知调养，胃阴不足亦可出现此症。

4. 脾胃气虚

多由于饮食所伤或劳倦伤气，脾胃虚弱，胃的受纳腐熟功能下降所致。气虚体质更易发生。

5. 脾胃虚寒

素体虚弱，尤其阳虚气虚体质之人，饮食不节，贪凉饮冷致脾胃阳虚，阴寒内生，故不思饮食。

6. 脾肾阳虚

可因过食生冷或过用寒凉药物等损伤脾阳，日久及肾，脾肾阳虚，胃纳功能下降。

7. 伤食所致

多有明显的伤食史，因饮食过量，或进难以消化之食物而致。《素问·痹论》曰："饮食自倍，肠胃乃伤。"《景岳全书·饮食门》云："伤食者必恶食"。

三、明确辨证要点

主要是辨清虚实。实证多见气滞、湿热、食积；虚证多为阴虚、气虚、阳虚。

1. 实证

肝气犯胃所致食欲不振，多由情志不遂，肝气郁结犯胃所致。其特点为：不思饮食，兼见嗳气呃逆等，且病情多与情绪变化有关；脾胃湿热所致食欲不振，多因饮食不节，过食肥甘损伤脾胃，或感受湿热，蕴结中焦而脾胃纳化升降功能失职所致，其特点是纳差且厌油腻，恶闻食臭。

2. 虚证

胃阴不足食欲不振，多发生在外感热病后期，热邪耗伤胃阴所致，阴虚体质易发；脾胃气虚食欲不振，多由于饮食所伤或劳倦伤气而致。脾胃虚寒与脾肾阳虚同属虚证，均可由脾胃气虚演变而来，故皆有脾胃气虚之表现。脾胃虚寒食欲不振，阴寒内生，遇寒则重，得热则缓。脾肾阳虚食欲不振，脾虚日久，累及肾阳而致脾肾阳衰，腰酸腿软，完谷不化。

3. 注意伤食史

本证辨证时要注意饮食本身所伤，尤其在婴幼儿及青壮年。伤食食欲不振，多有明显的伤食史。

4. 病位

本病病位在脾胃，而脾胃为后天之本，特别是在慢性疾病中，食欲不振、食量减少将有碍身体的康复，尤其是药物治疗亦需脾胃的运化才能发挥效力，故久病凡见此症，应特别重视。

四、确立治疗方略

1. 消积化湿理气以祛邪

食积、湿热、气滞等壅滞中焦，影响胃的受纳腐熟功能，胃失和降，导致食欲下降。虽然部分病理因素的产生与脾胃功能低下有关，但应首先祛除病邪，否则盲目的补养脾胃，则正气未充而壅滞更甚反而加重症状，甚则变生它证，使病机趋于复杂。所以临证时辨清虚实，权衡轻重，对能否尽快改善症状非常重要。

2. 滋阴补气温阳以扶正

对阴虚、气虚、阳虚所致者，如《杂病源流犀烛·伤食不能食源流》所说："不能食，脾胃俱虚病也，……惟审知脾胃中或有积滞，或有实火，或有寒痰，或有湿饮，而元气已衰，邪气方甚者，方可稍用消导，而仍以补益为主。"当分清虚实偏重，灵活变通。

3. 畅情志以助调肝和胃

凡与情志因素相关者，除用药之外，应特别注意开导患者，并创造良好的进食环境，使之心情畅慰，并辅以食后谈心或散步，则常能收到良好的疗效。同时饮食品味在营养均衡的基础上，宜随其所愿，投其所好，且食量适当，切不可过度劝食，进食中避免谈论厌恶之事，以免影响食欲。

五、辨证调治

根据成因及症状表现，可分为食积伤胃型、湿热伤胃型、胃阴虚损型，胃气虚弱型、肝胃失和型、脾肾阳虚型。

1. 食积伤胃

（1）抓主症：多因饮食不节，反复暴饮暴食，不思饮食，恶心欲吐，食则乏味，甚者可厌食拒食。

（2）察次症：脘腹胀满，口出秽腐气，或嗳腐泛酸，腹胀气窜，矢气较多，其味腐臭，大便腐秽，滞而不爽。

（3）审舌脉：舌质暗红，舌苔腐腻，脉象滑数。

（4）择治法：消食导滞，和胃降逆。

（5）选方用药思路：本证因食积胃肠，阻滞气机，浊气上逆，胃气失降，而致食欲减退。故选具有消食化滞作用的保和丸加减以消食导滞。本证多因饮食不节或因过食甜食或油腻之品，胃中难以腐熟，或因体弱胃虚，老年自衰太过，致食入难化。方中山楂、神曲、莱菔子，三味药品消食化积，理气健脾，二陈汤消痰利水，化积和胃，连翘清热解毒，用以消内热。

（6）据兼症化裁：伴热象明显者加黄芩、黄连；伴实证胀满者加厚朴、枳实、大黄；伴气滞者加香附、木香；伴血瘀明显者加川芎、延胡索；伴阴虚者加玉竹、生地；伴痰湿明显者加藿香、防风、佩兰等。

2. 湿热伤胃

（1）抓主症：食欲减退，不思饮食，纳食减少，恶闻油腻味。

（2）察次症：兼见口腻不爽，口苦，脘腹痞满，身倦乏力，小便黄热混浊，大便滞而不爽。

（3）审舌脉：舌质红，舌苔黄腻，脉象滑数。

（4）择治法：治宜消食导滞，和胃降逆。

（5）选方用药思路：多因素体阳盛，又复感湿热，或因过食辛辣酒食，肥甘厚腻，或因邪热入里，热结胃肠，或因脾胃气滞，湿滞胃肠等，皆可致生湿化热，湿热蕴结胃肠，阻滞气机，胃气失降，湿热浊气上逆故选具有清热化湿作用的三仁汤加减。本证型多见于中老年，以长夏湿甚季节为多见。杏仁苦辛开上以通利上焦肺气，肺气宣通，则在肌表部分之湿邪可去，白蔻仁辛苦芳香以化湿舒脾，去中焦湿邪，薏苡仁甘淡寒以渗利湿热于下焦，使湿从小便而出，三药合用，宣上、畅中、渗下以解三焦之湿热，均为主药；厚朴、半夏运脾除湿，行气散满以加强白蔻仁运中化湿之力，为辅药；滑石、通草、竹叶清热利湿，以增强薏苡仁渗下清热之功，为辅佐药。各药合用，则辛开肺气于上，芳香化浊于中，甘淡渗湿于下，故能清中焦理下焦，湿化而热清。

（6）据兼症化裁：湿重于热加苍术、藿香、薏苡仁、白蔻仁、石菖蒲；湿热并重加黄芩或黄连、茵陈；上腹胀满痞闷减轻，厚腻苔变薄，加焦楂、神曲、白术。

3. 胃阴虚损

（1）抓主症：不思饮食，或饥不欲食，晨间时有恶心，甚则厌闻食味。

（2）察次症：温凉难适，甚则饮食难进，食入即吐，兼见形体消瘦，唇瘦红赤，口燥咽干，午后潮热，小便黄热短少，大便结燥。

（3）审舌脉：舌质瘦红或嫩红，舌苔剥脱，脉象虚细面数。

（4）择治法：生津益胃，扶脾调中。

（5）选方用药思路：多因素体阴虚，胃阴虚损，或因重证热病之后，胃阴伤损，或因过食辛辣燥性饮食，伤损胃阴，或因老年阴自亏等，皆可胃阴津虚，胃体失养，生机不荣，胃气生发失源，胃气失和，而致食欲欲减退故选具有滋阴养胃作用的益胃汤加减。胃为水谷之海，十二经皆禀气于胃，胃阴复则气降能食。治宜甘凉生津，养阴益胃为法。本方重用生地、麦冬为君，味甘性寒，功擅养阴清热，生津润燥，为甘凉益胃之上品。北沙参、玉竹为臣，养阴生津，加强生地、麦冬益胃养阴之力。冰糖为使，濡养肺胃，调和诸药。

（6）据兼症化裁：若汗多，气短，兼有气虚者，加党参、五味子以益气敛汗；食后脘胀者，加陈皮、神曲以理气消食。

4. 胃气虚弱

（1）抓主症：病程较久，不思饮食，食后脘腹虚胀，劳累后尤为明显。

（2）察次症：见面色淡而萎黄，精神困倦，气短乏力，大便不实，或见便溏。

（3）审舌脉：舌质淡嫩，脉象虚弱。

（4）择治法：补气益胃，扶脾调中。

（5）选方用药思路：多因禀赋不足，胃气素弱，或因劳伤过度，损伤中气，或因过食生冷，伤损中阳，或因老年自衰太过等，皆可致胃气虚弱，中阳不振，生机不荣，而致食欲减退故选具有益气健胃作用的香砂六君子汤加减。党参健脾益气，白术培中宫，茯苓清治节，甘草调五脏，胃气即治，病安从来。加陈皮以利肺金之逆气，半夏以疏脾土之湿气，而痰饮可除也。加木香以行三焦之滞气，缩砂以通脾肾之元气，膹郁可开也。

（6）据兼症化裁：泄泻肠鸣者，加葛根，淮山药；腹痛喜温、畏寒肢冷者，加干姜，桂枝。

5. 肝胃失和

（1）抓主症：不思饮食，食则量少，情志不畅时尤为明显。

（2）察次症：默默不欲食，食则难以下吞；兼见情志抑郁，忧思愁苦，脘胁胀满，气窜走痛，或嗳气泛酸，小便时黄，大便滞而不爽。

（3）审舌脉：舌质边尖红赤，舌苔薄黄或黄腻，脉象细弦。

（4）择治法：疏肝利胆，调中和胃。

（5）选方用药思路：多因忧思郁结，情志不畅，肝气不舒；或因肝病及胃，或因胃病及肝等，皆可致肝郁犯胃，气机郁滞，胃气失和，而致食欲减退，故选具有疏肝和胃作用的逍遥散加减。柴胡疏肝解郁，使肝气得以调达，为君药；当归甘辛苦温，养血和血；白芍酸苦微寒，养血敛阴，柔肝缓急，为臣药。白术、茯苓健脾去湿，使运化有权，气血有源，炙甘草益气补中，缓肝之急，为佐药。用法中加入薄荷少许，疏散郁遏之气，透达肝经郁热；烧生姜温胃和中，为使药。当归、芍药与柴胡同用，补肝体而助肝用，血和则肝和，血充则肝柔。诸药合用，使肝郁得疏，血虚得养，脾弱得复，气血兼顾，体用并调，肝脾同治。

（6）兼症化裁：肝郁气滞较甚，加香附、郁金、陈皮以疏肝解郁；血虚者，加熟地以养血；肝郁化火者，加丹皮、栀子以清热凉血。

6. 脾肾阳虚

（1）抓主症：病程较久，口淡乏味，不思饮食，食则喜热，恶闻食臭，甚或厌食恶食，呕吐清涎，晨间尤甚。

（2）察次症：精神委靡，面色晦暗，畏寒怕冷，或脘腹冷痛，大便溏泻。

（3）审舌脉：舌质淡嫩或胖大，舌苔白腻而滑，脉象沉细而弱。

（4）择治法：补肾扶阳，温中散寒。

（5）选方用药思路：多因素体脾肾阳虚，又复失治，或因久泻久痢，脾肾伤损，或因过食生冷，或苦寒药过用，或因肾或脾胃久病互及，或老年自衰太过等，皆可致脾肾阳虚，温煦气化失源，胃失温养，生机不荣，复加阴寒内盛，水湿滞留，上逆犯胃，而致食欲减退。故选具有温补脾肾作用的二神丸与真武汤加减。肉豆蔻温脾以升，涩肠固滑；补骨脂补肾制水，壮阳涩固。两者配用，一者健脾，一者补肾；一者温升，一者燥固；一者行气，一者助火。诸药合之，则奏温脾补肾。附子大辛大热，温壮肾中阳气，辅以生姜温散水气，茯苓、白术健脾利水，白芍敛阴和里，并制熟附子、生姜之辛燥。两方共奏温助脾肾之阳之功。

（6）据兼症化裁：若水寒射肺而咳者，加干姜、细辛温肺化饮，五味子敛肺止咳；阴盛阳衰而下利甚者，去芍药之阴柔，加干姜以助温里散寒；水寒犯胃而呕者，加重生姜用量以和胃降逆，可更加吴茱萸、半夏以助温胃止呕。

六、中医特色技术

（一）推拿调治

1. 捏脊疗法

俯卧床上，四肢放平。捏脊前术者先在背部轻轻按摩几遍，使肌肉放松。然后用双手拇、示指作捏物状手形，自尾骨端开始，把皮肤捏起，沿脊柱交替向前捏捻。每向前捏捻 3 下，用力向上提捏 1 下，直到颈后高骨突出处。每次捏脊 3～5 遍，每日 1 次，1 周即可见效。

2. 腹部按摩

平躺，以肚脐为中心，用双手从两侧抱住腹部，手指施加力量揉捏腹部，反复做 3～5 分钟；用手指在肚脐左右和下面，以直径约 10 厘米的圆周为范围，绕圈式按摩，接着揉捏上腹部的左右。最后用手掌以直径 20 厘米的圆周为范围，缓按摩整个上腹部，约进行 1～2 分钟。

3. 整体穴位推拿法

（1）穴位选择：下脘、天枢、章门、足三里、膈俞、三焦俞、大椎、命门。

（2）操作方法：①推抚左胁肋部：单掌或双掌于左胁肋部快速推抚 1～2 分钟。②掌推腹部任脉循行路线：1～2 分钟。③推下脘腹部：掌根轮流顺时针推下脘腹部，1～2 分钟。④叠掌揉上腹部：时间约 5 分钟。⑤揉下脘腹部：两掌环形揉下脘腹部 5 分钟。⑥捏拿、抖颤腹肌：多指捏拿腹肌并抖颤约 2 分钟。⑦点揉天枢、章门、足三里穴，各 2 分钟。⑧推、揉背部膀胱经循行部位：先单掌推背部膀胱经循行路线，然后叠掌按揉，各 3 分钟。⑨按压膈俞穴至三焦俞穴：以双掌根或双手拇指交替按压膀胱经内侧线膈俞至三焦俞一段，反复 10 次。⑩捏拿大椎、命门穴：用双手拇指、示指沿督脉路线自上而下反复捏拿大椎至命门穴一段，自上而下捏拿 10 次。

4. 自我保健按摩

（1）调理胃肠按摩法：①摩腹：以两掌相叠，用掌心旋转摩腹部，上起剑突下，下止耻骨联合，顺时针方向和逆时针方向各 10 圈，至腹部渐感发热为度。②擦丹田：将两手掌分别贴于脐下小腹中央处，同时上下摩擦 30 次。③揉神阙：用单手或两手掌重叠，按在肚脐处，揉 30 次；用拇指或示指、中指指腹按压脐部，做轻柔小幅度环旋揉动。④按压全腹：两脚伸直，双手三指（示指、中指、无名指）伸直并拢贴在腹部，慢慢地深压，每一压 3 秒钟，反复 3 次。接着把双手往下移一点以同样动作反复 3 次，再往下稍移，同样的动作反复数次，最后将左手叠在右手上面贴在左上腹部，进行掌压，大约 2 秒钟后轻轻放松即可。⑤按摩足三里：按摩时，用示指或拇指指腹按压旋转，以有酸胀麻感为度，顺时针方向和逆时针方向各 20 次。⑥卧位，两手张开，分别按在两肋下，用掌指向下推动，推至腹沟处为止，反复推动 3 分钟；然后两手相叠，由剑突下推至耻骨联合处，连推 3 分钟，有健脾消食的功效。⑦仰卧，以两手拇指掌侧对置，其余 4 指分置腹部两侧，自剑突下鸠尾穴处经上脘、中脘、下脘至水分穴止，反复直推，时间 3～5 分钟，可健脾胃，消饮食。

（2）穴位点按法：①阴陵泉：用一手拇指点按阴陵泉穴 3～5 分钟。②中脘：用右手示指、中指、无名指、小指指腹揉其脐上 4 寸处的中脘穴。揉摩时，作顺时针旋转动作，压力轻，动作协调有节律，一般揉 5 分钟，可调理胃肠，助消化。③足三里：用一手拇指点按足三里穴 5 分钟，慢慢地、有耐心地用由轻至重的力度进行，可健脾益胃。④三阴交：用一手拇指点按三阴交穴 5 分钟，可健脾养血。⑤气海：用一指禅推法推脐下 1.5 寸的气海穴 1～2 分钟，手法轻快为宜，可调理脾肾。⑥太溪：用一手拇指点按太溪穴 3 分钟，有补肾作用。⑦隐白、大敦穴：用两手拇指指腹点压隐白、大敦穴，每穴按揉 1～2 分钟，每日 1～2 次，有健脾益气作用。

（3）旋球法：用手掌握两铁球在手心内旋转，此法可按摩手心劳宫穴及手指其他穴位。每日 1 次，每次 30 分钟。每分钟 100 次左右为宜。

（二）贴脐调治

白蔻仁、神曲、麦芽、山楂、高良姜、陈皮各等份，共压细粉，用凡士林调成膏状备用。每次取莲子大药膏置于一块 4×4 厘米橡皮膏中央，药膏对准脐心贴敷，四周粘牢。每次敷 8～12 小时，每天 1 次，10 天为 1 疗程。

（三）拔罐调治

1. 火罐

取中脘、天枢、脾俞、胃俞、足三里、上巨虚、下巨虚等穴，用闪火法拔罐，每次取 3 个穴位，每穴留罐 5～10 分钟，每日治疗 1 次。

2. 闪罐

先取背俞穴，薄涂一些润滑剂，用闪火法拔罐，在膈俞至三焦罐，使皮肤出现充血瘀紫，再取中脘、关元、足三里拔罐5～10分钟，隔日治疗1次。

3. 叩刺罐法

从第7胸椎至第5腰椎夹脊穴，自上而下用梅花针轻叩5～8次，至皮肤潮红，并在膈俞、肝俞、脾俞、胃俞穴上拔罐，留罐5～10分钟，同时配合三棱针点刺四缝穴，隔日治疗一次。

（四）刮痧调治

（1）取俯坐位或俯卧位，在施术部位抹上刮痧介质后，用泻法线状刮拭颈部与背部督脉（由上而下）、足太阳经（由下而上），点状刮拭哑门、天柱、身柱、命门、膈俞、肾俞、足三里，均至"痧痕"显现。

（2）取仰卧位，在施术部位抹上刮痧介质后，用泻法线状刮拭任脉（由上而下），并泻法点状刮拭中脘、神阙穴，均至"痧痕"显现。

（3）每天施术1次，症状缓解后，可改用补法刮拭上述经络，直至症状完全消失。

（五）砭石调治

（1）用加热砭板在脾俞、胃俞、中脘做温法15～30分钟。
（2）用砭具点揉足三里、中脘各2分钟。
（3）用加热砭板在胃脘部做温法30分钟。

（六）药浴调治

1. 槟榔橘皮液
原料　槟榔40g，高良姜20g，橘皮30g，土茯苓30g。
制法　将上四药切碎，加水煎煮滤去药渣，待药液温热后洗浴，每晚1次，每次20分钟。

2. 六味神方
原料　藿香、吴茱萸、山药、车前子各20g，木香、丁香各10g。
制法　将上药加水煎煮，滤去药渣，待药液温热时洗浴，每日2次，每次15分钟。

（七）药枕调治

1. 脾胃虚弱
开胃枕
原料　鸡内金20g，焦三仙45g，莱菔子100g，厚朴、山楂、藿香、佩兰各50g。
制法　分别烘干，共研粗末，和匀，装入枕芯，制成药枕，睡觉时枕之。

2. 胃阴亏虚
（1）生津养胃枕
原料　麦冬、葛根、沙参各500g，石斛、砂仁、太子参、天花粉各200g，沉香100g。
制法　分别烘干，共研粗末，和匀，装入枕芯，制成药枕。睡觉时枕之。

（2）麦冬沙参枕
原料　麦冬500g，石斛200g，砂仁200g，沙参500g，葛根500g，天花粉200g，沉香100g。
制法　分别烘干，共研粗末，和匀，装入枕芯，制成药枕。睡觉时枕之。

3. 肝气郁结

（1）疏肝枕

原料　香附 500g，木香 500g，柴胡 500g，青皮 200g，藿香 200g，延胡索 500g，通草 200g。

制法　除通草外分别烘干，共研粗末，通草铺匀，外洒药末，装入枕芯，制成药枕，睡觉时枕之。

（2）菊花枯草枕

原料　香附 300g，桃叶 100g，柴胡 300g，夏枯草 200g，菊花 200g，丹皮 200g，青皮 200g，绿豆衣 50g。

制法　分别烘干，共研粗末，装入枕芯，制成药枕，睡觉时枕之。

（八）针灸调治

1. 耳穴疗法

耳穴压丸法：先行全耳保健按摩，至两耳发热，再用示指尖在耳甲庭、耳轮廓周围来回按摩。每次按摩 5 分钟左右，每天按摩 2～3 次。

2. 灸法

取穴　三阴交、脾俞、胃俞、足三里、章门、中脘、天枢。

方法　每隔 1～2 日灸治 1 次，10 次为 1 疗程，疗程之间可休息 5～7 日，每季度灸 1～2 疗程。诸穴均可采用温和灸或雀啄灸、隔姜灸。

（九）穴位敷贴调治

1. 脾胃虚弱

（1）健脾膏

原料　党参、白术、茯苓、甘草、陈皮、半夏各等量。

制法　将上药部分熬膏贴胸口或脐上，再将部分研粉炒热，熨脐腹部。

（2）理脾方

原料　炙黄芪、鸡内金、焦白术、五谷虫各 6g，炒山药 10g。

制法　共研细末，用姜汁或水调成糊状，敷贴于脐部，以胶布固定。每周 2～3 次。

2. 脾肾阳虚

（1）桂二香糊

原料　公丁香、肉桂各 1.5g，木香 3g，醋适量。

制法　共研细末，加醋调成厚糊状敷于脐部，外用纱布覆盖，胶布固定。

（2）苍术肉桂干姜敷脐方

原料　吴茱萸 4g，肉桂 4g，干姜 6g，炒苍术 6g，白蔻仁 4g。

制法　共研细末，用时取药末少许以温开水调成糊状，涂脐部，以胶布固定，两天换药 1 次。

七、调摄养护

（一）调理原则

主要是去除影响食欲的因素，合理膳食，调畅情志，养成良好的生活习惯，改善消化系统功能。应注重干预对象个体体质类型等因素，辨证调理。

（二）调理方法

1. 确定原因
确定或检查引起饮食减少的身体原因，并予针对性处理。

2. 乐观向上
宜情绪乐观，不宜悲伤忧郁。平时保持精神愉快乐观，进食前更应注意避免不良的精神刺激。良好的情绪、乐观向上的心态能促进胃液的分泌，有助于消化。反之，悲伤忧郁或暴怒往往会导致消化液分泌不足，引起消化不良和吸收功能障碍。

3. 培养好的饮食习惯
（1）饮食上注重色、香、味、形和营养巧搭，选购食物要注意不断变换花色品种。菜肴应当清淡爽口，色泽鲜艳，并可适当选择具有酸味和辛香的食物，以便增强食欲。

（2）及时调控膳食结构，注意多食用含锌的食物。动物性食品是锌的主要来源，牛，羊、猪肉含锌丰富，鱼肉及其他海产品中均含锌。但注意避免用杂肉或肥肉做原料可将瘦肉剁碎煲汤或蒸熟，加些葱、姜等调味。

（3）避免过多食用对胃黏膜有损伤的食物，如油炸食品、辣椒、芥末、浓茶、浓咖啡、酒及过热、过甜的食物。

（4）不要睡前进食（尤其是饱食），少食零食，不要多吃太凉的食物。

（5）要养成细嚼慢咽的习惯，以增加唾液分泌，从而有助消化，增加食欲。

4. 养成良好的生活习惯
（1）尽量不抽烟，不酗酒，因为烟酒均可影响人的味觉。但饭前适当饮少许红葡萄酒，对促进食欲有帮助。

（2）合理安排生活作息时间，三餐要有规律。同时注意保暖。

5. 饮食调摄
饮食定时定量，全面营养均衡。可选用健脾益胃一类的食疗验方。

（三）食疗药膳

1. 辨证药膳法
（1）脾胃虚弱

①山楂养胃丸

原料　生山楂、淮山药各 250g，白糖 100g。

制法　将鲜山楂、山药晒干研末，与白糖混匀后炼蜜为丸，每丸重 15g，每次 1 丸，每日服 3 次，温开水送服。

②健脾膏

原料　生姜 250g，党参 250g，山药 250g，蜂蜜 300g。

制法　将生姜捣碎取汁，党参、山药研末，同蜂蜜一起搅均匀，慢慢煎成膏。每次 5g，每日 3 次，热粥送服，连服数日。

（2）胃阴亏虚

养胃汁

原料　西瓜、西红柿各适量。

制法　西瓜取瓤去籽，用洁净纱布绞挤取液，西红柿用沸水冲烫剥皮，也同样取液。两液合并，随时饮用。

（3）脾虚湿盛

橘姜苡仁饮

原料　生姜、橘皮各 6g，薏苡仁 15g。

制法　将两味洗净切片，一同煮成汤，每日饮汤 1 次。

（4）脾肾阳虚型

蚕豆皮饮

原料　蚕豆皮适量。

制法　将蚕豆皮晾干，上锅炒至焦黄，取适量用沸水冲泡，加盖焖至汁浓，即可饮用。每日 2 次。

（5）肝气郁结

佛芍汤

原料　佛手、白芍各 10g，葱根 9g。

制法　每日 1 剂，水煎代茶饮。

2. 日常药膳茶饮

（1）山楂杨梅生姜饮

原料　山楂 80g，鲜杨梅 30g，生姜 15g。

制法　先将生姜洗净，切成片，与洗净的山楂、杨梅同放入碗中，加精盐、白糖适量，调拌均匀，浸渍 1 小时后，用沸水煮 10 分钟即可服食。早、中、晚 3 次分服，同时嚼食山楂、杨梅、生姜。

功效　开胃消食，健脾导滞。适宜于脾虚食减少者。

（2）山药百合大枣粥

原料　山药 90g，百合 40g，薏苡仁 30g，大枣 15 枚，粳米适量。

制法　将山药、百合、大枣、薏苡仁及粳米适量共煮粥。每日 2 次服食。

功效　滋阴养胃，清热润燥。适宜于胃阴亏虚之饮食减少者。

（3）砂仁羊肉汤

原料　砂仁 10g，白胡椒 3g，生姜数片及适量羊肉。

制法　将砂仁、白胡椒、生姜及适量羊肉共煮汤，熟后放入适量食盐服食，每周 3 次。

功效　健脾散寒，温胃理气。适宜于脾胃虚寒之饮食减少者。

（4）木耳炒肉片

原料　干黑木耳 15g，猪瘦肉 60g，食盐适量。

制法　将黑木耳干品用温水发好、洗净，猪瘦肉切片放入油锅中炒 2 分钟后，加入发好的黑木耳同炒，再加食盐适量，清汤少许，焖烧 5 分钟即可服食，每周 3 次。

功效　补益脾胃，调理中气。适宜于情志不畅所致饮食减少者。

（5）白术卤鸡胗

原料　净鸡胗 500g，葱段、姜片各 10g，药包 1 个（内装白术 10g、八角 2g），料酒 10g，精盐 3g，味精 1g，醋 2g，芝麻油 10g。

制法　鸡胗洗净，下入沸水锅中焯透捞出。锅内放入清水 800g，下入药包、葱段、姜片烧开，煎煮 5 分钟左右，捞出葱、姜不用。下入鸡胗、料酒烧开，卤煮至鸡胗熟烂捞出，沥去水，切成片，加入精盐、味精、醋、芝麻油拌匀即成。

功效　补气健脾，除胀宽中。对孕妇食少、脘腹胀满均有治疗作用。

（6）莲子猪肚

原料　猪肚1个，水发莲子40枚，香油、食盐、葱、生姜、蒜各适量。

制法　将猪肚洗净，内装水发莲子（去心），用线缝合，放入锅内，加清水，炖熟透；捞出晾凉，将猪肚切成细丝，同莲子一起放入盘中。将香油、食盐、葱、生姜、蒜等调料与猪肚丝、莲子拌匀即成。

功效　健脾益胃，补虚益气。适宜于脾胃虚弱者。

（7）参姜炖猪肚

原料　猪肚1个，人参15g，干姜5g，葱白少许。

制法　将人参、干姜放入洗净的猪肚里，用线缝合。砂锅内加水，将猪肚放入锅内，先用武火烧沸，撇去汤面上的浮沫，再改用文火煮至烂熟，调味食用。1天服1次，连服5天。

功效　温胃散寒。适合脾胃虚寒之饮食减少者。

（8）陈皮木香烧肉

原料　陈皮3g，木香3g，瘦猪肉200g。

制法　先将陈皮、木香焙脆研末备用；在锅内放食油少许烧热后，放入猪肉片，炒片刻，放适量清水烧熟，待熟时放陈皮、木香末及食盐并搅匀。

功效　健脾理气宽中。适宜于脾虚气滞之饮食减少者。

（9）红枣橘皮汤

原料　红枣5g，枸杞子50g，橘皮25g，冰糖40g。

制法　将红枣、枸杞子、橘皮洗净待用。水烧开后放入红枣、枸杞子、橘皮，大火煮滚5分钟左右，再改用小火烧至汁浓味香，约半小时左右，然后加入冰糖，捞出红枣、枸杞子和橘皮即可。

功效　健脾益胃，除胀宽中。适宜于脾虚气滞之饮食减少者。

（10）石斛玉竹粥

原料　石斛12g，玉竹10g，大枣5个，粳米50g。

制法　将石斛、玉竹煎汤去渣后，入大枣、粳米煮粥服用。

功效　养阴益胃。适宜于胃阴亏虚之饮食减少者。

（吴咚咚）

第十七章 小 便 频 数

小便频数是指小便次数明显增加，甚则一日达数十次，而无尿急及尿痛的症状。正常人排便次数白天约 4~5 次，夜 1~2 次，次数增多与精神因素、天气寒冷、饮水量多和汗出量少有关，作为病证，应排除这些因素的影响。本节所讨论内容，仅指次数增多而言，不包括各种疾病（如高血压、糖尿病、前列腺增生、慢性肾小球肾炎、肾盂肾炎等）引起的夜尿增多。如仅见夜间小便增多，为夜间多尿，多与失眠，腰痛伴见，故附加讨论。

一、诊断要点

（1）小便频数系指以小便次数明显增多，甚至一日数十溲为主要临床表现的一种病证。

（2）严重干扰日常生活与工作，影响生活质量和身心健康，给生活带来不便。导致工作、教育、社会或个人日常活动水平较前有明显的下降。

（3）应排除引起夜尿增多的各种疾病，如泌尿系统疾病（如下尿路手术史、膀胱炎症、结石、慢性肾炎等）、内分泌及代谢性疾病（如尿崩症、前列腺病等）、心血管系统疾病（如充血性心力衰竭），还应排除药物（如利尿药）所致的尿频。

二、审析病因病机

1. 膀胱湿热

外感湿热之邪，或过嗜肥甘厚味，辛辣炙煿，致湿热内生，蕴于膀胱，影响气化，出现小便频数；或由于湿热下注膀胱，膀胱气化失常，则见小便频数。

2. 阴虚内热

肾阴亏损，虚热内生，摄纳失常，累及膀胱气化故小便频数。

3. 肾气不固

年老体虚，或久病大病，或房室不节，淫欲无度，或劳累过度，耗伤肾气，肾气不能气化约束，故见小便频数；或肾阴不足，虚热内生，膀胱气化不利，则见小便频数。王节斋云："凡人患阴虚之病而小便频数者，此由相火暗动故也。"或肾阳虚衰，命火不足，膀胱失温，气化不行，亦可致小便频数，夜尿增多；或素体虚弱或久病伤肾，肾失封藏之职，膀胱失约束之能，而见小便频数。

4. 肺脾气虚

因劳伤脾，脾失统摄之能，遇寒伤阳，肺气不能宣降，通调不利，遂致膀胱气化失常，而为小便频数；或过食生冷，斫伤脾胃；或素体肺脾气虚，不能制下，膀胱失约，固摄无权，而致小便频数，《灵枢·口问》篇云："中气不足，溲便为之变。"

总之，小便频数与肺、脾、肾三脏功能失调有密切关系，可一脏单独发病，也可多脏相兼为病。在病变过程中，有虚有实，虚证则多阳气虚弱，摄纳失常，实证则因湿热下注，造成膀胱不利。

三、明确辨证要点

1. 首先进行脏腑定位

《伤寒论·辨阳明病脉证并论》："太阳病，若吐若下若发汗后，微烦，小便数，大便因硬，与小承气汤和之愈。"《张氏医通·小便不禁》："是以老年人多频数者，是膀胱血少，阳火偏旺也，治法宜滋肾水真阴，补膀胱津液为主，而佐以收涩之剂，六味丸加麦冬、五味之类，不可用温药也"。本证常责之肺、脾、肾三脏功能失调，可一脏单独发病，也可多脏相兼为病。

2. 脏腑虚实的鉴别

膀胱湿热尿频与肾阴亏虚尿频两者均见尿频短黄，皆为下焦之病。前者为实证，因湿热下注膀胱，气化失常而致；后者属虚证，肾阴亏虚，摄纳失职，且因阴虚生内热，影响膀胱气化而尿频。鉴别要点在于：前者尿频伴有尿急尿痛，小便灼热感，小腹不舒，尿色黄赤；后者伴有眩晕耳鸣，骨蒸劳热，虚烦盗汗，尿黄色浅。肾气不固尿频与肺脾气虚尿频皆属虚证，均与小便清长并见。肾气不固尿频多因素体阳虚，久病伤阳，肾失封藏，膀胱失约而尿频。肺脾气虚尿频多因过食生冷，劳累过度，寒邪伤阳，致肺脾气虚不能制下，膀胱失约则为尿频。小便频数有虚实之分，虚证以阳虚为多，尿液偏于清长。实证多因湿热，常兼尿急尿痛或排尿不适感。此外，尚有肝气郁结而尿频者，因情志失调，肝气郁结，气机不畅，累及膀胱而尿频，特点为尿频兼有尿后似尽未尽之感，常因情志变化而时轻时重。

四、确立治疗方略

1. 补虚与祛邪并重

《诸病源候论·小便致候》中说："小便数者，膀胱与肾俱虚，因有邪热乘之故也。肾与膀胱为表里，俱主水，肾气下通于阴，此二经既虚，致受于客热，虚则不能制水，故令数，小便热则水行涩，涩则小便不快，故令数起也。"脏腑虚则易感湿热之邪，而湿热郁久伤阴耗气，常呈虚实夹杂之象。因此在治疗中要注意邪热的祛除，同时对于阴虚内热要给予滋阴清热，肾气不固要给予益肾缩泉。

2. 温阳与滋阴同用

阳虚者小便清长，或伴遗尿失禁，日久阴液耗伤，可见阴阳两虚之证，故温补阳气的同时注意顾护阴液；阴虚者小便短黄，阴虚火旺，日久耗气伤阳而见阴阳两虚之证，故养阴清热的同时不忘保护阳气。

五、辨证调治

1. 膀胱湿热

（1）抓主症：小便频数，解尿时尿道有热感，尿色黄赤，混浊。

（2）察次症：小腹胀满，大便秘结，口苦口干，见发热，恶寒。

（3）审舌脉：舌质红，苔黄腻，脉濡数。

（4）择治法：治宜清利湿热。

（5）选方用药思路：本证湿热下注，膀胱气化失常，影响气化，则小便频数；湿热薰蒸于外，则尿孔灼热，尿频数，解尿时尿道有热感；热迫下焦，气机不畅，为小便短黄浑浊，少腹胀满；热盛于里，津液亏损，则见口干而黏，大便秘结。若感外邪则见发热恶寒；舌红苔黄腻、脉滑数均属湿热内蕴之象。方用具有清热利湿作用的八正散加减。方中瞿麦、萹蓄利水清热；木通利水降火；车前子、滑石清热利湿；栀子、大黄清热泻火；甘草梢和中缓急。

（6）据兼症化裁：若邪热甚，可选加黄柏、知母、地丁、公英，湿气重者加以利湿之品泽泻、茯苓，兼有腹胀痛者加以刑期止痛之品如厚朴、元胡、郁金。

2. 阴虚内热

（1）抓主症：小便频数，短而色黄，口干咽燥。

（2）察次症：伴有眩晕耳鸣，颧红唇赤，虚烦不寐，腰酸膝软，骨蒸劳热，五心烦热，盗汗，大便秘结。

（3）审舌脉：舌红苔少，脉象细数。

（4）择治法：治宜养阴清热。

（5）选方用药思路：本证阴液亏损，虚热内生，导致膀胱气化不利。邪火扰心则心烦失眠，盗汗；火扰精室则遗精；肾阴亏损，腰失所养则腰膝酸软，尿频并且短黄，伴有眩晕耳鸣，咽干口燥，颧红唇赤，虚烦不寐，腰酸膝软，骨蒸劳热，五心烦热，盗汗，大便秘结，舌红苔少，脉象细数。阴液亏损，虚热内生，导致膀胱气化不利，故见虚烦不寐，颧红唇赤，尿频短黄；肾阴虚则见眩晕耳鸣，咽干口燥，腰膝酸软；阴虚内热，迫汗外泄，则为骨蒸劳热，五心烦热，盗汗，大便秘结；舌红苔少，脉象细数为阴虚内热之象。方选具有滋养肾阴作用的知柏地黄丸加减。方中药取生地，山萸肉、女贞子、旱莲草养阴；知母、黄柏清热泻火；龟板、鳖甲滋阴透热；茯苓、泽泻通利小便。

（6）据兼症化裁：若表现为阴虚为重，用熟地选加菟丝子、枸杞，若以热象为主则加滑石、芒硝、薏苡仁，兼有急躁易怒，为肝火亢盛，加夏枯草、丹皮、栀子清肝泻火。

3. 肾气不固

（1）抓主症：小便频数而清长，尿后余沥。

（2）察次症：或夜尿增多，神疲体倦，或兼尿遗失禁，伴面色㿠白，头晕耳鸣，气短喘逆，腰膝无力，四肢不温，舌淡胖，或伴阳痿，性欲淡漠。

（3）审舌脉：舌淡苔薄白，脉沉细弱。

（4）择治法：治宜补肾气，温肾阳。

（5）选方用药思路：素体阳虚或者久病阳虚，肾司二便，肾失封固之职，膀胱失约束之能，气化不行，则小便频数而清长，或兼尿遗失禁；阳虚而失却温煦，鼓舞无力，则为面色㿠白，头晕耳鸣，四肢不温；肾气亏而气失摄纳，故气短喘逆，腰膝无力。肾主生殖，命门火衰则阳痿、性欲淡漠；肾阳虚，昼得阳助，夜受阴迫，故夜尿增多舌淡胖，苔薄白，脉沉细弱乃阳气虚衰之征。方用具有温补肾阳作用的方用右归丸加减。方中鹿角胶补肾温阳以生精血；菟丝子、杜仲、枸杞子滋补肝肾；当归、白芍养血柔肝；可加仙灵脾、巴戟肉、煨益智、五味子等温肾固涩之品，以增强药力。

（6）据兼症化裁：肾气不固所见遗精、遗尿，加金樱子、芡实、桑螵蛸、莲须，或金锁固精丸以收涩固精；肾不纳气而见喘促短气，动则更甚者，加补骨脂、五味子、蛤蚧补肾纳气；肾阳不足而出现四肢逆冷加附子、肉桂。

4. 肺脾气虚

（1）抓主症：尿频清长，气短乏力。

（2）察次症：或伴尿遗失禁，兼见唇淡白，咳吐涎沫，食少便溏，脘腹重坠，语声低怯，头眩气短，形寒神疲，纳减便溏，嗜卧自汗。

（3）审舌脉：舌淡苔白，脉象虚弱。

（4）择治法：补中益气，缩尿举陷。

（5）选方用药思路：本证由中气不足，肺脾之气鼓动无力所致。劳倦过度，或多食生冷，复感外邪，乃致肺脾气虚，久而气虚不能固摄，膀胱失约而为尿频。肺虚而气失宣降。咳吐涎沫，头眩短气；脾虚则唇淡口和，纳减便溏。脾气虚损，清阳不升则头晕，脾不运化则食少便溏，脘腹重坠，气虚不能固护则自汗；语声低怯、神疲嗜卧、舌淡苔白、脉虚弱皆为气虚之表现。方选具有补脾益肺作用的保元汤合补中益气汤加减化裁。方中人参、黄芪、白术、炙甘草补益肺脾之气；肉桂、生姜温阳散寒。

（6）据兼症化裁：神疲乏力、气短、失眠多梦，重用黄芪，加酸枣仁、柏子仁宁心安神。怕冷、畏风、易感冒，可加桂枝、杏仁。纳呆腹胀，加陈皮、枳壳、麦芽、神曲、鸡内金、理气消食。

六、中医特色技术

1. 针刺调治

取穴　肾俞、膀胱俞、关元、气海、三阴交、足三里、命门。

方法　留针30分钟，隔日针1次，10次为1个疗程。

2. 艾灸调治

取穴　肾俞、膀胱俞、关元、命门。

方法　可选艾柱灸、艾柱隔姜灸、艾条灸及温针灸等。

3. 单方验方

（1）炒芡实300g，研细末，每服30g，日1次，服10天。

（2）五倍子30g，金樱子20g，益智仁40g。共为末，每服10g，1日1次。

（3）单味人参粉30g，每服5g，1日1次，开水送下，用于气虚不禁者。

（4）鱼鳔（炮）、炙刺猬皮各40g，共为细末，日服8g，连服10天。

（5）生黄芪60g，陈皮3g，水煎顿服，日1次，连服7日。

（6）桑螵蛸、海螵蛸各15g，水煎服，1日1次，连服7日。

4. 按摩调治

（1）常规按摩疗法：①按揉丹田：仰卧，双手重叠按于丹田，左右旋转按揉各30次。用力不可过猛，速度不宜过快。②指压法：取中极穴、阴陵泉穴、三阴交穴，各穴用手指掐按几分钟，早晚各1次。③揉按会阴穴：仰卧屈膝取穴，两手掌搓热后，用示指轻轻按摩会阴穴 20 次，早晚各 1 次。④搓脚心：两手掌搓热后，以右手掌搓左脚心，再以左手掌搓右脚心各 50 次。早、中、晚各做 3 次。⑤点压法：用手在脐下、小腹部、耻骨联合上方自左向右轻压，每 1～2 秒压 1 次，连续按压 20 次左右，但要注意不要用力过猛。

（2）腰背按摩疗法：①将两手置于身后，用虎口处自肩胛骨下方，沿脊柱两侧膀胱经臀部中央，上下往返略用力推摩 36 次，以发热为度。②用两手虎口处，以肾俞穴为中心，上下往返推摩腰部 36 次，以发热为度。③左手掌自尾骶沿脊柱向上按摩至胸椎中部，右手同时自胸椎中部沿脊柱向下按摩至尾骶，两手相遇时，上方手掌从下方手掌内穿过。共按摩 36 次，以发热为度。④两手掌相并，置于八髎穴，略用力快速推摩 36 次，以发热、发烫为度但要注意勿损伤皮肤。

上述手法，可活血化瘀，有利气血运行。

七、调摄养护

1. 生活起居调摄

避免憋尿，晚饭后、夜间要少喝水，注意保持大便通畅；生活有规律，气候转冷时特别在冬春、秋冬换季之时，注意保暖，预防感冒；规律性生活，宜戒烟、酒和槟榔，加强体育锻炼；改变特殊生活习惯，心情愉快，睡前不饮浓茶、咖啡等，睡前尽量少饮水，并排空残尿。

2. 饮食调摄

饮食宜清淡，少食辛辣、肥甘厚味之品，可多食平补或温补之品进行调理，如山药、黄芪、杜仲、肉苁蓉、狗脊、胡桃仁、肉桂、杏仁、黄鳝、冬瓜、西瓜等。

3. 食疗

（1）苁蓉羊肉粥

原料　肉苁蓉 10～15g，精羊肉 60g，粳米 60g，葱白 2 茎，生姜 3 片，盐少许。

制法　分别将肉苁蓉、羊肉洗尽，切细，先煎苁蓉取汁，去渣，入羊肉、粳米同煮，待数沸后，加入调味品同稀粥食用。

功效　补阳气，益精血。适宜于尿频属肾气不固者。

（2）参芪冬瓜汤

原料　党参 15g，黄芪 20g，冬瓜 50g，味精、香油、盐适量。

制法　将党参、黄芪置于砂锅内加水煎 15 分钟去渣留汁，趁热加入冬瓜至熟，再加调料即成，佐餐用。

功效　健脾益气，升阳摄水。适宜于尿频肺脾气虚者。

（3）杏梨石韦饮

原料　苦杏仁 10g，石韦 12g，车前草 15g，大鸭梨 1 个，冰糖少许。

制法　将杏仁去皮捣碎；鸭梨去核切块，与石韦、车前草加水同煮，熟后加冰糖，代茶饮。

功效　泻火，利湿。适宜于尿频湿热下注者。

（4）冬瓜薏米汤

原料　冬瓜 350g，薏苡仁 50g，白糖适量。

制法　将冬瓜切成块，与薏苡仁煎汤，用糖调味，以汤代茶饮。

功效　清热利湿。适宜于尿频湿热下注者。

（5）茅根瘦肉汤

原料　鲜茅根 150g，猪瘦肉 250g。

制法 将猪肉切成细丝，与茅根一起加水适量煮熟，酌加调料。分次喝汤吃肉，可常服。

功效 清热利湿通淋。适宜于尿频湿热下注者。

（6）生地桑葚蜜

原料 生地 100g，鲜桑葚 1000g（干品 500g），蜂蜜 300g。

制法 将生地、桑葚子洗净，加水适量煎煮，每 30 分钟取煎液 1 次，加水再煮，共取煎液 2 次。合并煎液，再以小火熬浓缩，至较黏稠时加蜂蜜，至沸停火，待冷装瓶备用。每次 1 汤匙，以沸水冲服，每日 2 次，连服 6～7 天。

功效 补脾益气。适宜于尿频阴虚内热者。

附　夜尿多

夜尿多是指夜间排尿次数和量均增多（夜间尿量＞24 小时尿量的 35%），或每夜排尿≥2 次，或尿比重常低于 1.018，但 24 小时尿的总量并不增多，不包括各种疾病，如高血压、糖尿病、前列腺增生、慢性肾小球肾炎、肾盂肾炎等引起的夜尿增多。夜尿多的中医病机主要是肾阳不足，肾气亏虚。

一、诊断要点

（1）以夜尿多为主要症状，夜间尿量＞24 小时尿量的 35%，或每晚排尿 2 次以上者，每年出现夜尿增多的时间超过 75 天。

（2）严重干扰睡眠，影响生活质量和身心健康，给生活带来不便。

（3）应排除引起夜尿增多的各种疾病，如泌尿系统疾病（下尿路手术史、膀胱炎症、结石、慢性肾炎等）、内分泌及代谢性疾病（尿崩症、前列腺疾病等）、心血管系统疾病（充血性心力衰竭等），还应排除药物（如利尿药）所致的尿频。

二、审析病因病机

肾主水，司开合，膀胱主藏尿液，年老体衰、妇女多胎多产、消瘦、过度限制脂质摄入等原因耗伤人体阳气，脾肾阳虚，固摄失司，而见尿频量多，又昼为阳，夜为阴，夜间阴盛阳衰，故见夜尿频多。

病变脏腑主要在脾肾两脏，也可涉及心肺。气虚为主，阳虚表现不明显者，常见于病程短或青少年，一般责之膀胱气虚，治当益气固脬。脾肾两虚夜间多尿，多因命门火衰不能温煦脾阳，或脾阳虚弱不能充养肾阳，下元温摄不固，多见于年老久病患者。

三、明确辨证要点

1. 辨病位

病位主要在脾，多表现心脾气血不足，伴有心悸失眠等症；病位主要在肾，多表现脾肾阳气虚衰，伴有腰酸膝软、恶寒肢冷等症，也可表现为下焦肾阴亏虚、上焦肺胃热盛之症，除了夜尿多，还伴有烦渴多饮等症。

2. 辨病情

病程短，发病年龄较轻，以脾肾气虚，以气不固为主，病情较轻浅易治；而病程长，发病年龄较大，以肾阳衰微兼夹痰湿瘀血等病理因素者，病情复杂难治，注意患者年龄及病程。

四、确立治疗方略

1. 扶正祛邪

心脾肾气虚，膀胱失于固摄，夜间多尿，甚则脾肾阳气衰惫，命门火衰失于温煦脾阳，下元摄纳不固以致夜尿频多，治当补脾益肾或温补脾肾；肾阴亏虚于下，肺胃热郁于上者清上滋下。

2. 收涩固脬

对于气虚或阳气虚衰，可适当增加收敛固涩药物的使用，以尽快改善症状。

五、辨证调治

1. 心脾两虚

（1）抓主症：夜尿频多，心悸健忘。

（2）察次症：神疲倦怠，多梦易醒，面色不华。

（3）审舌脉：舌淡苔白，脉细弱。

（4）择治法：补益心脾，养血安神，缩尿固肾。

（5）选方用药思路：本证由脾气虚、心气不足所致，脾主升清，运化水湿，脾气下陷，水液下流，膀胱失约则遗尿不禁，小便频数；脾失健运则纳减便溏，气虚则神疲体倦，气短乏力，心阴不足失眠多梦易醒。方用培补心脾作用的归脾汤加减。方中人参、白术、茯苓、甘草补气健脾；当归、黄芪补气生血；龙眼肉、酸枣仁、远志养心安神；木香理气醒脾；生姜、大枣调和营卫。诸药合用，能补益心脾，气旺血生。

（6）据兼症化裁：神疲乏力，气短，失眠多梦易醒，重用黄芪，加酸枣仁、柏子仁宁心安神。纳呆腹胀，加陈皮、枳壳、麦芽、神曲、鸡内金、理气消食。腹泻便溏加用五味子、山茱肉、补骨脂。

2. 肾阳不足

（1）抓主症：夜尿频多，畏寒肢冷。

（2）察次症：腰酸腿软，面色㿠白，精神不振。

（3）审舌脉：舌淡苔白，脉沉细无力。

（4）择治法：补肾助阳，缩尿固肾。

（5）选方用药思路：本证由肾中阳气不振，固缩无权所致，肾主水，司开合，膀胱主藏尿液，故夜间多尿责之于肾和膀胱；又昼为阳，夜为阴，夜间阴盛阳衰，因此，夜间多尿实为阳气虚弱所致。方用具有温肾补阳、固脬缩尿作用的八味肾气丸加味加减。方中以六味地黄丸为基础加以温肾助阳之肉桂、附子、鹿角胶，以达到阴中求阳之功。菟丝子平补肾气，同时海螵蛸收敛固涩，益智仁、覆盆子、芡实温肾缩泉达到温涩兼顾之妙用。

（6）据兼症化裁：肾阳不足而致宗筋无力出现阳痿不举加紫河车，通草填肾精利精窍；遗精，加金樱子、芡实以收涩固精；肾阳虚水泛以致浮肿者，加猪苓、泽泻、车前子；症见喘促短气，动则更甚者，为肾不纳气加蛤蚧补肾纳气。

3. 肾气亏虚

（1）抓主症：夜尿频，伴有乏力，腰腿困重发冷。

（2）察次症：口渴不欲饮，五更泻，腰膝酸软，或四肢不温；或尿后余沥，夜尿频多，遗精早泄，神疲乏力。

（3）审舌脉：舌质淡暗，脉沉细 尺部无力。

（4）择治法：温肾益气，缩尿止遗。

（5）选方用药思路：本证由肾气不足，固缩无力所致，方用具有温补肾气、涩泉缩尿作用的缩泉丸加味加减。方中肾气丸为主既温肾阳又滋肾阴，阴阳互补肾气得生，益智仁、桑螵蛸、五味子、温中有涩，缩泉为主，肉豆蔻、党参、杜仲升脾阳助气，后天培养先天，肾气得助，炙甘草、生姜、大枣、调和诸药健脾益气。

（6）据兼症化裁：心肾不交者方中加合欢花，夜交藤；兼血虚者，酌加当归以补血养心；如若肾气影响肾阳出现寒症者重用附子辅以干姜；下肢麻木肢体不利配合真武汤加减。

4. 气阴两虚，肺胃火炽

（1）抓主症：夜尿多，烦渴多饮，多食。

（2）察次症：面色萎黄，形体消瘦，头晕眼花，失眠多梦，大便干结。

（3）审舌脉：舌质红，苔薄黄，脉细数。

（4）择治法：滋肾益气，清泻肺胃。

（5）选方用药思路：本证由因肾气不足，虚火内生阴亏不能上奉，而致肺胃热盛，下窍不固膀胱开合失司则遗尿，故选具有温补肾气，涩泉缩尿作用的都气丸加味加减。方中肾气丸为主及温肾阳又滋肾阴，阴阳互补肾气得助，黄连、连翘消肺胃之火，清热不伤正，苦寒伤胃，玉竹、党参、黄芪、麦冬养肺胃之阴，胃阴得复肺阴得养，培土生金，五味子酸收益肾，缩泉养阴。

（6）据兼症化裁：反酸呕恶，加煅龙骨、煅牡蛎、瓦楞子；若有痰者，加制半夏、竹沥以化痰肾阴不足，目失所养，视物模糊，加枸杞子、决明子养肝明目；舌苔黄腻、口苦咽干，可加黄芩、黄连清热燥湿。

六、中医特色技术

1. 自我保健按摩调治

（1）用手掌揉小腹部 20～30 次。

（2）用双手掌根揉搓腰骶部 20～30 次，使局部发热为佳。

（3）按揉命门、关元、中极、三阴交各 1 分钟。

2. 推拿调治

（1）用手轻揉小腹部数次。

（2）再用拇指或中指按压中极、关元、大赫，当尿道处有胀感传至后，配合振颤法，反复操作 2～3 次，然后再轻揉行间、三阴交穴。

（3）用手掌揉腰骶部数次。再按揉命门、肾俞及膀胱俞。

3. 针灸调治

（1）电针疗法

取穴　中极、膀胱俞、顶旁 1 线。

针刺方法　嘱夜尿多者排空膀胱，让其侧卧，常规消毒，取 28 号 2 寸毫针，在中极穴斜刺入，针尖向外阴方向刺入约 1.5～2 寸，使针感向外阴方向传导。在膀胱俞直刺约 1 寸，并将电针导线同侧连接于膀胱俞，选疏波，刺激量逐渐加强，使肌肉轻度收缩，以能耐受为度，针感传至外阴部位为佳。在头部双侧顶旁 1 线（即通天穴透络却穴），以 15°角进针。上述各穴每次通电 30 分钟，每日 1 次，10 次为 1 个疗程。

（2）针刺配合艾灸治疗

取穴　针刺肾俞、太溪、三阴交、复溜。

针刺方法　用补法，并直接灸治足三里。留针 30 分钟，隔日针 1 次，10 次为 1 个疗程。

（3）穴位注射黄芪注射液、针灸、针罐三者并用

取穴　足三里、三阴交、气海、关元、肾俞、膀胱俞、三焦俞、肺俞。

操作方法　常规消毒，将黄芪注射液用 4 号针头、2ml 注射器在足三里及三阴交穴位直刺，得气后，回抽针管内无血液，推入 1ml 药液，每日 1 次；气海、关元穴采用针灸法，每次针刺得气后，用艾卷灸 5 分钟；其他腧穴均用针罐法，每次用火罐留罐 5 分钟，每日 1 次。以上疗法 15 天为 1 个疗程。

4. 穴位敷贴调治

缩泉散

原料　熟附块、麻黄、五倍子、丁桂散等份。

制法　将熟附块、麻黄、五倍子、丁桂散研末，温水调敷神阙穴，上盖以纱布，并用胶布固定，每日 1 次。

5. 拔罐调治

用闪火法将罐吸拔在三焦俞、膀胱俞、关元、气海、中极、次髎穴位上，留罐 10 分钟，每日 1 次。

6. 刮痧调治

取穴　脊柱两旁、身柱、百会、三焦俞、肾俞、膀胱俞、次髎、中极、关元、三阴交、足三里。

操作方法　先泻法后补法，刮拭以上各经穴部位 3 分钟左右。

7. 砭石调治

（1）用砭石在腰部做按、揉、滚、拨等法，并点按背部脏腑腧穴。

（2）用加热砭板在关元穴做温法 30 分钟。

8. 药浴调治

（1）二仙液

原料　菟丝子、蛇床子、仙茅、仙灵脾、巴戟天、大茴香各 15g。

制法　加水适量，将上药煎煮半小时，取汁弃渣，倒入盆内，待药液温热后坐浴。

（2）杜仲寄生方

原料　杜仲、桑寄生、川牛膝各 15g，枸杞子、桂枝各 10g。

制法　将上药入锅中，加水适量，浸泡 30 分钟，煎煮 20 分钟，取药液入盆中，泡洗双足，每天 1～2 次，每次 20～30 分钟。

9. 药枕调治

（1）人参枕

原料　人参叶、仙灵脾、巴戟天、当归、附子各 500g，五加皮 400g，硫黄 200g。

制法　分别烘干，共研粗末，混匀，装入枕芯，制成药枕，睡觉时枕之。

（2）杜仲黑豆枕

原料　黑豆、生黄芪、杜仲、巴戟天各 400g，生白术 300g，党参 150g。

制法　分别烘干，共研粗末，混匀，装入枕芯，制成药枕，睡觉时枕之。

七、调摄养护

去除引起夜尿多的因素，进行自我调节，辨证调理，以改善夜尿多的状况。

1. 生活起居调摄

（1）改变特殊生活习惯，睡前不饮浓茶、咖啡等，睡前尽量少饮水，并排空残尿。

（2）按时作息，保证睡眠充足。

（3）均衡饮食，避免过度限制脂质摄入。

2. 情志调摄

将"夜尿多"这种不适认为是自我生活中的一部分，不要看成是精神负担，通过散步、打太极拳、垂钓等方式缓解心理压力。也可进行心理辅导，寻求心理支持，缓解心理痛苦，帮助减轻精神紧张、焦虑、恐惧、失眠等。

3. 食疗

（1）温肾化气羊腿肉

原料　补骨脂50g，胡萝卜250g，羊腿1个，生姜3片，桂皮、植物油、黄酒、盐、酱油适量。

制法　将补骨脂洗净，羊腿肉连骨洗净切成大块，胡萝卜洗净切成块。将植物油烧热后先放入生姜，随即倒入羊肉，翻炒5分钟后，加黄酒、盐、酱油和水半碗，再焖烧10分钟盛入砂锅，再把补骨脂、胡萝卜、桂皮一起倒入砂锅，加水煮熟即可。

功效　暖脾胃，温肾阳。对年老肾阳衰、天寒夜尿次数多者，食之甚宜。

（2）山药猪脬肚

原料　山药100g，覆盆子100g，猪肚1只，猪脬1只。

制法　将山药、覆盆子、猪脬放入猪肚内，用线将切口缝牢，放在锅内煮熟透后取出，去掉覆盆子。将猪脬、猪肚切片，放入汤内，再煮片刻即可。

功效　益肾气，健脾胃，固精液，缩小便。适宜于脾肾亏虚之夜尿多者。

（3）覆盆子烧牛肉

原料　覆盆子50g，牛肉1000g，黄酒、酱油适量。

制法　覆盆子洗净加黄酒1匙湿润，牛肉洗净切块，上油锅炒。再加黄酒2匙，酱油4匙，再焖烧5分钟后，盛入砂锅，放入覆盆子，加入凉水炖熟，佐膳食。

功效　健脾益胃，补肾缩尿。适宜于脾肾亏虚之夜尿多者。

（4）补肾缩尿乌龟汤

原料　肉苁蓉、覆盆子各30g，乌龟1只，盐适量。

制法　将肉苁蓉、覆盆子洗净，用冷却的淡盐水浸泡1小时。乌龟活杀，从侧面剖开，去内脏，洗净，用开水去膜。将乌龟、肉苁蓉、覆盆子连浸泡的淡盐水一起倒入大砂锅内，再加冷水浸没。先用武火烧开，再改用文火慢煨约4小时，直到龟甲散开，龟肉酥烂时食用。

功效　补肾壮阳，养阴缩尿。对年老肾阳衰、天寒夜尿次数多者食之甚宜。

（5）柏子仁芡实粥

原料　柏子仁10g，芡实30g，糯米30g，白糖适量。

制法　将柏子仁、芡实和糯米洗净后倒入小锅内，加水用武火煮成粥，食时加白糖。

功效　补脾益肾，安眠养心，固精缩尿。适宜于脾肾亏虚之夜尿多者。

（吴咚咚）

第十八章 大便失调

第一节 便 秘

便秘是指粪便在结肠、直肠停留过久，致粪便干燥坚硬，排便周期延长，每 2～3 天或更长时间排便 1 次，无规律，或大便干燥，常伴有排便困难感，或排便不尽感，是常见的亚健康状态之一，部分患者常年不用药不排便，严重影响患者的生活质量，需要积极防治。

一、诊断要点

（1）以排便不畅为几乎唯一不适感，其他不适感均为继发，包括腹痛、腹胀、消化不良、食欲不振、乏力、头晕等。

（2）上述排便不畅情况连续发生 2 次以上，已引起便秘者苦恼，工作、学习效率下降，或生活质量下降。

（3）应排除已诊断为便秘症患者或其他肠道本身的病变，如肠道肿瘤、息肉、炎症、结核、巨结肠、憩室病、吻合口狭窄等；肠外的疾病：如垂体功能低下、中枢神经病变、脊神经病变、周围神经病变等；以及合并有心血管、肺、肝、肾和造血系统等严重原发性疾病者和器质性疾病及精神病患者。

二、审析病因病机

从体质角度来说，阴虚体质最易出现便秘，气滞、气虚、阳虚体质也可出现，不同体质出现便秘的症状各有特点。

1. 阴血亏虚

素体阴血亏虚体质者，后天阴血进一步损耗，如过食辛香燥热、病后产后、或年高体弱，阴亏血少逐渐加重。阴亏则大肠干涩，肠道失润，大便干结血虚则大肠不荣，便下困难，而成便秘。如《医宗必读·大便不通》说："更有老年津液干枯，妇人产后亡血，及发汗利小便，病后血气未复，皆能秘结。"

2. 阳气虚衰

素体阳虚气虚体质，加之饮食生冷、劳倦过度、久病产后、或年老体弱，进一步损耗阳气。气虚则大肠传导无力，阳虚则肠道失于温煦，阴寒内结，便下无力，使排便时间延长，形成便秘正如《景岳全书·秘结》所说："凡下焦阳虚，则阳气不行，阳气不行则不能传送，而阴凝于下，此阳虚而阴结也。"

3. 气机郁滞

气郁体质，平素气机不畅，日常生活不注意调养，忧愁思虑恼怒等不良情绪、久坐少动等不良习惯均可导致气机郁滞进一步加重，影响大肠传导功能，腑气郁滞，通降失常，传导失职，糟粕内停，不得下行，或欲便不出，或出而不畅，或大便干结而成便秘秘。如《金匮翼·便秘》曰："气秘者，气内滞而物不行也。"

4. 肠胃积热

气有余便是火，气郁体质情志变化过极而化火；湿热体质者过食辛辣燥热之品，致热积肠胃，耗伤津液，肠道干涩失润，粪质干燥，难于排出，导致便秘，《景岳全书·秘结》中说："阳结证，必因邪火有余，以致津液干燥。"

便秘病位在大肠，但与脾胃肺肝肾密切相关。脾气虚传送无力，糟粕内停，致大肠传导功能失常，可致便秘；胃与肠相连，胃热炽盛，下传大肠，燔灼津液，大肠热盛，燥屎内结，可致便秘；肺与大肠相表里，肺之燥热下移大肠，则大肠传导功能失常，可致便秘；肝主疏泄气机，若肝气郁滞，则气滞不行，腑气不能畅通，可致便秘；肾主五液而司二便，若肾阴不足，则肠道失润，若肾阳不足则大肠失于温煦而传送无力，大便不通，均可导致便秘。

便秘即可见气虚、阴虚、血虚、阳虚之虚证，也可见气滞热结、阳虚寒凝之实证或虚实夹杂之证，各种病理因素之间往往相兼为病，或相转化，如阳气虚衰日久则与阴寒积滞相兼；气机郁滞、郁而化热则与肠胃积热并见；热结日久，耗伤阴津，又可见阴虚燥热等。

三、明确辨证要点

1. 辨虚实

体质不同，诱因不同，引起便秘的病机不尽相同，故病变亦有虚实之分。实者因邪滞肠道、壅塞不通致大肠传导失常，多由肠胃积热、气机郁滞、阴寒凝滞所致。肠胃积热、耗伤津液，致肠道干涩、粪质燥结、难于排解；气机郁滞，导致大肠通降失常，传导不利，糟粕内停，此因气机郁滞而致便秘；素体阳虚，外感寒邪或饮食寒凉，导致阴寒内盛、凝滞肠胃、传导失常而便秘。虚者一因阳气不足，肠腑失于温润，传导无力而致便秘；一因阴血亏虚，肠腑枯燥，津液衰少，不能润滑而致肠涩便干。临床上虚实之间常相互转化或相间出现，可由实转虚，也可因虚致实，亦可虚实夹杂。

2. 辨脏腑

大肠为传导之官，主大便之形成与排出，《素问·灵兰秘典论》说："大肠者，传导之官，变化出焉。"在正常情况下，饮食入胃，经初步消化，随着胃气的下降节律而蠕动，将饮食注入小肠，分别清浊；清者，水谷的精微部分，由脾主运化输送至全身，以荣脏腑经络，四肢百骸；而浊者，糟粕部分，则由大肠传送外出而成大便，大便畅通。反之胃肠受病，腑中浊气不得正常下降，大肠传导功能失常，即可形成便秘。故便秘的发生，总由大肠传导失常所致。

病位在大肠，与脾胃肺肝肾关系密切。脾胃为气血生化之源，气血不足，脾胃失于濡养，排送无力，而致传导失司；胃热内盛，大肠糟粕内停，亦可致大便困难；肺主气，宜肃降，与大肠相表里，肺气下降，则大肠腑气亦通，若肺失肃降，津液不能下达，腑气通降失常均可致大便困难；肝主疏泄，若肝郁气滞，气机不畅，通降失常，糟粕内停，不得下行，则导致便秘；肾主二便，若肾阳虚衰，阴寒内凝则传导失利，排便不畅，阴精不足，失于润滑，使大便干燥，排出困难。

四、确立治疗方略

1. 便秘的治疗原则是"实者泻之，虚者补之"

实证以祛邪为主。气滞、积热、寒凝等邪滞大肠，腑气闭塞不通，分别施以理气、泻热、温散之法，行气导滞、泻热通腑、温通寒积，辅以导滞之品，标本兼治，邪去便通。

虚证以养正为先。虚证肠失温润，推动无力，依阴阳气血亏虚的不同，采用滋阴养血、益气温阳之法，酌用甘温润肠之药，标本兼治，正盛便通。

2. 六腑以通为用

大便干结，解便困难，可用下法，但应在辨证论治基础上以润下为主，个别证型虽可暂用攻下之药，也以缓下为宜，以便软为度；若虚实、寒热、气血互相交错兼夹者，可视具体情况，随证应用；尤其是长期大便困难者，一般为虚多实少，若滥用攻下，损其津液，以致暂通复秘，燥结愈甚，或通之不应，徒伤正气。

五、辨证调治

1. 阴虚便秘

（1）抓主症：阴津亏耗史，大便秘结难出或如为羊屎。

（2）察次症：头痛目眩，腰膝酸软、形体消瘦，颧红。

（3）审舌脉：舌红，脉细数。

（4）择治法：养阴生津，增液通便。

（5）选方用药思路：本证多由劳倦内伤，耗伤气血阴液，或过用利汗剂损伤阴液，或消渴病阴津亏耗，血虚津少不能滋润大肠，肠道干涩，因而便秘难出。方选增液汤加减。方中重用玄参，苦咸而凉，滋阴润燥，壮水制火，启肾水以滋肠燥；生地甘苦而寒，清热养阴，壮水生津，以增玄参滋阴润燥之力；又肺与大肠相表里，故用甘寒之麦冬，滋养肺胃阴津以润肠燥；三药合用，养阴增液，以补药之体为泻药之用，使肠燥得润、大便得下。可加芍药、玉竹、石斛以助养阴之力，加火麻仁、柏子仁、瓜蒌仁以增润肠之效。

（6）据兼症化裁：若胃阴不足，口干口渴者，可用益胃汤；若肾阴不足，腰酸膝软者，可用六味地黄丸；若口干、心烦、苔剥，为阴虚有热，加沙参、知母生津清热；若热病伤阴便秘者，加沙参、生地、元参养阴津液，以滋水行舟；若大便燥结者，加黑芝麻、郁李仁润燥通便。

2. 血虚便秘

（1）抓主症：大便秘结难出如为羊屎；头晕目眩。

（2）察次症：面色无华，心悸怔冲，腰膝酸软。

（3）审舌脉：舌红，脉细数。

（4）择治法：养血润下，滋阴通便。

（5）选方用药思路：本病多由劳倦内伤，耗伤气血阴液，或产后病后，或年高体弱，气血亏虚，血虚津少不能滋润大肠，致大便秘结难出。应选用养血润燥丸。方中熟地、当归、阿胶育阴养血润燥；杏仁、苏子利肺气和大肠，兼以润下；橘红、枳壳理气畅中，增强肠道蠕动以助传导；肉苁蓉补肾润肠；麻仁润肠通便；荆芥为血中风药，失血失津，阴不涵阳用之更宜。

（6）据兼症化裁：若大便质软，努挣不出，脉细涩，为阴血亏虚，重用生地并加首乌、桑葚滋阴养血通便；若兼气虚，可加白术、党参、黄芪益气生血；若血虚已复，大便仍干燥者，可用五仁丸润滑肠道。

3. 气虚便秘

（1）抓主症：大便干结，或大便不实也排出无力；便后气短，汗出全身乏力，肢倦懒言，腹部柔软无硬块。

（2）察次症：面白神疲。

（3）审舌脉：舌淡苔薄白，脉弱无力。

（4）择治法：补益脾肺，佐以润肠。

（5）选方用药思路：本证多由劳倦内伤，或年高体弱，或产后病后，致脾肺气虚无力传导糟粕。应用调秘补中益气汤。方中党参、白术、甘草益气健脾助运；黄芪补脾肺益中气、陈皮、枳实行气消积；柴胡、升麻升清降浊；当归补血活血，可助参、术、芪、补中气畅气血；紫菀、瓜蒌通肺气宣壅滞且痛便；肉苁蓉润肠通便。脾肺中气足，清升浊降，则大便通。

（6）据兼症化裁：若便后汗出气短疲怠者，加重黄芪量益气补中；若纳谷不香者，加谷芽、麦芽生发胃气；若大便燥结者，加火麻仁、杏仁润肠通便；若大便虽软，久蹲不便者，加重肉苁蓉、枳实量补肾增运通便。

4. 阳虚便秘

（1）抓主症：大便秘结，少腹冷感，喜热畏寒，腰膝冷重，夜尿频作。

（2）察次症：肢冷身凉，小便清长，面色青白。

（3）审舌脉：舌苔白润，六脉沉迟。

（4）择治法：温补脾肾，通润大便。

（5）选方用药思路：本证素体虚弱，或年老体弱者，真阳不足，命门火衰，或常食寒冷生冷之物，或过食寒冷之药伐伤阳气。应选济川煎加减。方中肉苁蓉温肾益精，暖腰润肠；当归补血润燥，润肠通便；牛膝补益肝肾，壮腰膝；枳壳下气宽肠而助通便；泽泻渗利小便而泄肾浊；用升麻以升清阳，清阳升则浊阴自降。诸药合用，既可温肾益精治其本，又能润肠通便以治标。

（6）据兼症化裁：若腰膝酸软，下元虚寒者，加肉桂、熟地、鹿角胶温补肾阳；若口干舌燥者，加麦冬、阿胶、枸杞、首乌养阴生津润燥，增通便之效；若肾阳虚小便频数，夜尿增多，致大肠津亏液缺者，加乌药、山茱萸、鹿角胶温补下元。

5. 气滞便秘

（1）抓主症：大便数日不解，脘腹痞满胀痛，胸闷嗳气。

（2）察次症：纳食不香，时有呕恶。

（3）审舌脉：舌苔白腻，脉弦。

（4）择治法：顺气行滞，降气通便。

（5）选方用药思路：本证多因过度忧愁思虑，情志不畅，或久坐少动，或跌扑损伤，卧床少动，或肺胃之气不降，导致气机壅滞通降失常，大肠传导功能紊乱，糟粕内停，形成大便秘结。应选六磨汤加减。方中乌药行气疏肝解郁；沉香顺气降逆；木香调气止痛；槟榔、枳壳行气化滞，除满消胀；大黄涤肠通便。六药和用，疏气结郁，止痛除满，通便。

（6）据兼症化裁：若气郁化火口苦咽干，加芦荟、栀子清肝胆之热，且可通利二便；若纳呆者，加焦三仙消食助运；若气逆呕吐者，可加半夏、旋覆花、代赭石；若七情郁结，忧郁寡言者，加白芍、柴胡、合欢皮疏肝解郁；若跌仆损伤，腹部术后，便秘不通，属气滞血瘀者，可加桃仁、红花、赤芍之类活血化瘀。

6. 热结便秘

（1）抓主症：大便干结，小便短赤，面红心烦。

（2）察次症：腹胀腹痛，口干口臭。

（3）审舌脉：舌红苔黄，脉沉实或滑数。

（4）择治法：泻热导滞，润肠通便。

（5）选方用药思路：本证多见于形体壮实，或素体阳盛之人，过食辛辣之物致肠胃积热，或温热病后余热留恋耗伤津液。应选麻子仁丸。方中麻仁润肠通便；大黄通便泄热；杏仁降气润肠；白芍养阴和胃，尚可防通泻剂伤阴；枳实、厚朴下气破结，以增降泄通便之力；蜂蜜甘润养中滋燥，可增润燥通便之功。诸药合之用于胃肠燥热、津液不足，所致的大便秘结。

（6）据兼症化裁：若燥结便血者，加地榆、槐花凉血止血；若脘腹痞者，加枳实、厚朴导滞除满；若肝胆有热口苦目赤者，加栀子、芦荟清泻肝胆之热；若津液已伤，可加生地、玄参、麦冬以养阴生津；若兼郁怒伤肝，易怒目赤者，加服更衣丸以清肝通便；若燥热不甚，或药后通而不爽者，可用青麟丸以通腑缓下。

六、中医特色技术

（一）推拿调治

1. 自我摩腹

仰卧，双腿屈曲，腹部放松，用手掌的大鱼际肌，顺着结肠走行方向，作环行按摩（右下腹→右上腹→左上腹→左下腹），按摩力由轻到重，以能忍受为准，同时做深呼吸，每日2次，每次5分钟，以刺激肠蠕动，增加小肠及大肠推进性节奏收缩，使大便易于排出。

2. 自我穴位推拿

养成定时排便的习惯，临厕时若无便意，就按压穴位。常取穴位为双侧迎香、合谷、神门；也可按压双下肢的太溪穴。双侧可同时按压或交替按压，直至激发出便意。

3. 他人推拿

仰卧，术者立于患者右侧，双掌分推、搓、揉胸胁部，掌揉上、中、下腹部，波浪式揉腹部，沿升、横、降、乙状结肠路线行掌推揉法、掌摩腹部，颤点上脘、中脘、下脘、气海、关元，按天枢、足三里、上巨虚、下巨虚、三阴交。俯卧，术者立于患者左侧，在腰骶部按揉肾俞、三焦俞、大肠俞等，按压八髎、长强，由上至下推八髎，叩击骶部。

（二）导引调治

1. 五禽戏

2. 八段锦

3. 二十四式太极拳

（三）穴位敷贴调治

功效　穴位刺激和药物局部吸收双重作用。适用于冷秘、气虚便秘、阴虚便秘者。

操作　贴敷药物组成为三棱、莪术、大黄、冰片，按 2∶2∶2∶1 比例研成粉末，加甘油调成膏状，制成大小约 1.5×1.5 厘米、厚度约 0.3 厘米的药饼，敷于天枢、关元、气海穴，用胶布固定。每日 1 次，每次 6~8 小时，7 次为 1 个疗程。

（四）耳压调治

功效　调理脾胃，扶正祛邪。适用于各种原因引起的便秘。

操作　取主穴便秘点、直肠下段；配穴耳尖放血，每穴按压 1 分钟，每日按压 3~4 次，双耳轮换治疗，每周治疗 1 次，3 次为 1 个疗程。

（五）针灸调治

功效　疏通经络，调理脏腑。针对各种原因引起的便秘辨证取穴。

操作　主穴取天枢、支沟、上巨虚。热结便秘加大肠俞、内庭、曲池；气滞便秘加太冲、阳陵泉；气虚便秘加肺俞、脾俞、足三里；血虚便秘加脾俞、足三里、膈俞；阴虚便秘加太溪、照海；阳虚便秘加肾俞、命门、神阙（灸）。每日 1 次，10 次为 1 个疗程。

（六）足疗调治

功效　促进血液循环，增强新陈代谢。适用于各种便秘症状。

操作　先予热水清洁双足，并涂按摩膏，进行按摩。重点取肾上腺、肾、输尿管、膀胱、小肠、升结肠、横结肠、降结肠、乙状结肠及直肠、肛门、十二指肠、脾、肝、腹腔神经丛等反射区，每日 1 次。

（七）灌肠调治

功效　刺激肠蠕动，软化粪便，解除便秘，排出积气。适用于各类便秘。

操作　灌入肥皂水约 500ml，温度 37~41℃，嘱其左侧卧位，保留 15 分钟。或用中药煎水灌入。也可将蜂蜜少许倒入锅中，用温火加热 2~3 分钟，蜂蜜变稠后，再捏成小指末节大小的椭圆形（可放于冰箱内备用），外涂少许香油，推入肛门内，20~30 分钟后即可顺利排便。或用开塞露挤入肛门排便。

七、调摄养护

（一）食疗药膳

本证多见于脾虚。脾胃是人体纳运食物及化生气血最重要的脏腑，对脾胃病患者来说，食疗亦不可少，但必须根据患者平素的体质和病情不同来选择饮食，即所谓"辨证施治"，若平素脾胃虚寒的人，或寒证的胃痛、腹痛、泄泻等，应多食性味葱、姜、韭、蒜、胡椒等，若脾胃虚弱的人，宜食用红枣、山药、扁豆、芡实、莲子肉等。若胃热素盛的人，宜食梨、藕、甘蔗、蜂蜜等干寒生津之品；若气机阻滞的患者，宜多食萝卜、佛手、金橘、或橘皮做成的调料。

1. 橘红糕

原料　鲜橘皮 10g。

制法　打碎成细粒后用糖浸渍，再加入面粉制成糕点。

功效　顺气行滞，降气通便。适用于食欲不振，消化不良，咳嗽痰多。

2. 豆蔻馒头

原料　白豆蔻粉 6g。

制法　撒入适量的面粉内，再蒸成馒头。

功效　健脾和胃。适于腹胀，食欲不振。

3. 砂仁藕粉

原料　砂仁 5g，三七 2g，藕粉 30g，白糖适量。

制法　将砂仁、三七研为细末，拌匀即成。

功效　活血止痛。适用于胃胀痛，呕吐纳呆。

4. 麻仁玉米糕

原料　火麻仁、芝麻各 30g，玉米粉、红糖适量。

制法　将火麻仁研末，芝麻洗净，放入玉米粉拌匀，再加入红糖用水和面做成膏。

功效　适用于脾虚血亏引起的便秘。

5. 菠菜猪血汤

原料　猪血 250g，菠菜 500g。

制法　将猪血切成块状，新鲜菠菜洗净切成段，加水适量煮汤，调味服用，每日或隔日 1 次。

功效　滋肾补肺，润肠通便。适宜于肾虚便秘者。

6. 牛血桃仁汤

原料　牛血 20g，桃仁 10g，生姜 2 片，油、盐适量。

制法　将凝固的牛血和桃仁浸洗过后，牛血切成小方块，用清水与原料一起煲约 1 小时，调味后即可饮用。

功效　破瘀行血。适宜于血燥便秘者。

7. 海参鲍鱼汤

原料　鲍鱼 50g，海参 100g，枸杞子 25g，牛膝 50g，油、盐适量。

制法　将鲍鱼切成片状，同海参一起用清水浸发。再与枸杞、牛膝一同放入炖盅内，炖煮 4 小时左右，调味即成。

功效　补虚壮阳，通便利尿。适宜于阳虚便秘者。

8. 荸荠瘦肉汤

原料　荸荠 150g，蜜枣 6 粒，瘦肉 150g，油、盐适量。

制法　将原料洗净，蜜枣去核，瘦肉切成小块，放清水至煲内，同原料一起煮，待瘦肉煮烂后，调味即可饮用。

功效　解毒排便。适宜于湿热便秘者。

9. 肉苁蓉狗肉粥

原料　肉苁蓉 10g，狗肉 100g，大米 60g，葱、姜、盐各适量。

制法 先将肉苁蓉、狗肉洗净，切细，再取肉苁蓉水煎取汁，加入大米、狗肉煮为稀粥，待沸后调入姜末、葱花、盐等，煮熟后即可服食。

功效 补虚壮阳。适宜于老年入阳虚便秘等。

10. 牛乳蜂蜜芝麻饮

原料 牛乳 250g，蜂蜜 30g，芝麻 15g。

制法 先将芝麻炒香，研末备用；牛乳、蜂蜜混匀，煮沸后调入芝麻，每日晨起空腹饮用。

功效 养阴生精，润肠通便。适宜于阴精亏少之大便困难者。

11. 当归杏仁炖猪肺

原料 当归 15g，杏仁 15g，猪肺 1 具，葱、姜、椒、盐、味精各适量。

制法 将猪肺洗净，切块，诸药包布，同炖至猪肺熟后去药包，加葱、姜、椒、盐、味精等调味服食。

功效 养血通便。适宜于气血亏虚，肺气不足之便秘者。

12. 香参炖大肠

原料 木香 10g，降香 5g，海参 10g，猪大肠 1 具，盐、酱油、葱、姜、味精适量。

制法 将海参泡发，洗净切片；猪大肠洗净，切细；降香、木香装入纱布袋中。锅内加水适量，倒入大肠，煮沸去沫，加葱、姜，煮至大肠将熟时，放入海参、药袋煮至大肠软烂，再加入适量盐、酱油、味精，稍煮即成。

功效：滋阴，润燥，通便。适宜于肠燥便秘者。

13. 桑葚芝麻糕

原料 桑葚 30g，黑芝麻 600g，麻仁 10g，糯米粉 700g，粳米粉 300g，白糖 30g。

制法 将桑葚、麻仁、黑芝麻放入锅内，加清水适量，用大火烧沸后，转用小火煮 5 分钟，去渣留汁；糯米粉、粳米粉、白糖放入盆内，加药汁、清水适量，揉成面团，做成糕，在每块糕上撒上黑芝麻，上笼蒸 15～20 分钟即成。

功效 益气养血。适宜于血虚便秘者。

14. 五仁粳米粥

原料 芝麻、松子仁、柏子仁、胡桃仁、甜杏仁各 10g，粳米 100g。

制法 将五仁碾碎，与粳米加水煮粥。服用时加少许白糖，每日早晚服用。

功效 润肠通便。适宜于中老年入气血两虚之便秘者。

（二）情志调摄

精神调养对改善便秘非常重要，所以应在日常生活中保持平和的心态，情绪舒畅。可根据个人爱好，选择弹琴、下棋、书法、绘画、听音乐、阅读、旅游、种植花草等放松心情；宜保持稳定乐观的心态，不可过度劳神。

（三）起居调摄

1. 养成每日晨起定时排便的良好习惯

每日排便 1 次，最好早晨定时蹲厕，排便时间应选择在晨起后 1 小时为佳，排便时间不要过长，最好在 5 分钟内。排便时要集中精力，不要看书、看报。

2. 进行适当的体育锻炼

根据自身情况制订锻炼计划，如打乒乓球、羽毛球、散步、太极拳、体操等。经常锻炼腹壁肌肉和做深呼吸锻炼膈肌，以增加辅助排便的力量，也要加强提肛肌的锻炼，以利于排便时肛门正常的舒张。

3. 娱乐保健

如听音乐、练瑜伽、跳舞等。

（四）饮食调摄

（1）要多饮水，每晚睡前喝蜂蜜水可以清洗肠胃。每日晨起口服淡盐水，以利排便。无胃肠道疾病的人可用米醋两勺加蜂蜜两勺，再加 5 倍的温水调匀，餐后饮用。

（2）少喝酒，少饮用咖啡和浓茶等以减少对肠道的刺激。

（3）多吃水果，含膳食纤维较多的水果在改善便秘上效果好，如猕猴桃、西瓜、香蕉、柚子、橙子、大枣、桑葚等。苹果含有丰富的膳食纤维，在通便问题上能起到"双向调节"的作用，尤其适宜于老人和婴幼儿。但并非所有水果都能起到治疗便秘的作用，如山楂、乌梅等水果含有较多鞣酸，具有收敛作用，反而会加重便秘的症状。

（4）可多食用膳食纤维含量高的食物，如粗制的五谷杂粮、蔬菜（如山芋、萝卜、洋葱、蒜苗等），这类食物同时也富含维生素 B 族，可预防便秘。另外，红薯、玉米、燕麦、荞麦等粗粮含有丰富的膳食纤维，也有防治便秘的功效。中国居民膳食纤维的推荐摄入量为每天 24.13～34.59g，即必须吃十种以上的此类食物才能保证膳食纤维的获取量；老年人每天必须提供至少 30g 的膳食纤维，以预防老年性便秘。

（5）易有便秘症状的人还可补充油脂类食物，炒菜时可多放点植物油，如花生、核桃、芝麻、菜籽油等，每天总量可达到 100g，植物油的分解产物脂肪酸有刺激肠蠕动的作用。

（6）经常饮用酸奶可以有效缓解便秘，因为其中所含的乳酸菌能改善肠道的生态平衡。如易便秘者，可将早餐的牛奶改成酸奶。若在酸奶中加入香蕉、草莓、猕猴桃、芦荟等果粒，效果会更好。

（7）适当选用一些中药代茶饮，如平常体重偏重，且所喝的饮料是茶或咖啡等者，若伴有便秘，可交替选用杜仲、决明子等当做饮料喝。杜仲茶是便秘者和肥胖者的理想饮品，有解除便秘、降血脂、稳定血压之效。决明子有明目、降脂、促进肠蠕动的功效。

第二节 便 溏

便溏是指经常出现大便稀溏、大便不成形，甚则为水样、黏液样大便，无脓血，或便次增多，便稀便秘交替，可伴有腹痛、食欲不振、燥热多汗、头痛头晕等，是临床中气虚、阳虚、痰湿体质偏颇严重时易出现的亚健康状态。

一、诊断要点

（1）以便稀为主要症状，大便可溏薄，可有腹胀腹痛，或便后腹胀腹痛缓解，持续 2 个月以上。

（2）引起焦虑、恐惧等多种症状，一般不影响睡眠。

（3）应排除已诊断为腹泻的疾病，如急慢性肠炎、小肠大部分切除术后、小肠乳糖酶缺乏症、溃疡性结肠炎、感染性腹泻、急性食物中毒等。

二、审析病因病机

1. 气虚证

气虚体质，复因饮食不节、劳倦内伤，导致中气下陷，不能受纳水谷和运化精微，清浊不分，混杂而下，而致便溏。

2. 阳虚证

主要为肾阳虚衰所致。阳虚体质，贪凉饮冷日久，损耗阳气，或年老体弱，命门火衰，阳气不足，脾失温煦，不能腐熟水谷，则水谷不化而成便溏。

3. 湿热证

痰湿体质者，素体脾胃虚弱，加之饮食不节，过食肥甘厚腻或恣食生冷进一步损伤脾胃功能，脾主运化水湿，脾胃功能受损，水湿内停而易发泄泻，痰湿郁而化热，或素有湿热者，则表现湿热泄泻。

4. 气滞证

气郁体质，遇情志影响，肝郁气滞加重，肝气横逆乘脾，脾胃受制，运化失司，而致便溏。

5. 食积证

素体脾胃虚弱，饮食不节，或摄食过饱，宿食内停，伤及肠胃，运化失常，水谷停为湿滞，导致便溏。

三、明确辨证要点

1. 辨虚实

病程较长，腹痛不甚且喜按，小便利，口不渴，稍进油腻或饮食稍多即便溏者，多属虚证；起病急，病程短，脘腹胀满，腹痛拒按，便后痛减，大便臭秽者，多属实证。

2. 辨泻下物

大便黏滞不爽，便后不尽感，便黏难冲者，多属痰湿之证；大便稀溏，其色黄褐，大便臭秽者，多系湿热之证；大便溏垢，完谷不化，臭如败卵，多为伤食之证。

3. 辨脏腑

稍有饮食不慎或劳倦过度即出现便溏，食后脘闷不舒，面色萎黄，倦怠乏力，多属病在脾；便溏反复不愈，每因情志因素出现便溏或加重，腹痛肠鸣即便，便后痛减，矢气频作，胸胁胀闷者，多属病在肝；黎明时便，完谷不化，小腹冷痛，腰酸肢冷者，多属病在肾。

四、确立治疗方略

1. 病位

便溏病位虽然在肠道，但无论是气虚、阳虚、气滞、痰湿，或是湿热、食积，其发生均与脾胃功能受损、痰湿内生有关，所以治疗首先顾护脾胃，以健脾祛湿、扶正固本为主要治法。

2. 调体质

不同的体质类型有不同的发病倾向，日常生活中需要加以调护。如脾胃阳气不足者，注意慎食寒凉；痰湿湿热体质者忌食肥甘厚腻；气郁体质者避免情志过激等。

3. 临床根据不同证候

分别施以益气健脾升提，温肾健脾，抑肝扶脾之法，长期便溏不愈者，尚宜固涩。同时注意便溏者不可分利太过，以防耗其津气；清热不可过用苦寒，以免损伤脾阳；补虚不可纯用甘温，以免助湿。若病情处于寒热虚实兼夹或互相转化时，当随证而施治。

五、辨证调治

1. 气虚

（1）抓主症：大便时溏时泻，完谷不化，食少脘胀。

（2）察次症：面萎黄，肢倦乏力，形体消瘦。

（3）审舌脉：舌淡，脉细弱。

（4）择治法：健脾益胃。

（5）选方用药思路：本证是由脾胃虚弱，不能受纳水谷和运化精微，水谷停滞，清浊不分而成便溏。治宜补益脾胃，兼以渗湿止泻。方选参苓白术散加减。方中党参、白术、茯苓益气健脾渗湿；山药健脾益气，兼能止泻；并用白扁豆、薏苡仁健脾渗湿；更用砂仁醒脾和胃，行气化滞；炙甘草健脾和中，调和诸药。综观全方，补中气，渗湿浊，行气滞，使脾气健运，湿邪得去，则诸症自除。

（6）据兼症化裁：若兼里寒而腹痛者，加干姜、肉桂以温中祛寒止痛；小儿单纯性消化不良者，加炒麦芽、炒谷芽、炒山楂以消食健脾和胃；妇女脾虚湿重之带下或经行便溏者，加车前子、黄芪、苍术以利湿健脾止带。

2. 阳虚

（1）抓主症：黎明之前腹痛，肠鸣腹泻，泻后则安。

（2）察次症：形寒肢冷，腰腿酸软。

（3）审舌脉：舌淡，脉沉细。

（4）择治法：温肾健脾，固涩止泻。

（5）选方用药思路：肾泄，又称五更泄、鸡鸣泻。《素问·金匮真言论》说："鸡鸣至平旦，天之阴，阴中之阳也，故人亦应之。"脾肾阳虚，阳虚则生内寒，而五更正是阴气极盛，阳气萌发之际，阳气当至而不至，阴气极而下行，故为泄泻。治宜温肾暖脾，固涩止泻。应用四神丸加减。方中肉豆蔻辛温，温脾暖胃，涩肠止泻，配合补骨脂则温肾暖脾，固涩止；五味子酸温，固肾益气，涩精止泻；吴茱萸辛苦大热，温暖肝脾肾以散阴寒；诸药合用，肾泄自愈。

（6）据兼症化裁：若气虚者，加党参、黄芪；若血虚者，加当归、白芍；若腰痛明显者，加杜仲、续断、桑寄生。

3. 湿热

（1）抓主症：腹痛即泻，泻下急迫，势如水注，肛门灼热。

（2）察次症：身热口渴，胸闷烦热，尿短黄。

（3）审舌脉：舌红苔黄腻，脉濡数。

（4）择治法：清热利湿。

（5）选方用药思路：本证多由伤寒表证未解，误用下法，邪陷阳明所致，治疗以解表清里为主。应选葛根芩连汤加减。方中葛根辛甘而凉，入脾胃经，既能解表退热，又能升阳脾胃清阳之气而治下利。黄连、黄芩清热燥湿、善清胃肠湿热而止利；甘草甘缓和中，调和诸药，以解表和里。四药合用，外疏内清，表里同治，可使表解里和，身热下利得愈。

（6）据兼症化裁： 若腹痛者，加炒白芍以柔肝止痛；热痢里急后重者，加槟榔以行气而除后重；兼呕吐者，加半夏以降逆止呕；夹食滞者，加山楂以消食。若肛门灼热者，加白头翁、秦皮、以清热收涩止泻。

4. 气滞

（1）抓主症：便稀发作与情绪有关，脘胁胀闷，腹痛即泻，泻后痛减。

（2）察次症：嗳气食少，腹痛肠鸣。

（3）审舌脉：舌苔薄白，脉弦细。

（4）择治法：抑肝扶脾。

（5）选方用药思路：本证多由土虚木乘，肝脾不和，脾失健运所致。治疗以补脾柔肝，祛湿止泻为主。《医方考》说："泻责之脾，痛责之肝；肝则之实，脾则之虚，脾虚肝实，故令痛泻"。故选痛泻要方加减。方中白术苦温，补脾燥湿；白芍酸寒，柔肝缓急止痛；陈皮辛苦而温，理气燥湿，醒脾和胃；防风燥湿以助止泻，为脾经引经药；四药相配，可以补脾土而泻肝木，调气机以止痛泻。

（6）据兼症化裁：久泻者，加炒升麻，以升阳止泻；舌苔黄腻者，加黄连、煨木香以清热燥湿、理气止泻；脾虚较甚，神疲力乏，加党参，山药以健脾益气；中焦虚寒，脘腹寒痛，加干姜，吴茱萸以温中驱寒；又有食积，呕吐酸腐，加焦山楂，神曲，以消食和胃，脾胃气滞；脘腹胀满，加厚朴，木香以理气行滞。

5. 食滞

（1）抓主症：腹痛肠鸣，泻下粪便臭如败卵，嗳腐酸臭。

（2）察次症：不思饮食。

（3）审舌脉：舌苔厚腻，脉滑。

（4）择治法：消食导滞。

（5）选方用药思路：本证因饥饱失常和饮食规律失常而导致脾胃损伤，致使饮食物不能及时腐熟和运化，以致阻滞于内，形成宿食积滞。治宜消食化滞，理气和胃。应用保和丸加减。方中重用山楂，能消一切饮食积滞，尤善消肉食油腻之积。神曲消食健脾，善化酒食陈腐之积；莱菔子下气消食，长于消谷面之积。因食阻气机，胃失和降，故用半夏、陈皮行气化滞，和胃止呕；食积易于生湿化热，又以茯苓渗湿健脾，和中止泻；连翘清热而散结。诸药相合，共奏消食和胃，清热祛湿之功，使食积得消，胃气得和，热清湿去，诸症自愈。

（6）据兼症化裁：伴热象明显者，加黄芩、黄连；伴实证胀满者，加厚朴、枳实、大黄；伴气滞者，加香附、木香；伴血瘀明显者，加川芎、延胡索；伴阴虚者，加玉竹、生地；伴痰湿明显者，加藿香、防风、佩兰等。

六、中医特色技术

（一）推拿调治

1. 他人推拿

腹部操作：用一指禅推法推中脘、天枢、关元、气海，每穴约2分钟；用指按揉中脘、天枢、神阙、关元、气海，每穴约2分钟；掌摩法摩腹，约6分钟。

背腰部操作：用一指禅推法推脾俞、胃俞、肾俞、大肠俞，每穴约 2 分钟；用拇指按揉脾俞、胃俞、肾俞、大肠俞，每穴约 2 分钟，以酸胀为度；用擦法横擦八髎，以透热为度。

下肢部操作：用拇指按揉两侧足三里、上巨虚、下巨虚，每穴约 1 分钟，以酸胀为度。

2. 自我推拿保健

用掌摩法摩脘腹部，先顺时针方向摩 2 分钟，后逆时针方向摩 2 分钟；拇指按揉中脘、天枢、关元、气海、足三里、上巨虚、下巨虚约 8 分钟；横擦腰骶部八髎，以透热为度。湿邪侵袭证者，拇指按揉风池、风府、曲池、外关、合谷各 1～2 分钟。食滞肠胃证者，横擦背部脾俞、胃俞，以透热为度。肝气乘脾证者，拇指按揉章门、期门、太冲各 2 分钟；斜擦两胁，以透热为度。脾胃虚弱证者，适当延长摩脘腹的时间。肾阳虚衰证者，横擦背部肾俞、命门，以透热为度。

（二）导引调治

1. 八段锦

2. 二十四式太极拳

（三）温针隔姜灸调治

功效　驱寒温阳，行气活血。尤其适用于寒湿证和脾虚证便溏。

取穴　双侧足三里、脾俞、肾俞、中脘。

操作　将艾条切成 2 厘米长的艾段，老姜切成 0.1 厘米厚的姜片，在姜片的中间穿一小孔，以便针柄穿过。治疗时，便稀者仰卧位，将穴位常规消毒，针刺后采用补法使之得气，然后把穿有小孔的姜片从针柄的末端穿过，使姜片贴于皮肤上，将 2 厘米长的艾段插在针柄顶端，在艾段靠近皮肤一端将其点燃，艾段徐徐燃烧，使针和姜片变热。此时，患者即感到胃脘部温热感。艾段燃完后，除去灰烬。每穴连续灸 3 壮，每日治疗 1 次，10 天为 1 个疗程，每疗程间隔 5 天。

（四）针刺四缝穴配合捏脊调治

功效　消食导滞，祛痰化积，调整阴阳，改善脏腑功能。适用于湿热证、伤食证和肝郁证之便溏。

操作　先将四缝穴周围皮肤局部消毒，用三棱针或粗毫针针刺，刺后挤出黄白色黏液。再让便稀者（多数是小孩）俯卧，以两手拇指抵于长强穴，两拳眼向前，与背垂直，再以两手拇指与示指合作将皮肤肌肉提起，然后做示指向前推、拇指向后拉的翻卷前进动作，自尾骶部起沿脊椎两旁向上推捏至第 7 颈椎大椎穴两旁，为 1 遍。连续 3 遍为 1 次，每日 1 次。

七、调摄养护

（一）食疗药膳

1. 薯蓣干姜粥

原料　干姜 10g，山药 60g，白糖少量。

制法　将干姜、山药轧细过筛，加水调糊置炉上，用筷子搅动，成粥，加少量白糖，服用。

功效　健脾温阳。适宜于脾阳亏虚之便稀者。

2. 四神补阳粥

原料　补骨脂 10g，五味子 6g，肉豆蔻 2 枚，干姜 10g，粳米 100g，大枣 6 枚。

制法　取补骨脂、五味子、肉豆蔻（用面麸盖煨去油入药）、干姜加水适量煎汤取清汁，加粳米、大枣共煮粥，粥熟食之。

功效　温补脾肾。适宜于脾肾亏虚之便稀者。

3. 山药苡仁粥

原料　糯米 30g，山药 30g，薏苡仁 15g，红糖少许。

制法　取糯米、山药、薏苡仁共煮粥，粥将熟时加砂糖少许，稍煮即可服用。

功效　健脾利湿。适宜于脾虚湿盛之便稀者。

4. 姜糖饮

原料　鲜姜 15g 或干姜 6g，红糖 30g。

制法　姜打碎或切细，加入红糖，用开水冲服。

功效　温中祛寒。适宜于腹部受寒或过食生冷面致大便稀溏，臭味不甚，腹痛喜温的寒泻者。

5. 藿香粥

原料　干藿香 15g，粳米 30g。

制法　藿香研细末，粳米淘净，加水烧至米粒开花时调入藿香末，文火煮成稀粥服食。

功效　健脾化湿。适宜于脾虚湿盛之便稀者。

6. 红枣益脾膏

原料　红枣 30g、白术 10g，干姜 1g，鸡内金 10g。

制法　先煮熬取汁，再将汁与面粉 500g 及适量的糖制成膏。

功效　益气养血。适用于胃呆纳减，大便溏薄。

7. 山药饭

原料　山药、莲肉、米仁、扁豆各 30g。

制法　洗净切碎，莲肉去皮芯后煮烂，再与粳米一起煮饭。

功效　健脾和胃。适用于脾虚泄泻，食欲不振。

8. 八仙糕

原料　黄芪、白术、山药、山楂、茯苓、陈皮、湘莲末、党参各 5g。

制法　先将上述药物煎煮取汁，再与适当粳米粉、糯米粉、白糖一起蒸成膏。

功效　健脾化湿。适用于脾虚泄泻，食欲不振。

（二）情志调摄

心理负担重者，可进行心理辅导，寻求心理支持，缓解心理痛苦，帮助减轻精神紧张、焦虑、恐惧、愤怒、抑郁等，必要时给予适量的镇静药，如安定等。

（三）起居调摄

（1）培养好的生活习惯，按时作息，使机体生物钟规则，有助于胃肠功能协调。

（2）注意季节、气候骤变情况，随时增加衣服，避免受凉。

（3）避免滥用抗生素、糖皮质激素。

（袁　珍）

第十九章 经前乳胀

经前乳胀,顾名思义就是在月经前发生的乳胀,一般发生在月经前 3～7 天,有的甚至在经后半个月左右即发生乳胀,至月经来 1～2 天才消失;亦有直到月经干净后开始消失,于下次月经前重复发作,颇有规律性和周期性。乳胀的表现,有乳房作胀、疼痛、乳胀兼有结块及乳胀结块兼有灼热感等。其特征是感觉胸胁闷胀、乳部作胀、小腹饱胀,往往自感有气膨胀于胸腹,胀甚则疼痛。本症以青春期或育龄期妇女多见,其发生率不断上升,影响工作和生活。中医认为其发生初期主要责之于肝郁气滞,日久可致瘀血、痰湿内生,气滞痰瘀搏结日久则易见结块等病变,所以应早期干预,一方面改善生活质量,另外防止变生他证。

一、诊断要点

(1)乳房胀痛伴随月经周期而发,为本症判断依据。一般发生在临经前 2～7 天,或在经后半个月左右即发生乳胀,有少数人群从排卵后(在下次来月经前 2 周左右,即 12～16 天时的排卵期)即开始乳胀,以经前 2～3 天达高峰,至月经来后 1～2 天才消失。

(2)以乳胀为其主要表现,经前乳房作胀、疼痛,可兼有灼热感,或胸胁闷胀,或精神抑郁,时时叹息,或烦躁易怒,或小腹胀痛等症状。

(3)上述症状引起了明显的苦恼,并不同程度的影响工作和生活。

(4)应除外由于其他乳房疾病引起的经前乳胀,如急性、慢性乳腺炎,乳腺增生,乳腺癌等。

二、审析病因病机

本病的主要病机是肝气郁结或肝胃气滞,其次是冲任失调,肝肾阴虚。因为足厥阴肝经上膈,布胸胁,绕乳头而行,故古人有"乳头属肝"之说。足阳明胃经起于鼻翼两侧,从缺盆部直行之脉经乳中直至足背上,故古人有"乳房属胃"之称。足少阴肾经亦藉经络与乳相连,如《赤水玄珠》说:"足少阴起于足心涌泉,由内廉而上,在太阴经之后行入乳内,傍近膻中。"冲任二脉起于胞中,上关元至胸中,故肝、胃、肾功能失常以及冲任损伤足以导致经前乳胀。

1. 肝气郁结

素性忧郁,或恚怒忧思伤肝乘脾,疏泄失常,乳络不利,加之经前阴血下注,冲任脉盛,气充而血流急，经脉壅滞，两因相感，气结血滞益甚，乳络阻滞不畅，发为经前乳胀。经来后，气血冲任渐至通调平和，则乳胀渐缓或消失。如若肝郁日久，既可导致气滞血瘀，又可郁而化火，还可横逆乘脾犯胃伤肾，而出现不同的证候。

2. 肝肾阴虚

素体肝肾阴虚，或久病失血伤津或先天肾气不足，乳头乳络失常，加之经前阴血下注血海，冲任脉盛，气充而血流急，经脉壅滞，两因相感，气滞血少，乳络更失濡养而发为经前乳胀。经来冲任气血通调，乳胀渐消。

3. 气滞湿郁

七情内伤，肝失条达，气行不畅，经水将行，气血下注冲任，气血壅盛，气机更加郁滞，水湿宣泄不利，溢于浮肿，而致乳胀。

4. 血虚肝郁

多因素体阴血虚少，或经胎产乳数伤阴血，或久病失血，阴血亏虚。盖肝"以阴为体，以阳为用。阴血不足，肝失所柔。"疏泄失常，肝气郁滞，而发乳胀痛。

三、明确辨证要点

本病的辨证首分虚实。临床以实证为多，虚证较少，即便是虚，亦常虚中夹实。实者，经前乳房胀硬而痛，甚者胀痛不可触衣，经后胀痛明显消退；虚证或虚中挟实者，胀痛而软，痛较轻，可痛于经前、经时或经后，按之乳房柔软无块，常伴腰酸。

其次分清脏腑定位。乳房与厥阴、阳明、太阴及冲任脉有关，而与足厥阴（肝）、足阳明（胃）两经关系最为密切。《内经》中就有明确记述："足阳明胃经，行贯乳中，足太阴脾经，络胃上膈，布于胸中；足厥阴肝经上膈，布胸胁绕乳头而行；足少阴肾经，上贯肝膈而与乳联；冲任二脉起于胸中，任脉循腹里，上关元至胸中；冲脉挟脐上行，至胸中而散。"后世历代医家认为，男子乳头属肝，乳房属肾；女子乳头属肝，乳房属胃。以上论述说明经前乳胀与肝气郁结（情志失调）、肾水不足（先天遗传因素）、脾胃失运（后天饮食失养）关系密切。

四、确立治疗方略

本病的治疗总则以调肝为要。实证多疏肝解郁，和胃消导；虚证或虚中挟实者，多以滋肾养肝，佐以和胃通络。同时要掌握治疗的时机，宜在经前一周左右积极调治，至月经来潮，连续3至4个周期。对于虚证还要注意月经后以治本，使精充血旺，肝体得养，才能根治。

肝主疏泄喜条达，若易怒伤肝，疏泄失常则肝气郁结。治宜疏肝理气通络，常与经前开始用药。

胃虚痰盛，气机不畅，经前或经期，冲气偏盛挟痰上逆，壅阻乳络，"不通则痛"；痰湿壅滞中焦，中阳不振，运化失职；痰湿下注，损伤带脉，带脉失约；痰湿阻于冲任，气血运行不畅；出现乳房胀痛。宜健胃祛痰止痛。

肝肾阴虚，肝络失滋，肝经经气不利，冲任失充；阴血本虚，经前经血下注血海，经行阴血溢泄，营血更虚，肝失濡养，气机不畅，乳络郁滞，致使经前乳胀。宜滋肾柔肝，养血活络。

五、辨证调治

1. 肝气郁结

（1）抓主症：经前乳房胀痛，胸胁胀闷，情志抑郁。

（2）察次症：嗳气不舒，或烦躁易怒，或经前少腹胀痛，经血排出不畅，或夹有细小血块。

（3）审舌脉：舌正常或暗色，苔薄白或微黄，脉弦。

（4）择治法：疏肝解郁，理气散结。

（5）选方用药思路：肝主疏泄，性喜条达，其经脉布胁肋循少腹。若情志不遂，木失条达，则致肝气郁结，经气不利；肝郁可化热，脾虚可生寒；疏泄不行，气滞可致血结，结而即为实。治宜疏肝理气之法。选用逍遥散加减。逍遥散中柴胡疏肝解郁，当归、白芍养血柔肝；尤其当归之芳香可以行气，味甘可以缓急，更是肝郁血虚之要药；白术、茯苓健脾去湿，使运化有权，气血有源；炙甘草益气补中，缓肝之急，虽为佐使之品，却有襄赞之功。生姜烧过，温胃和中之力益专，薄荷少许，助柴胡疏肝郁。

（6）据兼症化裁：若口苦口干，舌苔薄黄者，加夏枯草、栀子以清热生津；若乳头刺痛甚至不能触衣者，加王不留行以疏通经络；若见乳头作痒而痛，乳房胀痛，头晕心烦，溺黄便艰，舌尖边红苔黄，脉弦数者，治宜疏肝清热，方用丹栀逍遥散加夏枯草、蒲公英、鸡内金。若肝木犯脾，兼见面目轻浮，腹痛必泻，食欲不振者，加痛泻要方。若肝郁日久，气滞痰凝乳内，证见乳房胀痛结节成块者，选加橘核、穿山甲、夏枯草、连翘、鸡内金、王不留行等散结通络之品。

2. 肝肾阴虚

（1）抓主症：经前或经行两乳房作胀，或乳头痒痛，两目干涩，腰膝酸软。

（2）察次症：头晕耳鸣，咽干口燥，手足心热，月经量少。

（3）审舌脉：舌体瘦小而红，苔少，脉细数。

（4）择治法：滋养肝肾，活络止痛。

（5）选方用药思路：肝藏血，主疏泄，体阴而用阳，喜条达而恶抑郁。肝肾阴血亏虚而肝气不舒，治宜滋阴养血、柔肝舒郁。应选用一贯煎加减。方中熟地滋阴养血、补益肝肾；当归、枸杞养血滋阴柔肝；沙参、麦冬滋养肺胃，养阴生津；佐以少量川楝子，疏肝泄热，理气止痛，复其条达之性。该药性虽苦寒，但与大量甘寒滋阴养血药相配伍，则无苦燥伤阴之弊。诸药合用，使肝体得养，肝气得舒，则诸症可解。

（6）据兼症化裁：头晕耳鸣甚者，加杭菊花、山萸肉、五味子以益肾补虚；两目干涩者，加黄精、潼蒺藜以滋阴润目；口燥咽干、甚者，加玉竹、石斛以滋阴润燥；五心烦热甚者，加地骨皮、知母以清虚热；腰膝酸软甚者，加菟丝子、杜仲以补肾壮腰膝；月经量少者，加制首乌、鸡血藤以滋补阴血。

3. 胃虚痰滞

（1）抓主症：经前或经期乳房胀痛或乳头痒痛，痛甚不可触衣，胸闷痰多，食少纳呆。

（2）察次症：平素带下量多，色白稠黏，月经量少，色淡。

（3）审舌脉：舌淡胖，苔白腻，脉缓滑。

（4）择治法：健胃祛痰，活血止痛。

（5）选方用药思路： 本证由胃虚痰盛，气机不畅，经前或经期冲气偏盛挟痰上逆，壅阻乳络，"不通则痛"所致。应选四物汤和二陈汤加减。方中陈皮、半夏、茯苓健胃祛痰；当归、赤芍、川芎、红花活血祛痰通络；生地、丹皮凉血行滞，香附疏肝理；海藻软坚散结。全方共奏健胃祛痰，理气活血，通络散结之效。

（6）据兼症化裁：脾虚者，加党参、黄芪、苍术、砂仁、白术；瘀血痰凝者，加穿山甲、三棱、王不留行；乳房胀痛者，加全瓜蒌、蒲公英、霹雳果、路路通；如乳头痛或刺痛不能近衣者，加丹皮、王不留行、地龙；若胀痛有块者，加青橘叶、橘核、夏枯草、露蜂房、生白芷；情绪忧郁、闷闷不乐者，加醋香附、合欢皮、苏罗子、郁金。

4. 血虚肝郁

（1）抓主症：经前、经期乳房作胀，头晕目涩，月经量少，色红或淡红，质薄。

（2）察次症：肌肤不润，面色萎黄，唇舌色淡。

（3）审舌脉：苔薄白，脉细弦。

（4）择治法：养血柔肝、活络止痛。

（5）选方用药思路：阴血本虚，经前经血下注血海，经行阴血溢泄，营血更虚，肝失濡养，气机不畅，乳络郁滞，为血虚肝郁之象。应选养血舒肝煎。方中四物、枸杞子养血柔肝、活血调经；橘叶、青木香、川楝子疏肝理气止痛；阿胶补血养血，滋阴养筋；杜仲润肝燥，补肝经风虚；白术、甘草培土抑木、益气健脾以资化源。诸药合用，其效可彰。

（6）据兼症化裁：肝火犯胃者，加栀子、丹皮、陈皮；肝阳上亢者，加牡蛎，阿胶、麦冬、生地；心烦口干者，加太子参，百合，石斛；乳癖者，加昆布、海藻、炮山甲，败酱草；浮肿便溏者，加党参、怀山药，白术；失眠者，加合欢皮，酸枣仁、柏子仁。

六、中医特色技术

1. 推拿调治

功效　疏肝理气，通经活络。适用于各种证型。

操作　俯卧，施术者站于其旁，用手掌揉腰背部肝俞、脾俞、肾俞数次，揉拿双下肢后侧，按压承山穴。然后，患者仰卧，施术者用手掌根部在腹部做左右方向的推揉数次，并用一手指按压中脘，另一手指按压关元，两手配合，一起一伏，交替按压数次，动作要缓慢，用力达于深层。最后，用拇指推印堂至太阳穴，揉眉弓、百会、风池穴数次。亦可自己按摩胸腹部20～30次。以拇指或示指指腹按压膻中穴、乳根穴、膺窗穴各约5秒后松开，再按压为一次，连续按10次为一回。

2. 导引调治

3. 八段锦

4. 二十四式太极拳

5. 针灸调治

功效　疏肝和胃，理气止痛。适用于各种证型。

取穴　肝俞、太冲、中脘、乳根。

配穴　肝气郁结加膻中、内关；肝肾阴虚加三阴交、阴谷；胃虚痰滞加足三里、脾俞；血虚肝郁加屋翳、血海。

操作　毫针针刺，平补平泻。

七、调摄养护

（一）食疗药膳

1. 陈皮茯苓丸

原料　陈皮 10g，茯苓粉 20g，糯米粉 300g，白糖 100g，红糖 100g。

制法　将洗净的陈皮切碎后，与茯苓粉、糯米粉、红糖、白糖同放入盆中，加清水适量，充分搅拌均匀，倒入浅方盘中，用大火隔水蒸熟，取下冷却后切成小块即可食用。

功效　舒肝解郁，理气止痛。适宜于经前期乳房胀痛，胸胁胀闷，时叹息，易发怒者。

2. 玫瑰金橘饮

原料　玫瑰花 6g，金橘饼半块。

制法　先将玫瑰花从花蒂处取散成瓣，洗净晾干。与切碎的金橘饼同放有盖杯中，用刚煮沸的水冲泡，拧紧杯盖，焖放 15 分钟即成。当茶频频饮用，一般可冲泡 3～5 次，当日吃完，玫瑰花瓣、金橘饼也可一并嚼服。隔日泡服 1 剂，经前连服 7 天。

功效　理气解郁。适宜于经前期乳房胀痛，郁郁寡欢者。

3. 金针粉丝排骨汤

原料　金针 100g，排骨 200g，粉丝 50g，葱、香油、盐适量。

制法　金针去硬蒂，洗净浸软，备用。粉丝洗净浸软，切成四寸长小段备用。烧热锅，加入开水适量，放入排骨煮 30 分钟后加入金针再煮 5 分钟，加入粉丝煮 2 分钟，下葱段、盐、香油调味，便可食用。

功效　理气解郁。适宜于经前期乳房胀痛，闷闷不乐，常叹息，胸胁胀闷不舒者。

4. 麦芽贝母杏仁汤

原料　麦芽 40g，贝母 15g，杏仁 15g。

制法　上三味加水煎至适量。

功效　理气止痛。适宜于经前期乳房胀痛较甚，胁肋闷胀，郁郁寡欢者。

5. 二枣山楂汤

原料　山楂 15g，红枣 30g，酸枣仁 20g。

制法　上三味加水 3 碗共煎汤，煮至 1 碗。

功效　理气活血止痛。适宜于经前期乳房胀痛，胁肋窜痛，郁闷不舒者。

6. 玫瑰蚕豆花茶

原料　玫瑰花 6g，蚕豆花 10g。

制法　先将玫瑰花、蚕豆花分别洗净沥干，一同放入茶杯中，加开水泡冲，盖上茶杯盖，焖 10 分钟，代茶饮。

功效　理气活血，疏肝止痛。适宜于经前期乳房胀痛，或乳头胀痛，心情不悦，胁肋闷胀者。

7. 香附牛肉汤

原料　香附 15g，牛肉 100g。

制法　将牛肉切成小块与香附（切洗）一起放入砂锅中，加水适量，文火熬 1 小时，加入盐、油等调料即可食用。

功效 理气活血，疏肝止痛。适宜于经前期乳房胀痛，胸闷胁胀，心情不悦，小腹胀痛者。

8. 双花茶

原料 玫瑰花、月季花各 9g，红茶 3g。

制法 将上三味研成细末，以沸水冲泡，闷 10 分钟，不拘时温服。

功效 理气疏肝，活血止痛。适宜于经前期乳房胀痛，胸闷胁胀，小腹胀痛者。

9. 茉莉花粥

原料 茉莉花，粳米，白糖。

制法 将茉莉花用水煮开后捞出，入粳米煮粥，加白糖适量，调食，酌情食用 5～7 天。

功效 理气活血解郁。适宜于经前期乳房胀痛，胁肋窜痛，郁闷不舒者。

10. 佛手饮

原料 佛手 6g。

制法 用开水冲泡代茶，频饮。或者橘叶 15g，水煎代茶，频饮。

功效 理气活血止痛。适宜于经前期乳房胀痛，胁肋窜痛，郁闷不舒者。

11. 青皮麦芽饮

原料 青皮 10g，麦芽 30g。

制法 加水适量，武火烧开，改用文火煮 15 分钟，停火，滤去药渣即成。

功效 理气解郁。适宜于经前期乳房胀痛，郁郁寡欢者。

12. 玄参炖猪肝

原料 玄参 15g，猪肝 200g，香油适量，食盐少许。

制作 先将玄参洗净放入砂锅中煎熬，取汁代用。将猪肝放入盛有药液的砂锅中，文火炖烂，加入食盐少许，炖好后，加少许香油即可食用。

功效 滋养肝肾。适宜于经前期乳房胀痛，肢体疲乏，两目干涩者。

13. 甲鱼补肾汤

原料 甲鱼（约 1000g）一只，枸杞子 10g，淮山 30g，熟地 15g，女贞子 15g，味精、精盐各适量。

制法 将甲鱼先养两天，然后剁去头，割除内脏，刮洗干净。将枸杞子、淮山、熟地、女贞子洗净，用纱布袋装好，扎紧备用。将药袋放入砂锅，加水适量。先用武火烧开，后以文火慢炖，至甲鱼熟烂时，拣去药袋，加入味精、食盐，调味即成。

功效 滋阴补肾，活血通络。适宜于经前期乳房胀痛，腰膝酸软、五心烦热、口干舌燥者。

14. 龟肉百合红枣汤

原料 龟肉 250g，百合 50g，红枣 15 枚，味精、精盐各适量。

制法 将龟肉洗净，切成小块，与百合、红枣同入砂锅，加水适量，先用武火烧开，后用文火慢炖，至肉熟枣烂，加入味精、精盐适量即可。

功效 滋阴养血，温补肝肾。适宜于经前期乳房胀痛，肢体疲乏，五心烦热、口干舌燥者。

15. 阿胶粥

原料 阿胶 30g，粳米 100g。

制法 先将阿胶捣碎，炒至黄燥，研末，再取粳米煮粥，粥熟后下阿胶末拌匀食之。

功效　补血滋阴。适宜于经前期乳房胀痛而软或乳房发育不良，肢体疲乏，口干舌燥者。

（二）情志调摄

加强对经前乳胀者的心理调理，逐步消除其心理上的抑郁情绪至关重要。月经期因冲任气血的变化，常表现出情绪的异常，如激动、易怒、烦躁，这种异常的情绪反过来又影响气血的运行，从而诱发或加重多种月经病。因此，女性在月经期应保持心情愉快，避免过激七情。人有各种各样的情绪，这是人对外界刺激的反应。生活中难免产生这样或那样不良的情绪，关键在于善于控制和调节。

通过追求自己的生活目标以寻找精神寄托，这是增强理智、控制不良情绪的最根本措施。用理智战胜不良情绪的干扰，并投身到事业中去，也就是常说的化悲痛为力量。

"七情之病者，看书解闷，听曲消愁，有胜于服药者"。因此，当思虑过度心情不快时，应外出旅游或锻炼，让山清水秀的环境调节消极情绪，使人陶醉在蓝天白云、鸟语花香的大自然里，以舒畅情怀，忘却烦恼。

应当培养多种爱好，如琴、棋、书、画、钓鱼、旅游、音乐、养花、习练气功等，以怡情养心。

（三）起居调摄

（1）生活起居要有规律，适当参加运动，劳逸结合。

（2）保持挺胸收腹的良好姿势，合理选择和使用乳罩，尽量不要束胸或穿紧身衣。

（3）平时可以适当进行乳房的自我按摩，以改善局部血液循环。轻轻按摩乳房，可使过量的体液再回到淋巴系统。按摩时，先将肥皂液涂在乳房上，沿着乳房表面旋转手指，成约一个硬币大小的圆。然后用手将乳房压入再弹起，这对防止乳房不适证有极大的好处。

（4）可进行局部运动锻炼：①坐位，头部转动，从右至左，又从左至右缓慢进行。②坐位，头前屈，下颌向胸，头后仰，眼望上方。③坐位，头右侧屈左转，眼望上方；头左侧屈并右转，眼望上方。④坐位，头部轻松绕旋。⑤坐位，耸肩，使与耳接近，最初左肩、右肩分别做，以后两肩同时做。

（袁　珍）

第二十章　咽　干

　　咽干是指咽部有干燥感，或自觉咽干灼热，发痒不适，微胀微痛，此症状持续发生；并应排除各种疾病（如上呼吸道感染、鼻炎、各种咽炎等）导致的咽干。本症首见于《素问》"少阴之脉循喉咙，挟舌本，液亏则虚火上灼，咽喉失养而嗌干"。在亚健康状态，阴虚质、湿热质和瘀血质较易发生咽干，常在用嗓过度、气候突变、环境温度及湿度变化时加重，出现其他症状，如咽异物感、咽痒、干燥、疼痛、刺激性干咳等。

一、诊断要点

　　（1）以咽部干燥为几乎唯一不适感，其他不适感均为继发，包括咽痛、咽痒、咳痰黏稠、心烦、恶心等症状。
　　（2）上述咽部干燥情况持续3天以上。
　　（3）引起明显的苦恼，影响工作和学习，生活质量下降。
　　（4）应排除已诊断为咽炎症者或全身性疾病引起咽干者；以及合并有心血管、肺、肝、肾和造血系统等严重原发性疾病和严重器质性疾病及精神病患者。

二、审析病因病机

　　咽为人体呼吸吐纳出入之重要关隘，与外界联系紧密，易受外界环境、饮食、情绪等多种因素影响。若素体体质偏颇，加之或饮食不节，肥甘厚味、烟酒过度，或摄养失调，思虑、劳累过度，或寒凉、攻伐太过，病后失养，致脏腑气血阴阳失调，咽喉失养，或邪毒滞留均可致本症发生。

1. 肺肾阴虚

　　阴虚体质，又过用温燥劫阴之品、或房劳不节、或久咳久病伤阴，致肺肾阴虚。咽喉为肺胃之系，而肺肾金水相生。肺胃或肺肾阴虚，咽失濡养，或虚火上炎，灼伤津液成痰，结滞咽喉。

2. 脾肾阳虚

　　阳虚体质，又贪凉饮冷，肾阳亏虚，咽失温养；或阳虚气化不利，津液凝结成痰，上干咽喉；或命门火衰，阴盛于下，格阳于上，虚阳客于咽喉而发咽干。

3. 肺脾气虚

气虚体质，复因饮食起居不节，致脾胃虚弱，气血不足，清阳不升，咽失所养；或脾虚湿浊不化，停聚成痰，阻滞清道，咽喉不利。

4. 肺胃郁热

嗜食辛辣肥甘厚味，烟酒过度，肺脾郁热内蕴，循经上熏，耗伤津液，或郁热熏灼津液成痰，痰热互结，清道不畅，咽干不利。如《冯氏锦囊秘录·燥门》卷九："风郁不散，则因风火动而燥者，或热壅不除，因热愈热而燥者，或久病之后，阴虚火动而燥者，在外则皮毛枯槁，在上则咽干口燥。"

5. 痰气互结或气滞血瘀

气郁体质，情志失调日久肝气乘脾，肝脾失调，肝郁气滞加重，痰浊内生，痰气互结，清道不利；或血瘀体质失于调理，日久瘀血痹阻咽喉脉络，阻滞清道，咽干不爽致本症发生。

三、明确辨证要点

咽干一症易发与体质相关，涉及肺胃脾肾肝等脏腑，既有虚，亦有实，或虚实夹杂，虚有气虚、阴虚、阳虚；实有气滞、痰浊、郁热、瘀血。只有辨证准确，才能用药得当，取效良好。

1. 辨虚实，明标本

咽干看似以"虚火"居多，实则或虚或实或虚实夹杂。所以对本病辨证，当首辨虚实。虚证主要是气虚证、阳虚证、阴虚证，以及气阳两虚证、气阴两虚证、阴阳两虚证；实证多属肺脾郁热、痰气互结及气滞血瘀证。

有时咽干的全身症状不典型，辨证时即需要仔细询问对全身症状，还需要仔细观察局部症状。局部色泽暗滞，或有血管扩张、局部瘀紫，属血瘀证或气滞血瘀证；局部滤泡增生、咽侧索增生，皆属痰气互结证。局部辨证中，痰浊凝结与气滞血瘀亦可互兼；而舌质紫暗，或舌下青筋暴露，脉弦涩，亦属血瘀证或气滞血瘀证。整体有证可辨时，以整体辨证为主，整体无证可辨时，以局部辨证为主。

2. 识脏腑，辨阴阳

《甲乙经》曰："胆者，中精之府，五脏取决于胆，咽为之使。"咽喉为肺胃之门户，又为肝脾肾三阴经之所过。故咽喉病涉及的病位在脾胃肝胆肺肾。在肺胃肝胆者多属实证，为痰为火；在肺脾肾者多属虚证或虚中挟实证，或为肺肾阴虚、虚火上炎，或为脾肾阳虚或阳虚水停。

四、确立治疗方略

咽干常伴随的局部症状主要有异物感、咽痛、咽痒、咽中灼热感、干哕、咽部肌膜异常、滤泡与咽侧索增生等改变。

1. 咽干者多取决于津液之变

阴虚、气虚、阳虚、郁热、痰浊、气滞、血瘀等证皆可致咽干。阴虚则津少，甚则虚火灼津，郁热亦伤津，故以阴虚、郁热证之咽干为明显，干而欲饮不多，治宜酌选生津之品，如麦冬、乌梅、天花粉、五味子、芦根之类；阳虚、气虚者清阳不升，津不上承而咽干，干而不欲饮，治宜益气温阳升清，酌选葛根、升麻之类以助清阳升发；痰浊、血瘀、气郁所致咽干，乃有形之邪阻滞，津液运行失调所致，若无阴虚、郁热兼证，则多不欲饮，治宜化痰、理气、活血化瘀，则咽干自除。

2. 咽干者伴随咽部疼痛感多为"微痛"

此类患者主诉可能为干痛、隐痛、胀痛，时轻时重，时痛时止，时有时无。咽干的常见病因病机如阴血亏虚、气虚、阳虚、郁热、气滞血瘀、痰浊凝结等，皆可影响咽部经脉，或脉络的气血运行不畅而致咽喉疼痛感，多数情况下以虚火上炎、气滞血瘀证之咽痛更为明显。治疗可在辩证基础上对症用药，阴虚证、郁热证所致之咽喉疼痛，可酌选橄榄、射干、桔梗之类以利咽止痛；气虚证之咽痛明显，多有阴火上乘，可于主方中酌加清降阴火之品，如黄柏、知母、栀子之类；阳虚证咽痛明显，多属虚阳上浮客于咽喉，可于主方中酌加牛膝、射干之类清利咽喉。

3. 异物感

异物感是咽干者常见伴随症状之一，表现为自觉咽中哽哽不利，似有异物、痰黏着感。多因痰、湿、气、瘀血使清道不利所致。气滞多因肝郁，当有肝郁气滞之见证，治宜酌选疏肝理气之品，如绿萼梅、郁金、香附、枳壳之类。痰浊有形或无形，无形之痰亦有证可验，如咳吐痰涎，苔腻、脉滑；有形之痰如滤泡增生、侧索增粗。痰浊凝结者，有气虚、阴虚、阳虚、气滞、兼热、兼湿、兼瘀之异，当酌用化痰散结之品，如浙贝母、法夏、竹茹、桔梗、瓜蒌、昆布、海藻之类，并配伍益气、养阴、温阳、理气、清热、化湿、化瘀之品。湿浊多因气虚、阳虚，可兼寒、兼热，局部检查可见咽部黏膜水肿，或有苔腻、脉濡，治宜酌选利湿化浊之品，如茵陈、茯苓、泽泻、木通、石菖蒲之类，并宜配伍益气健脾、清热、温阳之品。瘀血之证，黏膜瘀点、咽部脉络迂曲，或舌质瘀点，脉见涩象，或兼气虚、阴虚、阳虚、痰浊，治宜酌选活血化瘀之品，如当归尾、丹参、桃仁、红花之类，并配伍益气、养阴、温阳、化痰之品。

4. 咽痒

咽干常伴咽痒，有如虫行蚁爬。《灵枢·刺节真邪》以虚邪贼风之中人，"气往来行，则为痒"，刘河间遵《内经》之旨，以"诸痛痒疮疡，皆属心火"，又以"痒为火化"。故诸痒皆属于标，病机以风、火（热）居多，以火能生风，风胜则痒，亦有痰浊为患者。虚火上炎，郁热熏蒸，痰浊凝结，则邪滞咽喉，有碍清滤，不仅导致异物感，亦可引起咽痒，治当清虚火、化痰浊。肝气郁结，痰气交阻咽喉，亦致咽痒，当行气化痰。咽干初期，可能略感风邪，宜佐疏风利咽法，酌选防风、荆芥、僵蚕、薄荷、牛蒡子之类。

5. 灼热感

咽干伴有灼热感，多因少阴少阳君相二火循经燔灼于咽喉，可致咽喉中有灼热不舒或火热之气上冒感。咽中灼热感见于郁热证、阴虚证者，持续时间较长，如火辣感，多伴咽中干燥感明显，乃郁热熏蒸或虚火上炎所致，治以清热、滋阴、降火法；若为虚火上炎，宜反佐桂附，以同气相求，引阳入阴，其症可消。阴亏火炎于上者，易致肠管干涩，便秘于下，肠腑不通，郁热不得下泄，每多加重咽部灼热干痛之症；当上病下治，润肠通便以泻在上之热；全瓜蒌一味，既能润肠通便，又能清上焦之热，可为首选之品。又如火麻仁、生地黄、何首乌、蜂蜜等亦可随证选用。"火气上冒感"主要见于气虚、阳虚患者，部分咽干者觉咽中如有热气上冒，但持续时间短，可不伴明显的咽喉干燥感。此乃命门火衰，虚阳浮越，诚如李东垣所谓脾胃虚，"阳道不行，阴火上乘"之故，温阳益气，"火热"自降。如不效，温肾壮阳之剂反佐知柏（宜酒炒，量少），或补中益气汤反佐芩、栀（或黄连），使阴阳调，升降顺，"火热"自除。

五、辨证调治

1. 肺肾阴虚

（1）抓主症：咽部干痛不适，灼热感，异物感，或咽痒干咳，痰少而粘，症状朝轻暮重；检查见咽部肌膜暗红少津、微肿，喉底瘰疬高突，粒小紧束；或喉底肌膜干燥、萎缩变薄或苍白发亮。

（2）察次症：午后潮热，两颧潮红，虚烦失眠，大便干燥，腰膝酸软。

（3）审舌脉：舌质红少津，苔少或花剥，脉细数。

（4）择治法：滋阴降火，润燥利咽。

（5）选方用药思路：本证因肺肾阴液亏损，咽喉失于濡养，症脉舌一派肺肾阴虚，虚火上炎征象，可用养阴清肺汤加减。方中以生地养肾阴；麦冬养肺阴；玄参清虚火解毒；丹皮凉血而消肿；贝母润肺化痰；白芍敛阴泄热；少佐薄荷散邪利咽；甘草和药解毒。综合全方，滋养肺肾，消肿利咽，微散表邪，达到润燥利咽之效。

（6）据兼症化裁：若痒咳甚，加橘红、百部；兼气虚者，加太子参、白术、山药、玉竹等；大便干燥加瓜蒌仁、生首乌；失眠加枣仁、柏子仁；若咽干较甚，加花粉、石斛；咽异物感较重者，加苏梗、厚朴；咽部灼热感加赤芍、牛蒡子；若喉底小瘰增生、侧索增粗者，酌加枳壳、香附、牡蛎，以助理气化痰散结。若咽干明显，伴有胃中嘈杂，多属肺胃阴虚，酌加玉竹、石斛、天花粉；喉底肌膜枯萎明显者，酌加丹参、归尾、玉竹、麦冬、桑葚之类以助活血生新，养血润燥。若前服有效，续服效果转差，多属气阴两虚，酌加白参、西洋参、山药之类，以气阴双补。若伴头晕耳鸣等，属肝肾阴虚者，或用杞菊地黄汤加玄参、麦冬。若前服有效，续服效果转差，多属阴阳两虚，酌加巴戟天、锁阳之类；睡眠差，加酸枣仁、五味子之类。若咽喉干燥明显，有灼热感，或有手足心热，多属肾水不足，阴虚火旺，可用知柏地黄汤加减，以滋阴降火清利咽喉。

2. 肺脾气虚

（1）抓主症：咽喉微干微痛，有异物梗阻感或痰黏着感，或易恶性作哕，或兼咽喉微痒而咳，上午症状偏重。检查见咽肌膜色淡，或有微肿，络脉清晰，或有滤泡增生，粒大扁平色淡，甚则融合成片，咽后壁黏膜表面可附着黏白分泌物。

（2）察次症：面色不华或萎黄，倦怠乏力，纳差，小便清。

（3）审舌脉：舌淡或有齿痕，苔白，脉缓弱。

（4）择治法：益气健脾，升清利咽。

（5）选方用药思路：本证因先天禀赋不足，年老体衰，或久病，或过用寒凉，脾胃虚弱，化生不足，津液不能上达于咽，咽部失其濡养，气血运行不畅，痰湿停聚，全身及舌脉所见，为脾胃气虚之证。应选补中益气汤加味。方中黄芪补肺固表；人参、炙甘草益气和中泻火，益土能生金；白术除湿强脾土；炒当归和血养阴；陈皮以通利其气；升麻、柴胡升阳明之气上行；生姜、大枣以和营卫开腠理健脾胃，达补虚增液之功。

（6）据兼症化裁：若因烟酒炙煿过度，咽喉疼痛增加，喉关潮红，加荆芥、牛蒡子、桔梗、射干之类；苔微黄者，加黄芩、桑白皮之类；舌根部苔腻微黄者，加知母、黄柏；大便偏结或秘结，加枳壳、瓜蒌；兼咽痒微咳，酌加荆芥、紫菀之类；滤泡增生明显，酌加丹参、郁金之类；若前服有效，续服效果转差者，多属气阴两虚，加玄参、麦冬、五味子之类，以气阴双补。滤泡增生明显，酌加海浮石、浙贝母、射干之类；兼鼻后漏，加白芷、桔梗之类。若兼耳中时鸣，头晕，虚烦不寐，纳呆，食少，腹胀，大便时溏，多属脾肾两虚，宜用参苓白术散加减以补脾益肾，药用熟地黄、淮山药、党参、薏苡仁、山茱萸、扁豆、白术、茯苓、桔梗、牡丹皮、炙甘草。手足凉者酌加巴戟天温阳；咽喉疼痛明显，酌加玄参、射干之类利咽止痛；异物感明显，酌加厚朴、枳壳之类以助理气化痰。

3. 脾肾阳虚

（1）抓主症：咽部微干微痛不适，异物感或梗阻感，不欲饮或欲热饮而不多，或兼咽喉微痒而咳。检查见咽部色淡，或有微肿。伴面色㿠白。

（2）察次症：伴面色㿠白，腰膝酸软，肢凉畏冷，小便清长。

（3）审舌脉：舌质淡胖，边有齿痕，苔白润，脉沉缓弱。

（4）择治法：补益脾肾，温阳利咽。

（5）选方用药思路：本证因阳虚而阴寒内生，咽喉失于温煦，症脉舌一派脾肾阳虚征象。治宜补益脾肾，温阳利咽。方选真武汤合附子理中丸加减。方中人参、白术益气健脾；干姜、附子温补脾肾之阳气；白术、茯苓健脾利湿、化痰祛浊；甘草调和诸药。全方合用，可使寒气去，阳气复，中气得补，共奏健脾益肾，温中利咽之功。

（6）据兼症化裁：若腰膝酸软冷痛者，可加枸杞子、杜仲、牛膝等；若咽部不适、痰涎清稀量多者，可加半夏、陈皮、茯苓等；若腹胀纳呆者，可加砂仁、木香等；若咽刺痛甚者，加赤芍药、丹参、玫瑰花；若咽部灼热感者，加知母、黄柏；若恶心者，加法夏；若舌有瘀斑瘀点者，加丹皮、赤芍。咽痛明显，加射干；若有滤泡增生，酌加浙贝母、牡蛎；病程久，或过服寒凉，酌加桃仁、红花、当归，肉桂改桂枝；大便稀或溏，或小腹冷痛，酌加干姜温中。若前服有效，续服效果转差，多属阴阳两虚，酌加玄参、五味子之类阴阳双补，肉桂减半。咽痛明显加射干，欲干哕，或苔腻，加法夏；病程久者，酌加丹皮、当归、丹参、三七之类活血。咽痒加荆芥祛风；异物感明显加厚朴、郁金之类；干燥感明显，酌加玄参、麦冬之类；容易恶心干哕，酌加旋复花、法夏之类；兼鼻后漏，酌加白芷、桔梗之类通利鼻窍；大便干结，酌加瓜蒌仁或火麻仁之类通利大便；舌苔黄，酌加黄芩、桑白皮之类清肺；苔腻加法夏、薏苡仁、厚朴、陈皮之类；夜尿多者，酌加益智仁、淮山药、台乌缩泉固脬；倦怠乏力，酌加黄芪、党参、当归之类补益气血。

4. 肺脾郁热

（1）抓主症：咽喉干燥，疼痛，异物感或痰黏着感，常"吭咯"或咳嗽有黏痰，易恶心作哕。检查见咽部黏膜肥厚、暗红，喉底瘰疬增生，颗粒肥大饱满，色暗红，喉底或有少许分泌物附着。

（2）察次症：口微渴，小便黄，大便偏结。

（3）审舌脉：舌质偏红，苔微黄，脉洪缓有力或略数。

（4）择治法：清解郁热，养阴利咽。

（5）选方用药思路：本证因郁热内蕴，耗损阴液，煎炼津液成痰，凝结咽喉，清道不利，脾胃蕴热，升降失调所致，症脉舌一派肺脾郁热，胃腑实热征象，应选清咽利膈汤加减。方中荆芥、防风祛其在表之风邪；金银花、连翘清热解毒；黄芩、黄连、栀子清其里热；元参、牛蒡子、桔梗散结解毒，清利咽喉；薄荷辛凉清宣，以利咽喉；大黄、元明粉荡涤肠胃之实热，此所谓釜底抽薪也。少加甘草调和诸药，并和中解毒。诸药配合，疗效增强。

（6）据兼症化裁：若咳嗽痰黄，颌下瘰核痛甚，可加射干、瓜蒌仁、夏枯草；高热者，可加水牛角、大青叶；如有白腐或伪膜，可加蒲公英、马勃；新近咽痛加重者，酌加荆芥、僵蚕；黏膜肥厚、暗红者，酌加牡丹皮、赤芍、桃仁、红花之类活血通络；滤泡增生明显，加牡蛎、海浮石之类；咽干明显，酌加葛根、花粉、石斛养阴生津；易恶心、干哕者，加法夏、竹茹降逆止呕；大便燥结，加麻仁、郁李仁润肠通便，或少佐大黄泻热通便；兼鼻后漏，加白芷、苍耳子之类。睡眠差加栀子、远志。

5. 痰气互结

（1）抓主症：咽部梗阻感或痰粘着感，咽干微痛或胀痛感；检查见咽部黏膜肥厚、暗红，喉底瘰疬增生，颗粒肥大饱满，色暗红，喉底或有少许分泌物附着。

（2）察次症：胸胁胀痛，喜嗳气，易恶心作哕。

（3）审舌脉：舌胖苔腻，脉弦滑。

（4）择治法：养阴利咽，化痰散结。

（5）选方用药思路：本证为脏腑失调，痰浊内生，阻碍气机，痰气互结，停滞咽喉而发，症脉舌一派痰湿气郁征象。治宜祛痰化瘀，散结利咽。应选贝母瓜蒌散加减。方中贝母、瓜蒌清热化痰润肺；橘红理气化痰；桔梗宣利肺气、清利咽喉；茯苓健脾利湿。可加赤芍、丹皮、桃仁活血祛瘀散结；诸药合用，共奏祛痰化瘀、散结利咽之效。

（6）据兼症化裁：若咽部不适，咳嗽痰黏者，可加杏仁、紫菀、款冬花、半夏等；若咽部刺痛、异物感、胸胁胀闷者，可加香附、枳壳、郁金等。滤泡增生明显，酌加浙贝母、煅牡蛎、玄参；若咽痛明显，酌加射干；若伴咽痒而咳加荆芥、白前之类疏风宣肺；睡眠差加合欢花、远志解郁安神。若肝脾不和，痰气胶着，或用逍遥散佐以化痰之品，舒肝解郁化痰。常用药物，当归、白芍药、柴胡、法夏、枳壳、白术、茯苓、薄荷、炙甘草、生姜。脾虚痰湿上泛，可用六君子汤益气健脾，燥湿化痰。常用药物，党参、白术、法夏、桔梗、陈皮、茯苓、炙甘草。时咳痰，加前胡、白前宣肺；咽痒咳嗽，更加荆芥、僵蚕祛风止咳，化痰利咽；夜晚咳嗽重，更加百部、紫菀以助止咳。湿热不化，可选用三仁汤或甘露消毒丹。常用药物，白蔻仁、茵陈、黄芩、连翘、射干、浙贝母、滑石、木通、石菖蒲、陈皮、薄荷。痰热互结，可用温胆汤。常用药物，法半夏、茯苓、竹茹、陈皮、桔梗、射干、枳实、生姜、甘草、大枣。

6. 气滞血瘀

（1）抓主症：久病咽部干燥不适，微痛或刺痛感，检查见咽部肌膜肥厚、暗红，脉络扩张迂曲如网。

（2）察次症：口干，时欲漱水不欲咽。

（3）审舌脉：舌质暗滞或有瘀点，脉弦。

（4）择治法：活血化瘀，利咽止痛。

（5）选方用药思路：本证瘀血阻滞，脉络不畅，津液运行失调，症脉舌一派血瘀征象。应选会厌逐瘀汤加减。方中桃仁、红花、赤芍、川芎活血化瘀，配合当归、生地活血养血，使瘀血去而不伤血；柴胡、枳壳疏肝理气，使气行而血行；元参主治喉部结毒壅阻，清利咽喉；桔梗根载药上行，使药力达到胸喉之会厌处；再加川朴、香附、乌药、栝楼、薤白，进一步增强行气、止痛、破瘀、消肿、化结作用，使邪气自去，结毒消除。

（6）据兼症化裁：酌加丹参、郁金，甚者加水蛭、土鳖、地龙之类活血化瘀；咽部鲜红者，酌加牛膝、射干；胸胁不利，酌加紫苏梗；滤泡增生或咽侧索明显，属痰瘀互结，加浙贝母、牡蛎；大便秘结加瓜蒌仁、火麻仁之类以润肠通便；舌苔腻，脉弦滑或滑，亦属痰瘀互结，加法夏、茯苓；舌苔微黄加黄芩、栀子之类；舌质兼淡或有齿痕，加黄芪、党参。

六、中医特色技术

（一）推拿调治

功效 疏通经络，养阴利咽。咽干者均可奏效。

取穴 夹喉、天突、膻中、风池、风府、曲池、合谷。

操作 患者正坐，医者用右手拇指与食、中二指相对轻柔着力，拿推夹喉穴，自上而下往返拿推 10～20 分钟，再用一指禅手法推天突、膻中各 2 分钟，最后医者站立于患者背后用右手拿推双侧风池穴 2 分钟，用拇指点按风府 10 次。咽部疼痛者，双拇指分别按双侧曲池、合谷各 10 次。每周推拿 3 次，6 次为一个疗程。

（二）导引调治

吞金津、玉液法于每日晨起或夜卧时盘腿静坐或坐椅上或松静站立，全身放松，排除杂念，双目微闭，舌抵上腭数分钟，然后叩齿 36 下，搅海（舌在口中搅动）36 下，口中即生津液，再鼓腮含漱 9 次，分 3 次徐徐咽下，用意念送至脐下丹田，长期坚持，有调理阴阳，清润咽喉之效。

（三）针灸调治

1. 普通针刺

功效 调和阴阳，扶正祛邪，疏通经络。

主穴 少商、尺泽、廉泉、天突、太溪、列缺。

配穴 膻中、丰隆、照海、鱼际。

操作 选用 0.35×40 毫米毫针，穴位常规消毒，少商、尺泽点刺出血，天突疾进徐出，先直刺 5 毫米，然后将针尖转向下方，紧靠胸骨后面刺入 25 毫米。膻中穴平刺 13～25 毫米，列缺向上斜刺 13 毫米，廉泉、太溪、丰隆、照海、鱼际直刺 13～25 分钟，施以平补平泻法，使针下得气即可，留针 30 分钟，期间行针 12 次。以上均每日 1 次，10 次为 1 疗程。

辨证加减：

（1）阴虚证：取手太阴肺、足少阴经肾经穴为主。常用穴：太溪、照海、鱼际。平补平泻。

（2）气虚证：手太阴肺、足太阴脾经穴位为主，常用穴：足三里、公孙、太渊、肺俞、天突，大便秘结加刺天枢或气海。平补平泻法。

（3）阳虚证：常用穴：太溪、肾俞、足三里、天突。补法。

（4）肺脾郁热证：取手足阳明经穴为主。常用穴位：商阳、天突、人迎、丰隆、内庭。针用泻法，点刺商阳出血。

（5）痰凝气滞证：取手太阴、阳明、足厥阴经穴为主，常用穴位：太冲、少商、合谷、曲池。针用泻法，少商点刺出血。

（6）血瘀证：常用穴位：三阴交、中极、天突、上廉泉。泻法。

2. 灸法

主要用于脾肾阳虚者。可选合谷、足三里、肺俞、肾俞、关元、命门、脾俞等穴，悬灸或隔姜灸，每次选 2～3 穴，每穴 20 分钟，10 次为 1 疗程。

3. 耳穴压丸

功效　清热解毒，调节脏腑。

主穴　耳、咽喉、下屏尖、缘中。

配穴　肺阴不足加肺、对屏尖；肾阴亏损加肾、神门；胃腑积热加胃、脾。

操作　先由耳垂至耳尖按摩 2 次，以疏通耳部经气。用消毒棉签蘸 75%酒精，消毒耳部皮肤，脱去耳廓油脂，再用消毒干棉签将耳廓擦干。以常用穴为主，随症加配穴。将王不留行子置于 0.7×0.7 厘米见方大的麝香止痛膏贴于穴位上，用拇、示指按压，至患者产生疼痛感及耳廓充血发热，并嘱患者每日按压 2～3 遍。隔日 1 次，每次 1 侧，两侧轮换，10 次为 1 疗程。

4. 穴位敷药

功效　温经通络，调和阴阳。

药方　斑蝥、白芥子按 1∶2 配合，研成细末备用。

选穴　廉泉、人迎、水突、太溪、照海。

配穴　痰多加天突，脾肾阳虚加足三里，三阴交；阴虚火旺加涌泉。

操作　取适量药粉用食醋拌湿，揉成黄豆大药丸，安放在穴位上，胶布粘贴，3～4 小时后取下，贴药部分渐见水泡，约 12 小时后用消毒针头刺破水泡，3～4 天后结痂，每周 1 次，3 次为一个疗程。

5. 刺血法

功效　活血化瘀，清利咽喉。主要适用于肺肾阴虚、痰气互结、气滞血瘀等咽干者。

操作　①点刺玉液、金津，隔日 1 次。②天突穴常规消毒，三棱针点刺，再用火罐拔出 1～3ml 血液，用干棉球擦掉血迹。然后针刺太溪穴，进针约一寸，平补平泻，行针 30 分钟，隔日 1 次，10 次为 1 疗程。

加减　红肿痛甚者，在耳轮 1、2、3 上用三棱针刺 1～2 分深，放血 1～2 滴；或在耳背浅显小静脉处刺破，放血数滴；亦可点刺少商、商阳、关冲、少泽等穴，每次选 2～3 穴，各出血 1～2 滴。

七、调摄养护

（一）食疗药膳

1. 罗汉果茶

原料　罗汉果 1 个。

制法　将罗汉果切碎，用沸水冲泡 10 分钟后，不拘时饮服。每日 1～2 次。

功效　清肺化痰，止渴润喉。适宜于肺热有痰之有咽干症状者。

2. 二绿女贞茶

原料　绿萼梅，绿茶，橘红各 3g，女贞子 6g。

制法　先将女贞子捣碎后，与前三味共入杯内，以沸水冲泡即可。每日 1 剂，不拘时饮服。

功效 养阴利咽，行气化痰。适宜于阴虚有痰之有咽干症状者。

3. 马鞭草绿豆蜜茶

原料 鲜马鞭草 50g，绿豆 30g，蜂蜜 30g。

制法 将绿豆洗净沥干，新鲜马鞭草连根洗净，用线扎成两小捆，与绿豆一起放锅内，加水 1500ml，用小火炖 1 小时，至绿豆酥烂时关火，捞去马鞭草，趁热加入蜂蜜搅化即可，饮汤食豆。每日 1 剂，分 2 次服，连服数日。

功效 清咽润喉。适宜于肺胃有热之咽干者。

4. 清音茶

原料 胖大海 5g，蝉衣 3g，石斛 15g。

制法 水煎代茶饮。

功效 养阴润喉，利咽治喑。适宜于咽干伴有声音嘶哑者。

5. 山楂利咽茶

原料 生山楂 20g，丹参 20g，夏枯草 15g。

制法 加水煎 30 分钟后，滤取药汁，一日数次，当茶频饮。

功效 活血散结，清热利咽。适宜于长期有咽干症状者。

6. 利咽茶饮

原料 金银花，麦冬，木蝴蝶，胖大海，生甘草各 5g。

制法 开水冲泡频服。

功效 养阴清热，生津利咽。适宜于肺阴虚热之有咽干症状者。

7. 荸荠萝卜汁

原料 荸荠、鲜萝卜各 500g。

制法 将荸荠洗净去皮，鲜萝卜洗净切块，同放搅汁机内搅拌成汁。每日饮汁数小杯，连服 3～5 日。

功效 清热利咽，开音化痰。适宜于有咽热、咽干症状者。

8. 玉竹生地粥

原料 新鲜玉竹 50g，新鲜生地 25g，粳米 75g，冰糖适量。

制法 将新鲜玉竹洗净去根切碎，生地切细后用适量清水在火上熬沸，煎浓汁后去渣，入粳米加水煮成稀粥，放入冰糖后再煮沸即可。

功效 滋阴益胃，生津利咽。适宜于胃热有咽干症状者。

9. 豌豆麦冬冻

原料 麦冬 20g，鲜豌豆 150g，白糖 100g，琼脂 2g，梅肉、桂花少许。

制法 将豌豆洗净，加清水煮熟后，倒入碗中捣烂成泥。锅中加水，放入琼脂与麦冬同煮，煮至琼脂溶化后，加入白糖搅匀，再放进梅肉、桂花。将煮好的麦冬药液倒入装豌豆泥的碗中，待冷却后放入冰箱内冷藏，成冻状后即可食用。

功效 滋阴降火，利咽除燥。适宜于阴虚有咽干症状者。

10. 银花沙参蛋

原料 金银花 10g，沙参 10g，瘦猪肉 100g，干香菇 3 朵，鸡蛋 3 个，调料适量。

制法 将金银花、麦冬切碎，猪肉洗净切丝，加入少许蛋清拌匀，香菇用水泡软洗净切丝。将金银花、麦冬、猪肉丝、香菇、油、盐、味精等放入鸡蛋碗内拌匀，并加入适量温水，放入锅中隔水蒸 15 分钟，成鸡蛋羹即可取出。

功效 养阴清热，解毒利咽。适宜于外感风热之有咽干症状者。

11. 西洋参炖子鸡

原料 西洋参 20g，子鸡 1 只，山药 60g，红枣 6 粒，盐适量。

制法 将所有材料分别洗净，备用；将西洋参切片，将山药放在温水中，稍加盐浸半小时，红枣去核；将子鸡内胀洗净，剁成小块；将西洋参、子鸡、山药、红枣、生姜放入炖盅内，加适量开水，加盖文火炖 2 个半小时，加盐调味。

功效 补肺健脾，益气养阴。适用于热病后气阴两伤之倦怠乏力、口干舌燥；或因气阴不足而引起的短气干咳、津少口渴、心烦失眠者。

12. 太子参玉竹瘦肉汤

原料 太子参 30g，玉竹 12g，瘦猪肉 200g，盐适量。

制法 将所有材料洗净，瘦肉焯水，备用。将 6 碗水放入瓦煲中，煮沸后放进全部材料，以武火煲 2 小时；加盐调味即可。

功效 益气养阴。适用于气阴虚弱所致疲倦乏力、口干咽燥等。

13. 灵芝百合汤

原料 灵芝、百合各 15g，南沙参、北沙参各 10g，瘦猪肉 200g。调味料：盐适量。

制法 将所有材料洗净，备用；将灵芝切片，放入布袋内；将瘦肉洗净，焯水后切成块；先将水放入煲内煮沸，再放入全部材料（盐除外），用大火煮沸，改小火煲 2 小时，加盐调味即可。

功效 益气润燥，养心安神。适用于气短乏力，口干咽燥、心神不宁、睡眠欠佳等。

（二）情志调摄

应在日常生活中保持平和的心态，情绪舒畅。可根据个人爱好，选择弹琴、下棋、书法、绘画、听音乐、阅读、旅游、种植花草等放松心情。

证属肺肾阴虚者宜加强自我修养、培养自己的耐性，不宜参加竞争胜负的活动，可在安静、优雅环境中练习书法、绘画等。有条件者可以选择在环境清新凉爽的海边、山林旅游休假；证属脾肾阳虚者宜保持积极向上的心态，正确对待生活中的不利事件，及时调节自己的消极情绪；证属痰气郁结者宜多参加社会活动，培养广泛的兴趣爱好，尽量减少与人争执、动怒，保持稳定乐观的心态。

（三）起居调摄

（1）注意口腔卫生，坚持早晚及饭后刷牙。当咽喉感觉有轻微不适时，可用盐汤做晨间漱口剂。还需纠正张口呼吸的不良习惯。

（2）改善工作和生活环境，避免粉尘及有害气体的刺激。保持室内合适的温度和湿度，空气新鲜。还可以使用空气加湿器，调节空气湿度，减少干燥。室内尽量保持温度在 18～25℃，湿度在 45%～65%。健康的湿度和温度既可抑制病菌的滋生和传播，还可提高免疫力。

（3）加强身体锻炼，增强体质，预防呼吸道感染。运动量要因人、因时而定，循序渐进。

（4）娱乐保健，如听音乐、垂钓、书法、身体或足底按摩等。

（袁 珍）

第二十一章 异常指标

第一节 高血压前期

高血压前期属于高血压分级中的正常高值，指收缩压 120～139 mmHg 和（或）舒张压 80～89 mmHg。与正常血压人群相比，高血压前期人群进展为临床高血压的危险性更大。高血压前期不再是单纯血压数值的升高，而是血压升高到临床高血压水平之前，机体已经出现血管结构改变、心肌重构、代谢障碍等引起心血管疾病的危险因素。高血压前期人群常出现血管、肾脏、心脏、脑等靶器官损害。因此，逆转高血压前期是防治高血压病及其并发症的重要措施。古代中医没有"高血压前期"的病名，但根据其临床所表现的症状目眩、头晕、头痛、乏力等可归属于中医学的"眩晕"范畴。

一、诊断要点

（1）年满 18 周岁以上者，在未使用抗高血压药物的情况下，非同日 3 次静息血压（静坐 5～15 分钟）测量后，120mmHg＜收缩压＜140mmHg，80mmHg＜舒张压＜90mmHg。

（2）可无症状，也可有头晕、眼花、头痛、记忆力衰退、神疲乏力等一般症状。

（3）除外既往患有高血压，目前正在使用抗高血压药物，现血压虽达到上述水平者，以及患有急慢性肾炎、慢性肾盂肾炎、嗜铬细胞瘤、原发性醛固酮增多症和肾血管性病变等疾病者。

二、审析病因病机

高血压前期的病因多与饮食不节、久坐少动、情志失和等有关，属于中医"眩晕"范畴。

1. 以"肝风""风火"立论

肝主疏泄，为风木之脏，相火内寄，体阴而用阳，阴常不足，阳常有余，且肝"其性刚，主动主升，全赖肾水以涵之，血液以濡之，肺金清肃下降之，令以平之，中宫敦阜之土气以培之……"肝的这些生理特点及与其他四脏的相互资生关系，往往是其本身阴阳失调、虚实转化及它脏功能失调易涉及肝失所养的病理基础。因此多数医家认为眩晕的病位主要在肝。《素问·至真要大论》认为"……诸风掉眩，皆属于肝……"首次提出了眩晕与肝的功能失调有关。巢元方《诸病源候论·风病诸候》对眩晕发病以风邪立论，提出了"风头眩者，由血气虚，风邪入脑"的病源学说；宋代严用和《重订严氏济生方·眩晕门》指出"眩晕者……六淫外感，七情内伤，皆能导致"；《素问玄机原病式·五运主病》认为"诸风掉眩，皆属肝木……风火皆属阳，阳多为兼化，阳主乎动，两动相搏，则为之旋转"，而从肝风、肝火立论，说明了风能生火，火能生风，风火相煽而致眩晕；并进一步说明风与火的关系为"内火召风"。

2. 因痰致眩

汉代张仲景认为痰饮是眩晕发病的原因之一，为后世"无痰不作眩"的论述提供了理论基础，并且用泽泻汤及小半夏加茯苓汤治疗眩晕。元·朱丹溪《丹溪心法》载："此症属痰者多，盖无痰不能作眩，痰因火动"，倡痰火致眩学说，强调痰在眩晕发病中的意义。

3. 因虚致病

因虚致眩之说起源于《内经》，如《灵枢·海论》认为"……髓海不足，则脑转耳鸣，胫酸眩冒、目无所见、懈怠安卧……"《灵枢·口问》认为"上气不足，脑为之不满，耳为之苦鸣，头为之苦倾，目为之眩"。《灵枢·五气篇》说"上虚则眩"，认为眩晕一病以虚为主。汉·张仲景提出了桂枝龙骨牡蛎汤证等具体方药，提示失精则无以上奉而髓海暗亏，亡血则脑失所养，遂发眩晕。宋元以后医家在前人因虚致眩说的基础上又有很大发展。元·李东垣提出脾胃虚弱、元气不足可致头目昏眩，明代张景岳《景岳全书》则发挥了《内经》的"上气不足，脑为之不满，耳为之苦鸣，头为之苦倾，目为之眩"的理论，明确提出"无虚不能作眩"，并进一步说明"眩晕，掉摇惑乱者，总于气虚于上而然"，"眩晕一证：虚者居其八九，而兼火兼痰者不过十中一二耳"。

4. 上虚下实，本虚标实

《素问·五脏生成篇》"……是以头痛巅疾，下虚上实……"所致；至清以来，多从阴虚阳亢立论，如《临证指南医案》认为本病属"阴亏液耗，风动阳升"；何书田在《医学妙谛》中说："精液有亏，肝阴不足，血燥生热，则风阳上升，窍络阻塞，头目不清，眩晕跌仆。"指出风、火是致眩之标，而肝虚阴精不足才是致眩之本。《医学从众录·眩晕》分析认为："盖风非外来之风，指厥阴风木而言，与少阳相火同居，厥阴气逆，则是风生火动，故河间以风火立论也。风生必夹木势而克土，土病则聚液而成痰，故仲景以痰饮立论，丹溪以痰火立论也。究之肾为肝母，肾主藏精，精虚则脑海空虚而头重，故《内经》以肾虚及髓海不足立论也。其言虚者，言其病根；其言实者，言其病象，理本一贯。"指出本病本虚标实之病理本质。

三、明确辨证要点

1. 发病初期

初期多见于七情五志过极，肝气郁久化火。心肝火盛，气机逆乱，血随气逆，上扰清窍，清窍为之不利。《丹溪心法·眩晕》曰"又或七情郁而生痰动火，随气上厥，此七情致虚而眩晕也"；《金匮钩玄》则进一步说明"大怒则火起于肝，醉饱则火起于胃"。

2. 发病中后期

及至中后期，当有典型的火盛伤阴之征，肝肾阴伤，肝阳遂亢。《内经》载"阴虚则阳盛""肝气上逆"；《景岳全书》曰："此等证候原非外感风邪，总于内伤血气也。"迁延日久，伤及于肾，肾中阴阳气血亏虚。

本病总以肝肾为主，心脾为辅，因热生痰、致瘀在其病理进程中亦起重要作用。

四、确立治疗方略

"治未病"思想是中医学对预防医学的一大贡献。早在《素问·四气调神大论》首次提出"治未病"的理念，从而开创中医"治未病"先河，后世历代医家将其理论不断发展、完善。中医药治疗高血压病，在一级预防，改善症状、提高生活质量，逆转靶器官损害、减少危险因素等方而具有独特的优势。高血压前期具有"病虽未成""已有征兆"的"未病"特点，故"治未病"理论可用于高血压前期的防治。

基于"治未病"思想的中医药治疗高血压前期包括"药物"以及"非药物"治疗。"非药物"治疗即在积极改良生活方式，包括戒烟、减肥、限制钠盐、增加体力活动和控制各种危险因素等基础上，运用气功导引、针灸、药膳、穴位贴敷、足浴等，可刺激经络达到调整阴阳平衡，稳定血压，减少高血压前期进展为高血压的治疗。《三国志·魏书·六技传》中华佗教诲弟子吴普"人体欲得劳动……动摇则谷气得消，血脉流通，病不得生，譬犹户枢不朽是也"。药物疗法即辨证施治，纠其偏颇，协调阴阳，恢复平衡。

五、辨证调治

1. 肝火亢盛

（1）抓主症：头目胀痛，眩晕，收缩压因情绪因素而波动升高，情绪稳定时常可恢复正常，面红目赤，烦躁易怒。

（2）察次症：口苦咽干，胸胁不舒，小便黄，大便干结。

（3）审舌脉：舌质红苔黄，脉弦数有力。

（4）择治法：清泄肝火。

（5）选方用药思路：本证由肝火亢盛所致。病变早期，情志不遂，肝郁化火，肝火上炎。应选龙胆蒺藜汤加减。方中龙胆草、夏枯草、黄芩、苦丁茶清泄肝火，赤芍、丹皮凉血清热，白蒺藜、白薇凉肝息风，桑叶、菊花清利头目，白芍、甘草缓肝调中。诸药合用，清泄肝火则诸症可除。

（6）据兼症化裁：口苦、心烦、头痛、目赤，热盛者加寒水石、石膏清热泻火。小便黄者加车前草、泽泻清利，大便秘者加生大黄、决明子通便。胸胁不舒，情绪波动者加小剂量柴胡、枳壳，合白芍、甘草为四逆散，有疏肝解郁作用。头晕目眩，血压波动不定，加石决明、钩藤熄风定眩。口舌干燥，热盛伤阴者加生地、玄参养阴清热。

2. 肝阳上亢

（1）抓主症：头晕，头痛，头胀，面红目赤，目胀耳鸣。

（2）察次症：口苦，烦躁易怒，尿黄便秘，失眠多梦。

（3）审舌脉：舌质红，苔薄黄，脉弦数或弦滑。

（4）择治法：平肝潜阳，清火熄风。

（5）选方用药思路：本证由肝阳上亢所致。长期精神紧张或恼怒忧思，可使肝气内郁，郁久化火，耗伤肝阴，阴不敛阳，肝阳偏亢，上扰头目。应选天麻钩藤饮加减。方中天麻、钩藤、石决明平肝潜阳；黄芩、山栀清肝火；牛膝、杜仲、桑寄生补肝肾；夜交藤、茯神养心安神；益母草合川牛膝活血利水。诸药合用，平肝熄风，补益肝肾则诸症可除。

（6）据兼症化裁：大便秘结者，加火麻仁、柏子仁润肠通便；胁痛、口苦面红者，加郁金、龙胆草、夏枯草清肝泻火；头痛朝轻暮重，或遇劳加剧，脉弦细，舌质红者，加生地黄、何首乌、女贞子、枸杞子、旱莲草、石斛等滋养肝肾。

3. 肝肾阴虚

（1）抓主症：头晕目眩，双目干涩，五心烦热。

（2）察次症：腰腿酸软，口干欲饮，失眠或入睡易醒，尿黄，便干。

（3）审舌脉：舌红，苔少，脉弦细数。

（4）择治法：滋肾养肝。

（5）选方用药思路：本证由肝肾阴虚所致。长期精神紧张或恼怒忧思，可使肝气内郁，郁久化火，耗伤肝阴，阴不敛阳，肝阳偏亢，肝肾两脏关系密切，肝火也可灼伤肝肾之阴，形成肝肾阴虚。应选六味地黄丸加减。方中熟地黄滋阴补肾，填精益髓；山茱萸补养肝肾，山药补益脾阴，三药相配滋养肝脾肾。泽泻利湿泄浊，并防熟地滋腻恋邪，牡丹皮清泄相火；茯苓淡渗脾湿，诸药合用，使肝肾阴得滋养，则诸症自愈。

（6）据兼症化裁：腰腿酸软较甚，加续断、狗脊以补肝肾强筋骨；目涩者，加草决明、枸杞子以养肝明目；耳鸣目眩者，加菊花、蝉蜕以清利头目；夜尿频者，加覆盆子、桑螵蛸以补肾缩尿；失眠多梦者，加酸枣仁、柏子仁以养心安神。

4. 痰湿中阻

（1）抓主症：头晕头重，胸脘满闷，恶心欲呕。

（2）察次症：心悸时作，肢体麻木，胃纳不振，尿黄，便溏不爽。

（3）审舌脉：舌淡红，苔白腻，脉沉缓。

（4）择治法：燥湿化痰，健脾和胃。

（5）选方用药思路：本证由痰湿中阻所致。过食肥甘厚味，或饮酒过度以致湿浊内生，湿浊久蕴可以化热，热又能灼津成痰，痰浊阻塞脉络，上扰清窍。应选用半夏白术天麻汤加减。方中半夏燥湿化痰，降逆止呕；天麻平肝熄风，而止头眩，两者合用，为治风痰眩晕头痛之要药。白术、茯苓健脾祛湿，能治生痰之源；佐以橘红理气化痰，使气顺则痰消。半夏白术天麻汤诸药相合，共奏燥湿化痰，健脾和胃之功。

（6）据兼症化裁：若眩晕较甚，宜加僵蚕、胆南星、石菖蒲等，以化痰熄风；痰多胸闷者，可加桔梗、瓜蒌以化痰宽胸。痰黄口苦者，酌加菊花、黄芩、贝母、天竹黄等，以清热化痰。

六、中医特色技术

（一）推拿调治

体位　受术者取仰卧位，术者站于受术者一侧。

取穴　印堂、太阳、百会、神门、内关、中脘、三阴交等。

操作　①术者用双手大鱼际轻轻缓推印堂至发际，再向两侧分开推摩至太阳穴8～10次，每次之间停顿5～10秒。②五指分开，由受术者前发际推擦至百会5～6次，每次同样间隔5～10秒，反复操作数次。③点按神门、内关、中脘、三阴交等穴，用力由轻到重，以受术者不感觉疼痛为度，停顿片刻再慢慢抬手松开，每穴点后停顿5～10秒，如受术者入睡，可停止操作；如仍未入睡，可让受术者取俯卧位，轻摩背部或小腿后部肌肉，力度逐渐减轻，间隔时间逐渐延长，至受术者入睡为止。

（二）导引调治

静功心法的修炼方法采用三种座式：①双盘。双腿交叉，右足放在左大腿上，左足放在右大腿上，脚心向上。②单盘。把右腿放在左腿上，或把左腿放在右腿上即可。③散盘。把两腿交叉盘坐即可。

静坐时要求做到全身放松，上身脊梁要正直，头要正，后脑稍微向后收。双目微闭，舌抵上颚。双手放在脐下三寸处，双手手心向上，将右手背平放在左手心上面，两手的大拇指轻轻相抵住即可。初练静坐时，可用高约 10 厘米左右的坐垫，以舒服为宜，软硬适度。腿部要保暖，不要着凉。收功时不要马上起来，要慢慢睁开眼睛，双手按摩脸部和双腿再起来。

练静功时着重在静，开始时 1 个月内，练的时间不要过长，不要加任何意念，调整好呼吸，要顺其自然。随着功夫的加深，呼吸越来越均匀，这时调整好呼吸，开始意守丹田。其意守的方法是：首先是自然形成腹式呼吸，绵绵若存，息息归根，呼吸时意守丹田。如果意守不能集中就采用数息法，其方法是从一数到十，反复重复的数；数时意念慢慢转到丹田内，意念丹田里同时出现数字。由于意念越来越集中，内视也随之而生。这时腹内温暖，如觉腹内过热，可采取转移意守，由丹田转到命门，停 5 分钟，再转到会阴可多停至 10 分钟左右，这时体内湿热气，会顺两腿的经络，经双脚涌泉穴自然排出，不要有意念，要顺其自然，这时再转到丹田。继续按上述方法意守，意守时要掌握好火候。如遇到丹田过热，可减轻意守，改为似守非守，也可按上述守命门、会阴、丹田的不同的意守方法，每穴可守 5 分钟，不停地转换即可。

（三）刮痧调治

1. 刮头部

首先刮拭头部两侧，操作者一手扶持患者头部右侧，保持头部相对稳定；另一手握持刮痧板刮拭头部左侧，从太阳穴附近开始，绕耳上，向耳后的乳突和风池穴方向刮拭，先轻刮，然后力量逐渐加重，以能够忍受为度，最后再逐渐减力轻刮，每一侧刮拭 10～20 次即可。或者用刮痧板的厚面绕耳后划一个间号进行刮拭。然后刮拭头部正中，用刮痧板按揉眉心间的印堂穴，沿着额头向上刮到头顶，经过百会穴后向后下刮拭，刮至风府穴处。可以用点压法，即用刮痧板的一个角点压按揉百会、太阳、风池、风府等穴，每穴 3～5 秒。注意，头部刮拭不强求出痧。

2. 刮颈项部

主要刮颈后正中、双侧及颈部外侧至肩峰一带。先用直线刮痧手法刮拭颈部后侧正中风府到大椎、陶道部位，即督脉循行区域；之后刮拭颈后部两侧的足太阳膀胱经循行区域，最后用弧线刮法刮拭颈部外侧到肩峰一带，即足少阳胆经循行区域，每条线刮拭 20～30 次即可。值得一提的是，颈部喉结两侧的人迎穴部位（颈动脉搏动处，也是颈动脉压力感受器部位所在），是降血压的最有效穴位之一。当血压高的时候，头转向右侧，可轻轻按压或刮拭左侧的人迎穴，手法要轻柔，不可用力过大，以防挤伤气管，形成反射性呛咳、恶心、心率减慢和血压骤降，引起全身不适。

3. 刮腰背部

背部主要刮拭脊柱正中至左右两侧旁开 2～4 指的范围，即主要刮拭背部正中督脉和两侧足太阳膀胱经循行区域。先刮正中，从大椎穴起向下刮至腰部，可以分段刮拭；然后刮拭两侧的足太阳膀胱经，背部脊柱两侧尽可能的拉长刮拭，每侧刮拭 20～30 次即可。重点刮拭左右心俞、肝俞、肾俞穴以调节脏腑功能，也可用刮痧板的角点压按揉。

4. 刮腹部

患者取仰卧位，对于伴有腑气不通的高血压患者，用点压法刮拭中脘、大横、气海，每穴 3～5 秒。

5. 刮上下肢

用左手抬起患者的上肢，右手用直线刮法刮拭手阳明大肠经曲池至手三里区域，每侧刮 10～20 次即可；然后用直线刮拭法刮拭下肢外侧足阳明胃经足三里至丰隆区域，每侧各刮 20～30 次；之后点压按揉足厥阴肝经太冲穴部位，以泄足厥阴肝经邪热，达到"上病下取"的效果。

（四）耳穴调治

主穴 耳尖、降压点、心、额、心血管皮质下、肝、交感。

配穴 阴阳两虚、肝肾阴虚：肾；头晕：枕、晕区。

取穴依据 ①耳尖：清脑明目、镇静降压。②降压点：降压镇静。③交感、心血管皮质下：调节血管的舒缩功能，缓解血管痉挛状态。④额：清脑镇静。⑤肝、心：心主血脉，肝藏血，心血充盛，血行通畅，则肝得所养，肝阴充足，才能制约肝阳。若心血虚可导致肝血虚，肝血虚必导致肝阳上亢、血压高、头昏、目眩等。《素问·至真要大论》曰："诸风掉眩，皆属于肝。"取心、肝二穴可以调节血量，宁心安神，平肝潜阳。⑥肾：全身各个脏腑都要靠肾阴的滋养，所以为"元阴"。肾阴不足可致肝风内动，取肾可以滋阴潜阳。

七、调摄养护

（一）食疗药膳

1. 菊楂钩藤决明饮

原料 杭菊 10g，钩藤 10g，生山楂 10g，决明子 10g，冰糖 10g。

制法 将钩藤、山楂煎汁约 500ml，冲泡菊花，调入冰糖。代茶饮，每日适量。

功效 清肝明目，降血压，降血脂。适宜于肝阳上亢或肝火上炎所致的头目眩晕者。

2. 桑葚枸杞猪肝粥

原料 桑葚 10g，枸杞子 10g，猪肝 50g，大米 100g。

制法 将猪肝切薄片，大米加水 1000ml，武火烧沸，加入桑葚、枸杞子、猪肝和盐，煮熟即可。每日 1 次，早餐食用。

功效 滋阴补血，补肾益精。适宜于有肝肾不足之高血压前期者。

3. 巴戟天天冬炖瘦肉

原料 巴戟天 15g，天冬 10g，山楂 10g，猪瘦肉 100g，姜、葱适量。

制法 巴戟天切段，天冬、山楂切片，瘦肉切块。把猪瘦肉、天冬、巴戟天、山楂同放锅内，加水 1500ml，放入姜、葱、盐，武火烧沸，再用文火炖煮 50 分钟即可。每日 1 次，每次吃猪肉 30～50g。

功效 滋补肾之阴阳。适宜于阴阳双亏之高血压前期者。

4. 芹菜粥

原料 芹菜连根 120g，粳米 250g。

制法 将芹菜洗净，一切成六分长的段，粳米淘净。芹菜、粳米放入锅内，加清水适量，用武火烧沸后改用文火，炖至米烂成粥，再加少许盐和味精，搅匀即成。

功效 疏肝降压。适宜于各类高血压前期者。

5. 鲜藕芝麻冰糖条

原料 鲜藕 1250g，生芝麻 500g，冰糖 500g。

制法 鲜藕切条或片状，再将生芝麻压碎放入藕条（片）中，再加入冰糖，上锅蒸熟，分成 5 份，凉后食用。

功效 清火降压。适宜于高血压前期者火盛者。

6. 决明子粥

原料 炒决明子 10g，粳米 50g，冰糖适量。

制法 将决明子入锅中，加适量水煎取汁。用药汁与粳米共煮粥，粥成加入冰糖调味即可。佐餐食用，早晚温服。

功效 平肝潜阳，清肝降火。因决明子可润肠通便，故大便泄泻慎用。本方适用于高血压前期属于肝阳上亢者。

7. 双耳汤

原料 白木耳、黑木耳各 10g，荸荠 20g，冰糖适量。

制法 将白木耳、黑木耳、荸荠共入锅中，加适量水，用小火炖至木耳酥烂，加入冰糖调味即可。喝汤吃木耳。

功效 白木耳性平，味甘、淡，能滋阴润肺，益气强心，益胃生津。黑木耳性平，味甘，可滋补强肾，凉血止血，降压降脂。现代研究表明，黑木耳、白木耳均能增强人体免疫力，且白木耳有强心降脂、改善血管壁的弹性等作用，黑木耳有防治动脉粥样硬化、降低胆固醇及防治冠心病的作用。荸荠性寒，味甘，能生津止渴，清肝肺之热，补肾阴不足，目前临床上用其治疗高血压。诸物合用，共奏滋阴润肺，凉血止血，益气降压之效。本方适用于高血压前期阴虚阳亢者。

8. 枸杞茶

原料 五味子、桑寄生、枸杞子各 250g。

制法 将五味子、桑寄生、枸杞子研成细末备用。每次 3g，用开水冲服，代茶饮。

功效 五味子性温，味酸，能补肾养心，益气生津，收敛固涩，强心降压。桑寄生性平，味苦，可补肝肾，强筋骨，祛风湿。枸杞子性平，味甘，可滋养肝肾，明目润肺。现代研究表明，桑寄生有降压，镇静，利尿的作用，五味子和枸杞子则有降压、降脂的功效。诸物合用，共奏补肾固精，养心安神，降血糖、血脂、血压之效。本方适用于高血压前期阴阳两虚者。

9. 黄芪母鸡汤

原料 母鸡 1 只，葛根、黄芪、当归各 20g，调料适量。

制法 将鸡宰杀后洗净，把黄芪、葛根、当归纳入鸡腹中，加适量水煲汤至鸡熟烂，加调料调味即可。吃鸡肉喝汤。

功效 当归性温，味甘、辛，能补血活血。黄芪性微温，味甘，可补气固表，益气健脾。鸡肉性平，味甘，可滋阴补血，补精填髓。葛根性凉，味辛、甘，有发汗解肌，解表透疹，升阳止泻，生津止渴之功。现代研究表明，当归有降低血小板聚集和血栓形成、改善血液循环、抗氧化、降脂和增强机体免疫功能等作用。黄芪具有抗缺氧、改善心肺功能、扩张血管、降低血压、改善末梢循环、抑制成纤维细胞的增加等作用。葛根则有降低血糖、扩张心脑血管及温和的降血压作用。诸物合用，可益气补血，活血调经，降脂降压。

10. 醋拌芹菜叶

原料 鲜芹菜叶 100g，米醋 15g，白糖 5g，芝麻油 10g。

制法 将鲜芹菜叶洗净后在开水中烫 2 分钟即捞起放入盘中。放入米醋、白糖（不放盐）拌匀，淋上芝麻油即成。佐餐食用，每日 1～2 剂，日日不断。

功效 本方有降胆固醇，软化血管、降血压的功效。芹菜叶所含营养成分比茎高，据营养学家测定，叶所含胡萝卜素是茎的 88 倍、维生素 C 是茎的 13 倍、维生素 B 是茎的 11 倍，水芹素是茎的 2 倍。胡萝卜素、维生素 C 有降血脂、软化血管的作用，水芹素有显著的降压效果。叶还含甘露醇、钾，也能利尿降压，其味道比茎鲜美。

（二）情志调摄

精神调养对改善高血压前期非常重要，因为过分的喜怒忧思悲恐惊易使人体阴阳消长失调，即是治病之因，又是促使病情恶化之由。所以应在日常生活中保持平和的心态，情绪舒畅。可采取清静养身法及养性调神法等情致调养方法。

1. 清静养神法

万全在《养生四要·慎动》中对于清静养神的意义进行了概括："正养此心，使之常清常静，常为性情之主""故心常清静则神安，神安则七神皆安，以此养生则寿。"

中医主张通过守神、御神、放松来进行清静养神。守神的"守"是坚守、保持之意。守神即"精神内守"，主要是指人对自己的意识思维活动及心理状态进行自我锻炼、自我控制、自我调节，使之与机体、环境保持协调平衡而不紊乱。神是生命活动的主宰，是人体脏腑气血盛衰的外在征象，然而，在生命过程中，"神"易于动而致耗，难于静而内守。因此，《内经》特别强调"神安则延寿、神去则形散"。守神，即是要求一个人应保持神气内潜而守持于中，使精神专一，不至外越，其神可养，方能身安延寿。只有精神专一，才能"嗜欲不能劳其目，淫邪不能惑其心"，不至于神乱。

"御神"的御即驾驭、控制的意思，御神就是要有意识地控制和调节自己的心神，《素问·上古天真论》说："不时御神……故半百而衰。"人是有感情的，在生活、工作或与人交往中，难免遇到不如意的事情，善于御神的人，则能时时、事事做到控制自己的情感，既不使其太过，又不使其持久。对于生活中遇到的各种问题，既不为非原则的无端琐事而忧虑焦躁，也不为一时得失而牵肠挂肚。否则，会耗损精气，致"半百而衰"。对于外界环境的不良刺激，要能"自讼、自克、自悟、自解"，善于自我排解，善于自我控制，"则得长生也"。

放松是指身体和精神的某些紧张状态的解除及轻松愉快的体会和感受。中医气功修炼中有着丰富的放松方法。气功的具体方法主要是调神（心）、调气（息），和调身。放松的主要作用在于：当人们的身体和精神都得到放松后，交感神经系统的活动水平也会下降，从而消除主观的焦虑状态，提高人们应对应激的能力。据研究，放松状态可以使大脑皮层唤醒水平降低，全身骨骼肌张力下降，呼吸频率和心率减慢，血压下降，四肢温暖，令人神清气爽，心情轻松愉快，浑身舒适，让身体的功能系统出现良性循环，从长期看，如果坚持放松训练，可以达到降血压的目的。

2. 养性调神法

中以养神，一直提倡道德修养，《内经》提倡"淳德全道"。孔子说"仁者寿""有大德必得其寿"。明代养生家吕坤对孔子思想进行发挥："仁可长寿，德可延年，养德尤养生之第一要也。"唐代孙思邈提倡重视德行。所谓"德行"，就是道德行为。他在《备急千金要方》中写道："德行不克，纵服玉液金丹，未能延年""道德日全，不祈善而有福，不求寿而自延。此养生之大旨也。"所以说，调摄情志、修养德行是保健养生统摄全局的重要方法。心理调摄可以说是深层次的养生修炼方法。

关于养性的具体方法，陶弘景在《养性延命录》中提出："养性之道，莫大忧愁大哀思，此所谓能中和，能中和者必久寿也。"人要善于调节情志，心情平静中和才能长寿。

孔子认为，人在不同的年龄阶段，修身养性的重点有所不同："君子有三戒：少之时，血气未定，戒之在色；及其壮也，血气方刚，戒之在斗；及其老也，血气既衰，戒之在得。"即年轻时候要注意节制情欲，壮年之时注意不要争强好胜，年龄大了不太要在乎物质利益。

在现实生活中，如果心地善良、宽容忍让，自然心清神健，万事无忧。心地善良就会以他人之乐为乐，乐于扶贫帮困，心中就常有欣慰之感；心地善良就会与人为善，乐于友好相处，心中就常有愉悦之感；心地善良就会光明磊落，乐于对人敞开心扉，心中就常有轻松之感。总之，心存善良的人，会始终保持泰然自若的心理状态，这种心理状态能把血液的流量和神经细胞的兴奋度调至最佳状态，从而提高机体的抗病能力。

宽容可以看作是心理调摄的调节阀。人在社会交往中，吃亏、被误解、受委屈的事总是不可避免地要发生。面对这些刺激，最明智的选择是学会宽容。宽容是一种良好的心理品质。它不仅包含着理解和原谅，更显示着气度和胸襟、坚强和力量。一个不会宽容，只知苛求别人的人，其心理往往处于紧张状态，从而导致神经兴奋、血管收缩、血压升高，使心理、生理进入恶性循环。学会宽容就会严于律己、宽以待人，没有竞争焦虑和心理负担。所以，善于养性，即"以恬愉为务，以自得为功，形体不敝，精神不散，亦可以百数"（《素问·上古天真沦》）。

（三）起居调摄

随着社会工作节奏加快，生活起居紊乱违逆人体阴阳变化规律，故高血压前期的健康教育要提倡调节个人生活起居：春夏季应"夜卧早起"，顺从万物生长，充盈体内阳气；秋季应"早卧早起，与鸡俱兴"，符合收养之道，调摄精神起居，防止体内阳气发散太过；冬季应"早卧晚起，必待日光"，保养与收藏体内阳气。表明生活起居与气血调和相互关联。同时向人们传达"春夏养阳，秋冬养阴"的四时养生原则，不可劳作过度耗伤阳气，并养成作有氧运动锻炼身体的习惯，从而顺应四季变化平衡阴阳。

证属痰湿中阻者居住环境宜干燥，不宜潮湿，穿衣面料以棉、麻、丝等透气散湿的天然纤维为佳，尽量保持宽松，有利于汗液蒸发，祛除体内湿气。晚上睡觉枕头不宜过高，防止打鼾加重；早睡早起，不要过于安逸，贪恋沙发和床榻。证属肝肾阴虚者居住环境宜安静，睡好"子午觉"。避免熬夜及在高温酷暑下工作，不宜洗桑拿、泡温泉。节制房事，勿吸烟。注意防晒，保持皮肤湿润，宜选择选择蚕丝等清凉柔和的衣物。

第二节　高脂血症前期

高脂血症前期是指血液中脂质（胆固醇、中性脂肪）含量过剩的状态，总胆固醇≥5.17 且＜5.7mmol/L；和（或）甘油三酯 1.65～1.7mmol/L 和（或）低密度脂蛋白≥3.15 且＜3.64mmol/L。高脂血症常有形肥胖，行动迟缓呼吸短促，易于疲劳，怕热多汗，不能耐受重的体力和脑力劳动的症状。它是造成动脉硬化症和心脏病中的一个重要危险因素。根据中医学理论，高脂血症前期的发生是由于先天不足、过食肥甘等因素，引起脾、肝、肾三脏功能失调，气化代谢失常，升降失司，清浊不分所致。

一、诊断要点

（1）在禁食 12 小时以上的情况下，血清胆固醇水平（比色法或酶法，TC）为≥5.2 且＜6.2mmol/L；甘油三酯（荧光法或酶法，TG）为≥1.70 且＜2.3mmol/L；高密度脂蛋白胆固醇（沉淀法，HDL-C）为≥3.4 且＜4.1mmol/L；至少应有 2 次不同日的血脂化验记录。

（2）可以没有不适感，也可以出现胸腹憋闷、肢体麻木，走路时步履沉重，头部昏眩晕痛，视力模糊，耳鸣心悸，失眠多梦，腰酸背痛，面色苍白，少动懒言，胃口不佳，乏力，心悸怔忡，心前区偶有憋闷感，舌苔厚腻，脉象细弱或无力或弦滑等不适感。

（3）在眼睑、肌腱、肘等部位可能见到凸在皮肤的黄色瘤。

（4）除外继发性高脂血症，如肾病综合征、甲状腺功能减低、痛风、急性或慢性肝病、糖尿病等疾病所致的高脂血症和由药物（吩噻嗪类、β 受体阻滞剂、肾上腺皮质类固醇及某些避孕药等）引起的高脂血症；以及正在使用肝素、甲状腺素干预或其他影响血脂代谢药物者及近 1 周内曾服用其他降血脂药者。

二、审析病因病机

中医认为血脂异常的形成无外乎内外二因。外因主要是饮食不节和过逸少劳，在内主要与肝脾肾诸脏功能失调有关。

1. 脏腑失用

（1）脾失健运：脾胃后天之本，气血生化之源，又具有统血摄血的功能，根据"脾主运化"机制，血脂异常的形成与脾的关系非常密切。《素问·经脉别论篇》中指出："引入于胃，游溢精气，上输于脾，脾气散精，上归于肺，通调水道，下输膀胱，水津四布，五经并行。"说明水谷精微的输布依赖于脾主运化的功能。如果脾不健运，水谷精微输布失常，聚而成痰，痰浊滞于血脉，膏脂不能正常代谢而导致血脂异常。

（2）肝失疏泄：肝藏血，主疏泄，肝的疏泄功能对调畅气机，促进脾胃运化，血液、津液输布代谢和情志活动有重要作用。《血证论》曰："木之性主于疏泄，食气入胃，全赖肝木之气疏泄之而水谷乃化。"肝郁不畅，胆汁排泄不利；或肝郁克伐脾土，使脾失健运，痰浊内生转为脂浊；或肝气逆乱，肝阳妄动，气血壅滞，络道失和，脉道不利，均可引起痰浊不化；胆为肝之余气而成，具有很强的消化作用，若其排泄不利，一旦肥腻食物入胃，难以消化而形成痰浊。痰浊不能运化代谢，停聚脉道，则引起血脂异常。

（3）肾虚：肾主一身之阳气，为气化之源，五脏之根；肾主津液，对津液的存储、分布、利用及津液、精、血之间的转化起主导作用。肾气不足，水湿失运，痰湿内生，凝聚为脂；或因肾阴亏虚，虚火内生，虚火炼液成痰浊，痰浊日久不去，郁阻气血而引发血脂异常。

2. 邪实次之

（1）湿浊：《素问·至真要大论》云："诸湿肿满，皆属于脾。"《临证指南医案》曰："湿为重浊有质之邪，若从外而受者，皆由地中之气升腾；从内而生者，皆由脾阳之不足""亦有外不受湿，而但从内生者，必其人膏粱酒醴过度，或嗜饮茶汤大多，或食生冷瓜果及甜腻之物。"血脂异常的"湿浊"正是由于饮食不节或其他原因所致之脾阳不足而滋生，属中医"内湿"之范畴。由于脾阳不足，脾失健运，或水谷精微化生异常，饮食中的糟粕、杂质混入营血，某一成分严重过量化而为"浊"，或津液输布障碍化而为"湿"，"湿"与"浊"相合则成"湿浊"。《景岳全书·湿证论》有云："饮食血气之病，湿由内而生者也，"是对血脂异常"内湿"作为病理产物（也是致病因素）的精辟概括。

（2）痰凝：血脂异常的"湿浊"进入营血，循行经脉，流走全身，日久则可形成"痰凝"，犹如《医阶辨证》所云："痰因湿而生者，病在脾。"湿浊"转化成"痰凝"，一为得阳煎熬成痰，如《医宗金鉴》所述："痰饮者，水饮走肠间不泻，水精留隔间不输，得阳煎熬成痰"；一为脉道闭塞聚成痰饮，如《圣济总录·痰饮门》所论："三焦气涩，脉道闭塞，则水饮停滞，不得宣行，聚成痰饮，为病多端。"痰湿内生，膏脂浊化聚集增多，伏于脉道，积久不去，妨碍气机，血行不畅，滞而为瘀，痰浊瘀血混结为患，血脂异常的病情也随之加重。

三、明确辨证要点

1. 辨脏腑

脾主运化，脾虚则水津无以四布，浊阴弥漫，痰湿自生。肝主疏泄，肝郁气滞而胆气郁遏，清净无能，脂浊难化。肾为水脏主五液，肾虚气化不利，津液不布、聚而成浊痰蕴阻。

2. 辨虚实

实证以痰、湿、热、浊蕴阻为主，每多兼瘀血痹阻、肝阳上亢。虚证则以脾虚失运、肝阴亏虚、肾气不足为主，而又见阴阳失调的阴虚阳盛、阳虚阴盛者。

四、确立治疗方略

1. 从脾论治

脾主运化，为后天之本，膏脂精微生化之源。若脾失健运，输化失常，水谷精微不归正化，而形成痰湿脂浊，注入血脉，以致血脂升高。由于痰生于脾，也化于脾。因此以理脾化湿为大法，旨在消除血中之痰浊。理脾化湿用于湿浊内阻以致脾机被困的高脂血症。

2. 从肝论治

肝主疏泄，肝气调畅有助于津液的输布，血液的运行。肝失疏泄，输布失常，酿痰生湿，肝郁则伤阴，阴不制阳，肝阳上亢。因此，疏肝理气以气机通利、血行通畅，平息肝风以柔肝潜阳，疏肝养血以疏泄正常，则瘀无从生。因此，疏肝健脾，平肝熄风为膏脂代谢异常的常用治法。

3. 从肾论治

"五脏之病皆能生痰",但其中肾的气化作用尤为重要,肾气不足则各脏腑功能失常,气化失司,阴阳失调则开阖失度,水津不布或水液内停。最终为湿为痰,致使血脂升高。肾虚是人体衰老、老年病及多种慢性病特定阶段的共同病理基础,肾精亏虚,则水不涵木。肝失所养,疏泄失常,膏脂布化障碍;肾阳虚衰,则脾失温煦,运化无权,痰浊内生而发病,治疗从肾虚角度着手论治,以补肾固本、柔脉化浊、活血化痰为主要法则。

五、辨证调治

1. 湿热蕴滞

(1)抓主症:形体壮实,血脂高,口苦口腻,口干咽燥,渴不思饮。

(2)察次症:胸闷心烦,脘痞胁胀,小便黄,大便干。

(3)审舌脉:舌红苔黄腻,脉滑数。

(4)择治法:清热化湿,利胆疏肝。

(5)选方用药思路:本证由湿热蕴滞所致。喜食肥甘油腻,湿热久蕴而郁滞肝胆,气化不利,留而成脂。应选茵陈蒿汤加减。茵陈蒿清热利湿,既能用于急性黄疸以退黄,又能用于本症降低胆固醇。金银花、连翘、菊花、山栀清泄肝经郁热,制大黄、生决明子导下泻热,泽泻、茯苓化湿利水,麦芽、山楂消导泄浊,合而为降低血脂之剂。

(6)据兼症化裁:胸胁苦满加柴胡、枳壳疏肝理气,脘痞腹胀加砂仁、陈皮和胃醒脾,大便秘结者可用生大黄、玄明粉通下泻热,湿甚加猪苓、苍白术利水燥湿。

2. 痰湿浊阻

(1)抓主症:血脂高,体形丰腴,少动多静,四肢倦怠沉重,头脑昏胀,头晕目眩。

(2)察次症:胸闷气短,恶心呕吐,腹胀纳呆,咳嗽痰多,大便时溏。

(3)审舌脉:舌胖苔腻,脉滑弦。

(4)择治法:化湿除湿,泄浊和胃。

(5)选方用药思路:本证由痰湿浊阻所致。肥人多痰湿,又嗜食肥甘,痰浊湿阻久结血脉,气血不通。应选二陈汤合平胃散加减。半夏、陈皮化痰和胃,苍术、厚朴除湿泄浊,泽泻、白术、茯苓利水祛湿,僵蚕、山楂祛风化痰、消导化瘀。

(6)据兼症化裁:痰热加瓜蒌、陈胆星、黄连清热化痰,寒饮加桂枝、干姜、细辛散寒化饮,气虚加黄芪、党参益气健脾。

3. 脾虚浊聚

(1)抓主症:血脂高,形体苍瘦,四肢无力,神情委靡,纳呆食少,脘痞腹胀。

(2)察次症:面色不华,大便溏数,头晕目眩,胸闷憋气,口腻口甘。

(3)审舌脉:舌质淡,舌苔白滑,脉虚细。

(4)择治法:健脾益气,升清泄浊。

(5)选方用药思路:本证由脾虚浊聚所致。脾气不足,气血不得生化,无以荣养形神,故乏力体瘦;津液不布,精微反生痰浊,聚而成脂。应选用七味白术散加减。党参、白术、茯苓健脾益气,葛根升发清阳,藿香泄浊芳化,木香、砂仁理气宽中,薏苡仁、泽泻淡渗利湿,山楂、神曲消导泄浊。

(6)据兼症化裁:便溏加山药、扁豆健脾,形寒腹冷加干姜、桂枝温中,情志不畅,胁部不舒加青皮、香附、荷叶理气泄浊。

4. 肝肾阴虚

（1）抓主症：血脂高，形体干瘦，头晕目眩，耳鸣腰酸，失眠健忘。

（2）察次症：两胁不舒，膝软乏力，时而颧红。

（3）审舌脉：舌质红，脉细数。

（4）择治法：滋肾养肝。

（5）选方用药思路：本证由肝肾阴虚所致。肾阴亏虚，肝血不足，阴虚则生内热，血虚则形不荣，应选杞菊地黄汤合首乌延寿丹加减。山茱萸、生熟地、山药补肾滋阳，制首乌、枸杞子、旱莲草、女贞子养血和肝，菟丝子温润助阳，杜仲、桑寄生、牛膝补筋壮骨，桑叶、菊花清热祛风。

（6）据兼症化裁：血虚加白芍、当归养血。

六、中医特色技术

（一）针刺调治

1. 湿热蕴滞证

取穴　内关。

方法　毫针针刺，快速进针，施提插加小幅度捻转手法，得气后留针 20 分钟，其间每 5 分钟以同样手法行针 1 次，每次 2 分钟。

疗程　隔日 1 次，左右穴位交替，10 次为 1 个疗程。休息 3～5 天后再行第 2 个疗程。

2. 脾虚浊聚证

取穴　公孙、三阴交、曲泉、中脘。

方法　针刺得气后，留针 15～20 分钟。亦可加电针（频率为 8～10 赫兹的交流脉冲），持续 15 分钟。

疗程　每周治疗 2 次，8～10 次为 1 个疗程。

（二）导引调治

1. 摆姿势

端坐在宽平的方凳上，两足稳实着地，两腿平分开，距离与肩同宽。膝关节屈成直角，身体端正，大腿和躯干亦成直角，两手掌面向下，轻松地放在大腿上，两肘自然弯曲，头端正，下颌微收，腰背正直，垂肩含胸，眼、口、舌要求与放松功相同。

2. 呼吸法

自然呼吸，用鼻自然呼吸，方法同松静功。

3. 入静法

意守小腹是强身功的基本练法，初练时可先用数息法或随息法引导，逐渐过渡到意守小腹部。

4. 数息法

练功时默数呼吸次数，一吸一呼为 1 次；从一数至十，周而复始；中间如有杂念干扰，忘记了数数，须从头再数起。

5. 意守丹田法

丹田多指脐部下 1.5~2 寸处左右上下的地方。练功时随意念引导沉入此处，随意而守，似守非守，但用意切勿过分用力，思想上有杂念时一定要收回来，重新意守丹田处。

每日练功 2~4 次，每次 10~30 分钟。此功在行气时，宜随功力逐渐加重，以免气力上升太急，引起头痛。练功时，若一时感到局部不适时，可不必在意，但一定不要将意念停留在不适之位置。

（三）穴位贴敷调治

1. 泽泻降脂膏

组方　泽泻 30g，丹参 20g，生山楂 30g，黄精、虎杖、荷叶、莱菔子各 15g，龙胆草 30g。

穴位　神阙、期门、中脘、阳陵泉。

操作　上药研为细末，用米醋适量调匀搅拌成糊膏状。适量外敷。每日换药 1 次，10 次为 1 疗程。

2. 消脂贴

组方　丹参 100g，山楂 150g，川芎 100g，蒲黄 100g，茺蔚子 50g，首乌 150g，枸杞 150g，决明子 100g，泽泻 100g，茵陈 100g，苍术 100g，虎杖 100g，毛冬青 20g，陈皮 20g，梧桐叶 20g，葛根 100g，檀香 20g，冰片 20g。

穴位　膻中、中脘、内关、曲池、合谷、丰隆、足三里、三阴交等穴。

操作　以上诸药预处理后，粉碎过筛加入适量凡士林调和成膏剂。每个穴位取 5g 膏剂外敷，每日 2 次，1 个月为 1 个疗程。

功用　活血化瘀，利湿化痰。适用于高脂血症。

（四）刮痧调治

1. 刮背部

患者取坐位，用直线刮法轻刮膀胱经一线，从玉枕经天柱、大杼、风门、肺俞到厥阴俞。身体消瘦、椎体棘突明显突出者，宜用刮痧板的边角，由上向下依次点压按揉每一个椎间隙 3~5 次，以局部有酸胀感为宜。

2. 刮上肢

患者取坐位，用直线刮法，刮上肢手阳明大肠经脉循行线，一手牵拉前臂，另一手握刮板，由肩上的肩髃向下刮，经过曲池，直到合谷，每侧各 10~20 次，在肩髃、曲池穴位处可稍加力重刮，其他部位轻手法相连，合谷穴处将用刮痧板棱角点压按揉 3~5 次。

3. 刮下肢

患者取仰卧位：用直线刮法，刮拭足阳明胃经循行线，从足三里刮至条口，每侧刮 10~20 次，在条口穴可稍加力重刮。用直线刮法，刮拭足太阴脾经循行线，从阴陵泉刮至三阴交，每侧刮 10~20 次。点压按揉足背部厥阴肝经行间穴 10~20 次，也可用角刮法短距离刮拭。

（五）高脂血症前期的耳穴贴压调治

取穴　神门、内分泌、皮质下、肾上腺、心、脑点、胆。

操作　选用王不留行籽以胶布固定，每日多次按压，三餐后及睡前重点按压，以适度的压力刺激耳穴，贴压 4 天为一次，8 次为一个疗程。

（六）背俞穴埋线加耳针疗法

选穴　背俞取穴：脾俞、肝俞、胆俞、胃俞。随证配穴：痰湿浊阻配膀胱俞。耳针治疗：内分泌、胰、胆、脾、交感。

操作　穴位埋线：埋线患者洗干净背部皮肤，患者取俯卧位，充分暴露背部，由助手根据骨度选穴位。在一侧的穴位皮肤常规消毒，助手在已消毒的穴位皮肤上注射利多卡因约2ml。局麻后，施术者左手持无菌镊子夹紧备用的羊肠线，右手持无菌埋线针，针尖穿过皮肤后与脊柱呈 45° 角，将羊肠线埋入，待线头见不到时，针再进入 0.3~0.4 厘米，然后快速拔针，用酒精棉球按压针孔数分钟以防止针孔出血，最后再常规消毒埋线部位皮肤 1 次。耳针治疗：患者取端坐位，选用经过高压消毒过得 0.3×13 毫米不锈钢毫针，耳穴皮肤严格消毒，施术者右手持针，左手抵着被施针耳廓的背部，针尖进入皮肤下与耳骨之间，用捻转平补平泻手法，每 5 分钟行针 1 次，留针 25 分钟。两侧耳穴交替使用，每天治疗 1 次，12 次为 1 个疗程，间隔 3 天再进行第 2 个疗程。

功效　升清降浊，祛痰利湿。适用于高脂血症。

七、调摄养护

（一）食疗药膳

1. 冬瓜香菇菜

原料　冬瓜 200g，香菇 50g，调味品适量。

制法　冬瓜去皮洗净，切成小方块。香菇用水发开，去蒂柄，洗净，切成丝。葱、姜洗净切丝，锅中放植物油适量，烧热后下葱、姜爆香，再下冬瓜、香菇和泡香菇的水，焖烧数分钟，待熟时调入食盐、味精等，翻炒几下即可。

功效　下气消痰，利水渗湿，降脂减肥。适宜于脾肺亏虚所致的高脂血症、肥胖症等。

2. 荠菜炒冬笋

原料　冬笋 300g（去壳、根，切片），荠菜 150g。

制法　起油锅下入原料煸炒，并加入精盐、味精等调料。

功效　清热利水，降脂降压。适宜于各种高血脂、高血压、水肿、便血、尿血等症。

3. 芹菜炒豆腐干

原料　芹菜 250g，豆腐干 50g，精盐、植物油、葱、姜各少许。

制法　芹菜洗净切成段，豆腐干切成丝备用。锅中加植物油少许，烧至七成热，将芹菜、豆腐干放入锅内煸炒至芹菜熟透，同时放入盐等调料即成。

功效　清热解毒，平肝息风。适宜于各种类型的高脂血症前期，尤其适宜于中老年高脂血症前期伴高血压前期者。

4. 灵芝炖甲鱼

原料　灵芝 30g，甲鱼 1 只（约 500g），鲍鱼 150g，丹参 15g，牡蛎 30g，大枣 10 枚，调料少许。

制法　甲鱼去肠杂、甲壳，洗净，切块，加姜片下油锅爆炒后备用。甲鱼甲壳打碎，同丹参、牡蛎加水 3 碗，煎至 1 碗，去渣取汁备用。大枣去核，鲍鱼发开，洗净，切块。将药汁、甲鱼、灵芝、大枣、鲍鱼同放炖盅内，隔水炖约 2 小时，调入食盐、味精，适量服食。

功效　益气活血，软坚散结，化瘀降脂。适宜高血脂及脂肪肝前期者。

5. 三七百合煨兔肉

原料　三七 5g，百合 30g，兔肉 250g，料酒、葱花、姜末、精盐、味精、五香粉各适量。

制法　三七洗净，切片，晒干或烘干，研成极细末，备用。百合拣洗干净，放入清水中浸泡，待用。再将兔肉洗净，切成小块，放入水中，大火煮沸，撇去浮沫，加入百合瓣、料酒、葱花、姜末，改用小火，煨煮至兔肉、百合熟烂酥软，趁热加放三七粉、精盐、味精、五香粉适量，调匀即成。

功效　清热除烦，化痰降浊，活血降脂。主治各种类型的高脂血症，对高脂血症前期伴高血压前期患者尤为适宜。

6. 昆藻黄豆汤

原料　昆布、海藻各 30g，黄豆 150g，调料少许。

制法　将昆布、海藻、黄豆分别洗净后共入锅内，加适量水煲成汤，加调料调味即可。佐餐食用。

功效　昆布、海藻性寒，味咸，具有消痰软坚，利水消肿的功效。黄豆性平，味甘，可解表除烦，散发郁热。现代研究表明，昆布和海带有降低血清胆固醇的作用；海藻有降低血清胆固醇及减轻动脉粥样硬化的作用；黄豆中含有的皂苷能有效降低血脂。常服本汤可健脾宽中、消痰利水、降脂。

7. 醋花生

原料　米醋 250ml，花生 200g。

制法　将花生泡于米醋中，7 日后即成。每日早晚各服 5 粒。

功效　疏肝理气，化痰降脂。醋性平，味酸、甘，能散瘀止血。花生性平，味甘，可扶正补虚，悦脾和胃。现代研究表明，花生具有降低胆固醇的作用。醋花生可疏肝、实脾、降脂。本方适用于高血脂及脂肪肝前期者。

8. 苡仁楂荷饮

原料　炒薏苡仁 30g，荷叶 10g，山楂 15g。

制法　将炒薏苡仁、荷叶、山楂共入锅中，加水煮汤。代茶饮。

功效　薏苡仁性微温，味甘、淡，能健脾利水。荷叶性平，味苦、涩，可健脾升清，清暑利湿。山楂性微温，味酸、甘，可消食化积，活血散瘀，行气健胃。现代研究表明，薏苡仁有降血脂、减肥的作用；荷叶同山楂都具有降血脂、降胆固醇的作用。本方适用于高血脂前期属于痰湿浊阻者。

9. 黑豆粥

原料　黑大豆 30g，粳米 50g。

制法　将黑大豆、粳米淘洗沥干备用。将沥干后的黑豆与粳米同煮成粥即成。每日代早、晚餐主食吃。常吃。

功效　本方有降血脂及胆固醇，预防动脉粥样硬化和冠心病的功效。美国心脏学会一项研究表明，长期吃黑豆粥或黑豆馅的烤饼，有降胆固醇和降低冠心病发病率的作用。

10. 红薯鱼肉饼

原料　红薯 250g，面粉 10g，鱼肉 50g，姜葱适量。

制法　将红薯洗净后蒸熟，去皮，压成泥状，加面粉揉成团。取净鱼肉剁细，加酱油 5g拌匀。锅中加玉米油 30ml，烧热后下姜粒、葱花炒香，再下鱼肉略炒，做成馅。将鱼肉馅包

入红薯泥面团中，压成饼，上笼蒸熟即成。早、晚代主食吃。

功效 本方有降血脂及通大便的功效。红薯所含 B 族维生素和纤维素比米面丰富，可促进胃肠蠕动，排出多余的胆固醇，配鱼肉、姜葱更增强降血脂的效果，而且味道鲜美，令人久吃不厌。

（二）运动调治

1. 适合健身的体育项目

打太极拳、练气功、散步、慢跑、快走、骑车、游泳、登山、练健身操、扭秧歌、跳舞、打门球、打羽毛球、练倒走等。其中，走跑锻炼是治疗血脂异常的一种有效的运动，可作为首选的调脂运动方式。走跑锻炼的形式包括走或跑，其动作要求为：抬头挺胸收腹、双眼平视、肩部放松、肘部弯曲约 90 度，并随走跑节奏前后摆动。

2. 降低血脂的运动时间

晚饭前 0.5～1 小时，进行运动是降脂患者的最佳的时间；尤其进食大餐或高脂餐前 12 小时运动效果最好，因此早上进食大餐者晚上锻炼效果最好，而晚上进食大餐者在早上锻炼获益最大。每次锻炼的有效运动时间达到 30 分钟，即可起到有效改善血脂异常的作用，达到 60 分钟则效果更好。故建议血脂异常患者在按上述运动处方锻炼时，在身体能够承受的情况下，适当加长运动时间，以获得更好的血脂改善效果。每次锻炼的持续时间比运动强度更为重要，较为全面的血脂状况改善要在较长的锻炼周期（6 个月）后才能出现。

3. 掌握运动强度

运动时心率为本人最高心率的 60%～70%，约相当于 50%～60%的最大摄氧量。一般 40 岁心率控制在 140 次/分；50 岁 130 次/分；60 岁以上 120 次/分以内为宜。

4. 适当的运动频率

每天锻炼 1 次，每周锻炼 5 天。中老年人特别是老年人由于机体代谢水平降低，疲劳后恢复的时间延长，因此运动频率可视情况增减，一般每周 3～4 次为宜。

5. 高脂血症患者运动注意事项

（1）适度：三个三、一个五、一个六、一个七。①三个三：每天应至少步行 3000 米、30 分钟，根据个人的情况，1 天的运动量可以分成 3 次进行，每次 10 分钟，1000 米效果是一样的。②一个五：每周至少运动 5 天以上。③一个六：每天步行 6000 步。④一个七：步行不需要满荷，只要达到七成就可以防病健体。

（2）目标：这里有一个运动后的脉搏指标，如果可以达到，运动就很成功。

（三）情志调摄

精神调养对改善高脂血症非常重要，在日常生活中保持平和的心态，情绪舒畅。可采取节欲守神法等中医情致调养方法。

中医节欲守神的理念和方法集中体现在《素问·上古天真论》："上古之人，其知道者，法于阴阳，和于术数，食饮有节，起居有常，不妄作劳，故能形与神俱，而尽终其天年，度百岁乃去。今时之人不然也，以酒为浆，以妄为常，醉以入房，以欲竭其精，以耗散其真，不知持满，不时御神，务快其心，逆于生乐，起居无节，故半百衰也""夫上古圣人之教下也，皆谓之虚邪贼风，避之有时，恬淡虚无，真气从之，精神内守，病安从来。是以志闲而少欲，心安而不惧，形劳而不倦，气从以顺，各从其欲，皆得所愿。故美其食，任其服，乐其俗，高下不相慕，其民故曰朴。是以嗜欲不能劳其目，淫邪不能惑其心，愚智贤不肖不惧于物，故合于道，所以能年皆度百岁，而动作不衰者，以其德全不危也。

（四）起居调摄

起居宜规律，睡眠要充足，劳逸相结合，穿戴求自然。远离潮湿，衣着宽松。在湿冷的气候条件下，要减少户外活动，避免受寒雨淋，保持居室干燥。平时应多进行户外活动，以舒展阳气，通达气机。

第三节　糖尿病前期

糖尿病前期是指血糖调节正常发展为糖调节受损（IGR），但血糖升高尚未达到糖尿病诊断标准的一段时期。包括空腹血糖受损（IFG），糖耐量受损（IGT），二者可单独或合并出现。此期有的2～3年，有的3～7年，甚至可达10年左右。血糖没有到糖尿病诊断标准，但胰岛B细胞分泌胰岛素的功能受到影响或分泌的胰岛素质量较低或有胰岛素受体或受体的功能障碍。此期往往没什么明显的症状，有症状者可归属于中医"脾瘅""消渴"的范畴。根据中医学理论，糖尿病前期的发生是由于先天不足、饮食不节、情志不调、劳欲过度等因素，引起机体脾虚肝郁，气滞痰阻所致。

一、诊断要点

（1）空腹静脉血浆血糖为5.6～7.0mmol/L（100～126 mg/dl），至少有2次以上不同日的血糖测试记录；或糖负荷后2小时静脉血浆血糖为7.8～11.1mmol/L（140～200 mg/dl）之间；血糖测试前应禁用糖皮质激素、噻嗪类利尿药、水杨酸制剂、口服避孕药等影响血糖药物至少3～7天。

（2）可以没有症状。或表现为胃口大开，多食善饥，常觉口渴，饮水增多，尿频，尿量多，体重减轻（约6个月内），疲劳，皮肤发痒，女性会阴疹痒，易出现泌尿道感染和伤口不易愈合等。

（3）常伴有高胰岛素血症及腹型肥胖等表现。

（4）除外在急性感染、外伤、手术或其他应激情况下测出以上血糖值者；既往有糖尿病史，目前正在使用降血糖药物者；其他内分泌疾病，如甲状腺功能亢进、肢端肥大症、皮质醇增多症等引起的继发性血糖升高，以及肝炎、肝硬化等肝脏疾病引起肝糖原储备减少所致的餐后血糖一过性升高者。

二、审析病因病机

糖尿病前期病因为先天禀赋不足、饮食不节、情志失调等，病位以脾虚为主涉及肝、胃，病机以脾虚肝郁、气滞痰阻为主。

1. 脾虚湿盛

饮食不节，久食肥甘醇酒厚味，劳伤中土，脾运不及，食积内停，脾不能为胃行其津液，脾不散精，物不归正化则为痰，为湿，为浊，为瘀。若久食肥甘厚味，损害脾胃运化功能，导致脾气不能"散精"，"脾不能为胃行其津液"，使饮食精华不能"上归于肺"而"朝百脉"，以敷布全身为机体所利用，而是留滞不化，导致饮食水谷精华生而不化，故而引起血糖升高。

2. 肝郁气滞

《灵枢·五变》篇说："怒则气上逆，胸中蓄积，血气逆流……转而为热，热则消肌肤，故为消瘅。"金·刘河间《三消论》说："消渴者……耗乱精神，过违其度，而燥热郁盛之所成也"。明《慎斋遗书·渴》说："心思过度……此心火乘脾，胃燥而肾无救可发为消渴"。清《临证医案指南·三消》称："心境愁郁，内火自燃，乃消症大病"。以上说明了情志失调，五志过极，化热伤津的病理过程。而肝主疏泄，对情志的因素影响最大，所以肝与消渴病的发生有密切关系。肝郁而致气机不畅，升降失调，气血津液运行输布紊乱，致精微郁于血中或随清气下泄，此时血糖可有轻度升高。情志不遂，肝经气郁化火，上灼于肺，肺阴被耗，中犯于胃，胃火炽盛，终致下损肾阴而致消渴诸症；如肝气郁结，肝失疏泄，水谷精微不能及时全部化为精微气血，反而为积为痰，则发为脾瘅。

3. 阴虚燥热

《灵枢·五变》所谓："五脏皆柔弱者，善病消瘅……血脉不行，转而为热，热则消肌肤，故为消瘅。"说明消瘅的直接病机为虚、热两端。长期过食辛辣燥热之品可化火伤阴；或温病日久不愈而伤津耗液；或肝气郁结，久郁化火而伤阴，津液输布失司，或聚集而生痰，或郁滞而化热；或经小便而流失，总可致阴液匮乏，最终阴液亏虚而发病；劳欲失常致阴虚火旺：《备急千金要方·消渴》篇说"凡人生恣者众，盛壮之时，不自慎惜，快情纵欲，极意房中，稍至年长，肾气虚竭……此皆有房事不节之所致也。"可见，素体阴虚，又因房事不节，劳欲过度，损耗阴津，导致阴虚火旺，上蒸肺胃，而发为脾瘅，久则渐致消渴。

三、明确辨证要点

1. 辨病位

脾虚痰阻则形体腹型肥胖，脘腹胀闷，胃热炽盛则多食善饥，肝经郁热则头晕，咽干，口苦，心烦抑郁，胸胁苦满。

2. 辨标本

阴虚为本，燥热为标。初病多以燥热为主，病程较长的阴虚、燥热互见。

四、确立治疗方略

1. 补脾胃，助运化

脾主运化，与精微输布、水液运化、气血化生关系密切，是身体健康的根本。如《素问·经脉别论》曰："饮入于胃，游溢精气，上输于脾。脾气散精，上归于肺，通调水道，下输膀胱。水精四布，五经并行。"补脾气则可助运化之功，水升火降，中焦健旺，气复阴回，则糖代谢自可复常。

2. 益先天，以摄藏

肾为人本，喜补恶泻，故治之法，补肾填精，阴阳并补，阴中求阳，阳中求阴，以调理阴阳、化生肾气，肾气自固，精微得摄。

3. 解肝郁，调气机

柔肝疏肝，体有所化，体用齐调，气机条达，升降出入有序，气行则血行，肝血旺盛，周流全身。

此外，病程较长者会出现阴虚燥热，治疗中应兼顾滋阴清热。

五、辨证调治

1. 阴虚燥热

（1）抓主症：口干多饮，口苦舌燥，多食易饥，小便频且量多，或烦热多汗，或大便干结。

（2）察次症：身体逐渐消瘦。

（3）审舌脉：舌干质红，苔黄或黄燥，脉洪数或滑数有力。

（4）择治法：清热润燥，生津止渴。

（5）选方用药思路：本证由阴虚燥热所致。肺燥津伤，阴津耗损，燥热在上，肺失治节，水不化气，直趋于下，尿频量。消渴方合二冬汤加减。生地、麦冬、天冬、沙参滋阴生津，润肺止渴；知母、花粉清热生津，黄连、黄芩清上焦燥热，人参益气生津，甘草调中。

（6）据兼症化裁：如见纳呆腹胀加砂仁、积实、木香理气，兼见血瘀加葛根、丹参、红花活血；精神紧张，情志不舒，加柴胡、白芍疏肝；烦渴甚者，加乌梅、石膏清热生津；大便干结者，加全瓜蒌、玄参润肠通便。

2. 气阴两虚

（1）抓主症：疲倦乏力，气短自汗，口干多饮。

（2）察次症：大便干结。

（3）审舌脉：舌质淡红，少苔，脉沉细无力或细数。

（4）择治法：益气养阴。

（5）选方用药思路：本证由气阴两虚所致。正气不足，脾失健运，清气不升，津液无源以生，精微外泄于下。七味白术散合生脉散加减。黄芪、人参、白术、茯苓、怀山药、甘草补中益气，苍术、白术燥湿健脾，木香、藿香醒脾行气散津，葛根升清生津，天冬、麦冬、五味子养阴生津。

（6）据兼症化裁：肺有燥热加地骨皮、知母清肺，口渴明显加天花粉、生地养阴生津，气短汗多加黄精、山萸肉敛气生津，食少腹胀加砂仁、鸡内金健脾助运。

3. 痰热中阻

（1）抓主症：形体多为腹型肥胖，或见脘腹胀闷，心烦口苦。

（2）察次症：大便干结。

（3）审舌脉：舌质淡红，苔白腻或厚腻，脉弦滑。

（4）择治法：理气健脾，清热化痰。

（5）选方用药思路：本证由痰热中阻所致。脾失健运，脾胃气机升降失常，痰湿蕴结于中焦，中焦大气不转，久聚生热，郁热伤津。应选用越鞠丸合平胃散加减。越鞠丸方中香附行气疏肝解郁；苍术燥湿，解湿郁；川芎活血，调血瘀；栀子清热，除火郁；神曲消食，去食郁。与平胃散诸药相合，共奏理气健脾，清热化痰之功。

（6）据兼症化裁：若口渴较甚，宜加天花粉、石斛、玄参等，以生津止渴；乏力气短懒言者，可加北沙参、黄芪等；若便秘者，酌加黄芪、肉苁蓉等；兼失眠者，加酸枣仁、生龙骨等。

4. 肝经郁热

（1）抓主症：头晕，咽干，口苦，心烦抑郁，胸胁苦满，善太息。

（2）察次症：嗳气。

（3）审舌脉：舌红，苔薄黄有沫，脉弦或兼数。

（4）择治法：清解郁热，疏肝行气。

（5）选方用药思路：本证由肝经郁热所致。情志不遂，肝经气郁化火，上灼于肺，肺阴被耗，中犯于胃，胃火炽盛，终致下损肾阴而致消渴诸症，应选丹栀逍遥散或大柴胡汤加减。柴胡疏肝，白芍、当归和肝养血，白术、茯苓健脾，丹皮、山栀清热泻火，甘草调中。诸药相合共奏清解郁热，疏肝行气之功。

（6）据兼症化裁：失眠、多梦较甚，可加合欢花、夜交藤养心安神。胁痛，加丝瓜络、郁金、香附理气通络；目失所养，视物模糊，加楮实子、枸杞子、决明子养肝明目。

六、中医特色技术

（一）推拿调治

1. 推拿

取穴　膈俞、胰俞、肝俞、胆俞、脾俞、胃俞、肾俞；腹部、手部和足部的胰反射区。

方法　基本手法为一指禅、捏、揉、捻、摩、擦法。患者仰卧，医生先摩患者腹部，时间约 5 分钟。患者俯卧，医生以一指禅推法在两侧膀胱经治疗，自肠俞至肾俞，往返操作，以局部明显压痛点为治疗重点，约 10 分钟。然后在膀胱经用擦法，以透热为度。捏揉掌心第四掌骨与掌中纹相交处 5 分钟，此为手部胰反射区。捏揉时，医生意念应存想患者上腹部，使患者上腹部有温热舒适感。捏揉足底内缘，第一趾骨小头区域 5 分钟，此为足部胰反射区。捏揉时，医生意念亦应存想患者上腹部，使患者上腹部有酸胀舒适感。

疗程　每日或隔日 1 次，10 次为 1 个疗程。

2. 腹部按摩

患者仰卧，两手顺胸腹两侧平伸，肌肉放松。医生站或坐在患者右侧进行操作。旋转揉按阑门、建里、气海、带脉、章门、梁门、天枢，抓提任脉。以平补平泻为主，顺序按摩 15～20 分钟，然后重点施治。如症见烦渴多饮者，应以左梁门、左章门穴区为重点，用泻法，反复揉按 3～5 分钟；如症见多食多饮者，应以中脘、建里穴区为重点，用泻法或调补兼施，反复揉按 2～3 分钟；如症见多尿为主者，应以水分、关元、中极穴区为重点，用补法，反复揉按 3～5 分钟。

3. 腰背部推按

患者取坐位或俯卧位，按摩医生站在患者背后或适当位置上，由上而下进行操作。推按肩井、哑门、风府、大椎、风门、肺俞、膏肓、脾俞、肾俞。按顺序推拿，以直推和分推为主，时间 3～5 分钟，然后重点按背部的腧穴。上消以肺俞、心俞、膈俞、肝俞、脾俞为主；中消以胃俞、脾俞、肝俞、肾俞为主；下消以肾俞、肺俞、肝俞为主。反复推、点按、抓揉，时间 5～10 分钟。

（二）刮痧调治

1. 刮背部

主要刮拭背部足太阳膀胱经的循行区域。取俯卧位，首先用直线刮法，刮拭脊柱正中旁开 2～4 指的区域，从风门穴开始，沿着脊柱两侧刮至肾俞穴，每侧各刮 20～30 次即可。再用点压法或角刮法重点刮拭肺俞、肝俞、脾俞、肾俞，每穴揉按 10～20 次。

2. 刮腹部

主要刮拭腹部正中任脉循行区域，用刮痧板的边刮拭肚脐下气海至关元穴区域，刮拭 20～30 次即可。

3. 刮上肢

取坐位，用左手抬起患者的上肢，右手握刮痧板，使用刮痧板的角刮拭前臂外侧手阳明大肠经的循行区域，从肘横纹的曲池刮至手腕部；然后用刮痧板的边刮拭大小鱼际，每一部位刮拭 10～20 次即可；之后用刮痧板的角点压按揉合谷穴 3～5 次。

4. 刮下肢

主要刮拭小腿足阳明胃经循行区域。患者取坐位，屈腿，用刮痧板的角沿着小腿从足三里刮到外踝上的丰隆穴，每侧刮 20～30 次即可，然后用刮痧板的角点压按揉足阳明胃经的足三里穴、足太阴脾经的三阴交、足少阴肾经的太溪穴、足厥阴肝经的太冲穴，每穴点压按揉 5～10 次。

（三）针刺调治

1. 气阴两虚证

取穴　肺俞、脾俞、肾俞、三焦俞、胰俞；足三里、三阴交、中脘、曲池、太溪。

方法　背俞穴，宜斜刺 0.5～0.8 寸，轻浅进针，平补平泻。足三里、三阴交、关元、中脘平补平泻，曲池以泻法，太溪以补法。留针 30 分钟。

疗程　隔日 1 次，12 次为 1 个疗程。

2. 阴虚燥热证

取穴　肺俞、脾俞、肾俞、胰俞；太渊、太溪、太白。背俞穴与原穴相配取穴。

方法　用提插捻转手法，以得气为度。背俞穴不留针，原穴留针 30 分钟，手足左右交叉配穴，留针期间行针 1 次。

疗程　针刺隔日一次，12 次为 1 个疗程。

（四）艾灸调治

取穴　膈俞、脾俞、肾俞、三焦俞；中脘、气海、阳池、足三里、三阴交。

方法　用艾条温和灸，每次灸 5～6 穴，每穴 5～10 分钟，灸至局部皮肤潮红为度。麦粒灸，每次选 2～3 个穴，每穴灸 3～5 壮。

疗程　艾条灸每日或隔日 1 次，10 次为 1 个疗程；麦粒灸每日 1 次，10 次为 1 个疗程。休息 5～7 天后，再行下一个疗程治疗。

（五）耳穴调治

取穴　内分泌、肾上腺、脾、肾、胃、皮质下、耳神门。

方法　每次用 2～3 穴，交替使用。毫针中强刺激，留针 15 分钟。

疗程　每日或隔日 1 次，10 次为 1 个疗程。

（六）导引调治

八段锦。

七、调摄养护

（一）食疗药膳

1. 葛根方

原料　葛根、粳米。

制法　1 份葛根，2 份粳米，如常法同煮粥。早、晚分餐食用。

功效　清热润肺，生津止渴。葛根性凉，味甘、辛，能清热生津。《本经》谓其"主消渴"。现代研究表明，葛根具有降血压、降血糖、增加冠脉血流量和脑血流量等作用。本方适用于糖尿病前期烦渴多饮、咽干灼热、小便频数者。

2. 山药薏苡仁粥

原料　山药 60g，薏苡仁 30g。

制法　将山药、薏苡仁共入锅中，加适量水煮成粥。作为主餐食用。

功效　山药能补气益阴，健脾固肾。山药中含有的淀粉酶有水解淀粉为葡萄糖的作用，对糖尿病有一定的疗效。薏苡仁可利水渗湿、健脾止泻。薏苡仁含糖类低于大米，而蛋白质、维生素含量为大米的 3 倍，还含有薏苡仁素，为"药食兼用"的保健营养品，有抗癌、利尿、降糖的作用，尤其适于以尿多、肥胖为主要症状的高血压兼糖尿病者。二物合用，共奏益气养阴，健脾固肾，利水渗湿之效。本方适用于糖尿病前期多食易饥、口渴多饮、大便干结者。

3. 猪胰海参蛋

原料　海参、猪胰、鸡蛋各适量。

制法　将海参泡发，切成片。猪胰洗净，切成片。把海参、猪胰同炖，熟烂后加入鸡蛋，加调料调味。佐餐食用。

功效　猪胰能健脾降糖，以脏补脏，可产生补虚和引经的作用，达到扶正祛邪治疗糖尿病的功效。现代研究表明，猪胰能调整胰腺的功能，有类似胰岛素的作用。海参性温，味甘、咸，能补肾益精，养血润燥。诸物合用，共奏补肾益精，健脾降糖之效。本品对肾阴不足之消渴病显效。

4. 苦瓜拌海米

原料　苦瓜 250g，海米 75g，豆豉 50g，香菜少许。

制法　海米用温水浸泡 1 小时，切成细末；苦瓜对切，去瓤、子，切成细丝，用沸水烫过。将海米、苦瓜放入碗中，再放入豆豉拌匀，然后加入盐、味精、蒜泥、花椒油、醋拌匀后加香菜少许即可。

功效　降血糖、血脂、血压。适宜于有高血糖、高血脂、高血压倾向者。

5. 二豆荞麦粥

原料　黄豆、黑豆各 50g，荞麦仁 300g，核桃仁、花生仁各 65g，红枣 25g。

制法　将上述原料用清水泡半天，放入压力锅中煮，可加少许盐，也可放少许姜和瘦猪肉。每日吃 2 次，中晚餐各 1 小碗（吃渣喝汤）。

功效　降低和清除胆固醇，增强胰腺分泌胰岛素的功能。适宜于高血糖倾向者。

6. 素炒洋姜片

原料　鲜洋姜 200g，玉米油 30g，调料适量。

制法　将鲜洋姜洗净，切成薄片备用。锅中放玉米油烧热后下洋姜片炒匀，再加酱油少许，炒熟而成。吃燕麦片粥同时吃此菜佐餐。

功效　本方与燕麦片合吃，有降血糖、降血脂、降血尿酸、降高胰岛素血症的功效。洋姜、燕麦片都富含膳食纤维素，高纤维素可增加人体组织器官对胰岛素的敏感性，降低对胰岛素的抵抗。洋姜又名菊芋，含有与胰岛素结构类似的物质，所以能起到降血糖、降高胰岛素血症的作用。

7. 荷叶山药赤豆粥

原料　鲜荷叶 1 张，山药 30g，赤小豆 30g，粳米 50g。

制法　将鲜荷叶洗净，保持整张的完整。将山药研成粉末，赤小豆淘洗净。先煮赤小豆、粳米，待赤小豆软烂时，加山药粉搅匀，同时用荷叶盖上，再煮 15 分钟，使粥成嫩绿色即成。当主食，早、晚食用。

功效　本方有降四高症的作用，山药能健脾益气，降血糖。赤豆清利湿热，能降血脂、降血尿酸。荷叶芳香化湿除浊，有降血脂、减肥的作用。几味药食配合，其综合作用能有效地防止四高症。

8. 柚子萝卜拼盘

原料　柚子 1 个，白萝卜 200g。

制法　将天然柚子剥去外壳，取肉瓣置盘中。将鲜白萝卜洗净去皮，切成厚片，也摆在放有柚瓣的盘中。在饭前 1 小时或饭后 2 小时当水果吃。

功效　本方有健脾除湿，化痰涤浊，降四高症的功效。美国医学研究人员从柚子中提取天然果胶，可以干扰小肠对胆固醇、低密度脂蛋白和甘油三脂的吸收。柚子还含类胰岛素成分，能降血糖。白萝卜含芥子油可化痰浊、利尿，降血尿酸，也有降血糖的作用。

（二）情志调摄

情志失调，长期郁怒，能导致气机郁结，气血逆乱，郁久化火，伤津耗液，最终导致糖尿病发生。许多糖尿病患者在发病前或发病初期，常有抑郁悲怒等七情所伤的表现。当人处于紧张、焦虑、恐惧或受惊吓等情绪时，交感神经兴奋，肾上腺素分泌，会抑制胰岛素分泌。若不良情绪长期存在，则可能引起胰岛 B 细胞功能障碍，使胰岛素分泌不足的倾向被最终固定，进而导致糖尿病。因此，保持情绪乐观。要正确对待工作和生活，恬淡虚无，怡情悦志，胸襟开阔，保持情志的正常，促使血糖的控制和康复。

（三）运动调摄

运动可以改善胰岛素抵抗及其他代谢指标，还可以使胰岛素与受体的亲和力增加，敏感性增强，并调节血脂，有利于防止糖尿病血管并发症。但运动必须"适量"才能起到作用，否则非但达不到应有的疗效，有时反使血糖升高。例如，应保证每周运动至少 5 次，每次至少 30～60 分钟中等强度的有氧运动，如慢跑、爬楼梯、爬山、游泳、骑自行车等。一般来说，糖尿病前期患者体质都偏弱，开始应先进行短时间的轻体力活动，运动到略出汗为止；随着体质的增强，再逐渐增加运动量及运动时间。

（四）起居调摄

人与自然息息相关，因此，养生应做到生活起居遵循自然规律，起居有时，保持充足的睡眠；并充分认识风寒湿燥暑等外邪致病的规律及特点，做到"虚邪贼风，避之有时"。起居失常会使人体气机逆乱，损伤正气，燥热之邪易于侵入，损耗阴液；同时过劳伤阴，转生内热，内热又耗阴津，二者互为因果，导致糖尿病的发生。戒烟酒。

第四节　肥胖症前期

肥胖症前期以体重超过标准体重的 10%～20% 为特征。当人体进食热量多于消耗量，多余的物质就转化为脂肪储存于体内，使体重增加，这是人体内脂肪积聚过多的一种表现。肥胖者易疲乏无力，气短，嗜睡，易腰背痛、关节痛，怕热，多汗等。肥胖常诱发高血压、高血脂、冠心病和糖尿病等严重危害人体健康的多种疾病。根据中医理论，肥胖的发生是由于过食肥甘、缺乏运动、情志不调等因素，引起脾气虚，运化功能减弱，致使运化水湿功能低下，湿聚而成痰，湿和痰不断蓄积，形成肥胖。

一、诊断要点

（1）肥胖症前期，即体重超过标准体重 10%～20% 或体重指数（BMI）为 23～24.99。标准体重（kg）=[身高（cm）–100]×0.9（男性）或 0.85（女性）；体重指数=体重（kg）/身高的平方（m²）

（2）可无症状，也可有多食，腹胀，口干，便秘，神疲乏力等症状。

二、审析病因病机

中医认为本病的主要病因是贪于饮食，过食肥甘，如《灵枢·顺逆肥瘦篇》说："肥人……其为人也，贪于取与"。此外，影响本病发生的因素还有劳逸失常、七情失调等因素。

1. 脾胃功能失调

脾主运化，胃主受纳，脾胃同居中焦，脾胃同司饮食物的消化、吸收和转输，故脾胃亦被称之为"后天之本"。《素问·经脉别论》曰："饮入于胃，游溢精气，上输于脾，脾气散精，上归于肺，通调水道，下输膀胱，水精四布，五经并行……"若脾胃的功能失调，导致水液精微的生成、代谢障碍。脾虚则运化功能减退，水谷不运，脾虚升清不能，则无法将精微物质输送到脏腑经脉供机体使用，水谷精微物质凝滞于机体内部，正如《素问·至真要大论》曰："诸湿肿满，皆属于脾……"水谷精微物质凝滞于产生痰、湿、疲、浊等病理产物，导致肥胖病的发生。若胃的受纳腐熟功能增强，人体食欲亢进，消化功能增强，当机体的摄入高于机体的消耗时，多余的精微物质聚集在脏腑、肌肤、经脉，日久而渐发为肥胖病。

2. 肾气亏虚

肾为先天之本，主藏精，寄元阴元阳，肾虚不能蒸化水谷，日久损及脾阳，肾阳不能温煦脾阳，水湿运化失调，痰湿停聚，聚于肌肤发为肥胖之证。《素问·阴阳应象大论》："年四十，而阴气自半也，起居衰矣。年五十，体重，耳目不聪明矣。"

3. 肝失疏泄

肝主疏泄，调畅气机。肝主疏泄的功能正常，全身气机升降有序，则能推动脏腑的气化，维持人体正常的生命活动。《血证论》说："三焦之源，上连肝胆之气。"肝处于中焦，主生发，健运中州，升降三焦，内至脏腑，外达肌肤。肝受情志的影响而失其调达之性，导致肝气郁结，全身的气机运行不畅。肝横逆犯脾，脾运化失司，营血津液停滞，化为痰瘀膏脂，停聚于肌肤腠理，则形成肥胖。

4. 气虚生痰

《石室秘录》："肥人多痰，乃气虚也，虚则气不能运行，故痰生之。"津液、阴血在体内运行、输布，仗气机推动与温煦，气虚鼓动无力，痰湿停滞。《脉因证治》曰："肥人沉困怠惰是气虚。"沈金鳌《杂病源流犀烛》："人之肥者气必虚。"张介宾对此曾解释曰："何以肥人反多气虚?盖人之形体，骨为君，肉为臣也。肥人者，柔胜于刚，阴胜于阳也，且肉以血成，总属阴类，故肥人多有气虚证。"汪昂亦认为"肥人形盛而气虚""肥人多痰而经阻，气不运也"。气虚，津液输布和排泄失常，停聚为痰，湿痰滋漫周身腠理，而致肥胖。

三、明确辨证要点

1. 辨脏腑

肥人虽胃能受纳，进食量多，但因脾失健运，不能化生精血以充养全身，而变生膏脂，故发为肥胖。此时虽然机体丰肤，但并不强壮健康，而有四肢柔软等虚证的表现。肾阳不足，不能化气主水与助脾制水，而湿浊停蓄，亦令人肥胖，可伴有形寒肢冷。脾之运化转输还有赖于肝之疏泄；若肝气郁结，木郁土壅，或疏泄太过，木克脾土，必然加剧水湿、痰浊的形成，肝郁可见烦躁易怒，腹胀纳呆等。

2. 辨虚实

肥胖的病机分为虚、实二候，虚可为气虚、阳虚，实多表现为痰湿。杨仁斋在《仁斋直指方·水湿分治论》曰："肥人气虚生寒，寒生痰，湿生痰……故肥人多寒湿"。乃因肥人脾肾阳虚，阴寒内生，气不化水，水湿内停，致津液停留积聚逐渐蕴结成痰湿。刘河间亦指出肥胖的主要病机为气虚，"血实气虚则肥，气实血虚则瘦"。朱丹溪在《丹溪治法心要》中首次提出了"肥白人多痰湿"的观点，明确了肥人多为痰湿之体。

四、确立治疗方略

1. 健脾运湿

脾胃为后天之本，气血生化之源，主受纳、腐熟、运化、吸收、输布。《素问集注·五脏生成篇》云："脾主运化水谷之精，以生养肌肉，故主肉。"李东垣《脾胃论》谓："脾为后天之本，气血生化之源。"一切营养物质气血、津液等来源于饮食，而饮食受纳于胃，还必须通过脾的运化，才能将水谷精微之营养物质运送至五脏六腑，四肢百骸。脾运健旺，则脏腑气血充和；脾失健运，水湿停滞，酿成痰湿，变成膏脂，而成肥胖。朱丹溪《丹溪心法·中湿》中提出："凡肥白之人，沉困怠惰是气虚，宜二术、人参、半夏、草果、厚朴、芍药"的记载，提倡选用健脾利湿药和补气药。

2. 补气化痰

清·陈士铎《石室秘录》专门指出"肥人多痰，乃气虚也。虚则气不能运行，故痰生之，则治痰焉可独治痰哉，必须补其气，而当兼补命门之火盖火能生土，而土自生气，气足而痰自消，不治痰正所以治痰也"。肥人多痰，病机为气虚无力，痰湿内生，治法是温养命门之火，补其气，消其痰。其"肥治法"中载有补气消痰饮：药以人参、白术、山萸肉、茯苓、砂仁、熟地、肉桂、益智仁、半夏、陈皮。此方补脾肾之气，消内生之痰。

五、辨证论治

1. 痰湿内盛

（1）抓主症：形体肥胖，体重超常，肢体困重，疲乏嗜睡。

（2）察次症：脘痞腹胀，头晕呕恶，胸闷痰多。

（3）审舌脉：舌质淡胖，舌苔白腻、水滑，脉滑。

（4）择治法：燥湿化痰，理气泄浊。

（5）选方用药思路：本证由痰湿内盛所致。先天禀赋而痰湿内盛，后天嗜食肥甘油腻，痰湿蕴结脾胃，脂浊停滞，气机不利，致成肥胖。相当于体质性肥胖或获得性肥胖。方剂苍附导痰汤加减。方中苍术、白术、陈皮、半夏、茯苓燥湿化痰，香附、枳实理气解郁，南星导痰泄浊，薏苡仁、泽泻利湿消肿。

（6）据兼症化裁：肢体困重、下肢肿，小便不利者，加冬瓜皮、大腹皮利水消肿。舌苔白腻而厚，胸闷痰多，加白金丸化痰理气。腹胀满便秘者，加厚朴、制大黄除满通下。

2. 脾虚湿困

（1）抓主症：形体肥胖，四肢沉重不温，神疲乏力，气短懒言，头晕目眩，下肢轻度浮肿，晨轻暮重，劳则显著。

（2）察次症：饮食如常或偏少，既往可有过度饮食史，小便不利，腹胀便溏。

（3）审舌脉：舌淡胖而边有齿印，苔薄白或白腻，脉濡细。

（4）择治法：健脾利湿，升阳泄浊。

（5）选方用药思路：本证由脾虚湿困所致。素体湿盛，久困脾阳，脾虚失健，清阳不升，湿浊停聚。多为获得性肥胖。应选防己黄芪汤合调中益气汤加减。方中黄芪、党参、白术、茯苓健脾益气，升麻、柴胡升阳，木香、砂仁、蔻仁理气，半夏、陈皮和胃，苍术、猪苓、泽泻、防己利水泄浊。

（6）据兼症化裁：四肢不温去升麻、柴胡，加桂枝、干姜温阳；纳呆腹胀加麦芽、神曲开胃，下肢浮肿加冬瓜皮、大腹皮利水。

3. 脾肾阳虚

（1）抓主症：形体肥胖，颜面虚浮，表情淡漠，神疲乏力，反应迟钝，嗜睡懒言。

（2）察次症：胸闷心悸，形寒肢冷。

（3）审舌脉：舌淡胖边有齿痕，苔白滑，脉沉迟无力。

（4）择治法：温补脾肾，利水化湿。

（5）选方用药思路：本证由脾肾阳虚所致。脾阳不振，水湿内停；肾阳不振，火不生土。应选用真武汤合保元汤加减。方中附子、肉桂温肾，党参、白术、茯苓、甘草补脾，干姜温脾，黄芪益气利水。诸药相合共奏温补脾肾，利水化湿之功。

（6）据兼症化裁：肾阳虚加仙茅、仙灵脾、巴戟天温肾壮阳，尿少浮肿加猪苓、泽泻、大腹皮、冬瓜皮利水消肿。

4. 胃热湿阻

（1）抓主症：多食肥甘，形体肥胖，脘腹胀满，消谷善饥，口渴喜饮。

（2）察次症：心烦，面红口苦，大便秘结。

（3）审舌脉：舌红苔黄，脉弦滑。多为获得性肥胖。

（4）择治法：清热利湿。

（5）选方用药思路：本证由胃热湿阻所致。食欲亢进，多食肥甘，湿浊内聚，郁而化热，湿热蕴结，困于脾胃所致，应选防风通圣散加减。方中制大黄、山栀、连翘、石膏清热，防己、滑石、木通、泽泻利湿，当归、赤芍和血通络，防风疏风，甘草调中。

（6）据兼症化裁：脘腹胀满，加莱菔子、山楂、谷麦芽、神曲消食导滞，大便秘结用生大黄，加厚朴、枳实，通里攻下。

5. 肝郁气滞

（1）抓主症：形体微胖，胁肋胀痛，烦躁易怒，口苦舌燥。

（2）察次症：腹胀纳呆，女性月经不调。

（3）审舌脉：舌淡，苔薄，脉弦。

（4）择治法：疏肝理气，健脾消肿。

（5）选方用药思路：本证由肝郁气滞所致。肝气郁结，木郁土壅，或疏泄太过，木克脾土，必然加剧水湿、痰浊的形成。应用逍遥散加减。方中川芎、当归、白芍养血补肝，柴胡疏肝条达，枣仁、茯神安神，白术、甘草健脾和中，知母清热除烦。合而用之，疏肝理气，健脾消肿，诸症可愈。

（6）据兼症化裁：血瘀者加虎杖、蒲黄活血化瘀。兼见胸胁胀满、口干苦、目黄便秘，加龙胆草、山栀、黄芩、连翘清肝泻火。

六、中医特色技术

（一）推拿调治

1. 摩腹

取仰卧位，两手掌相叠，以肚脐为圆心，在中下腹部，沿顺时针方向摩动，以腹内有热感为宜。大约 5 分钟。

2. 抱颤腹部

双手放松交叉，呈半球状，两掌根抵住双侧大横穴（肚脐旁一横掌，两边各一）。双小指抵住关元穴（肚脐下四横指）。双拇指抵住中脘穴（肚脐上一横掌）。轻轻下压腹部，作上下小幅度、快速度（每分钟超过 150 次）的运动，每天 1～2 次。除了能减肥，此手法还能降糖、通便、降血压。

3. 拿揉腹部

一手捏住腹部皮肉，包括深层脂肪，顺时针依次拿揉（即捏住的同时揉动），约 5 分钟，前两次以微微疼痛为宜。

4. 拿合谷

用一手的拇指和示指相对捏紧另一手合谷穴，用力拿捏，约 1 分钟。

（二）导引调治

五禽戏。

（三）穴位贴敷调治

1. 减肥贴敷方

处方　泽泻 128g，丹皮 128g，大黄 128g，广木香 32g，苦参 32g。

用法　上药共研细末，用麻油熬，黄丹收。调敷于中脘、足三里、丰隆、气海、梁丘、列缺穴位处，每日 1 次，每次 2～5 小时，1～3 个月为 1 疗程。

2. 减肥散

处方　半夏、荷叶各 10g，茯苓、泽泻各 15g，焦三仙各 9g，二丑、槟榔各 5g。

用法　将上药研为细末，装瓶备用。用时取药末 15～30g，用鲜荷叶捣烂取汁，或用大黄 15g 水煎取汁调成膏状，敷于脐部，外用纱布覆盖，胶布固定。每日换药一次。

3. 花黄减肥膏

处方　厚朴花、代代花、枳壳、苍术各 30g，小茴香、大黄各 150g。

用法　将上药加清水煎 3 次，3 次煎液合并，浓缩成膏状，制成 6 平方厘米药饼，装入稀薄布袋里备用。用时取药袋贴敷于中脘、神阙穴上，外用包扎固定。15～20 天换药 1 次。

4. 归芎药袋贴

处方　当归 30g，川芎 15g，细辛、三棱、莪术各 10g，乳香、没药、丁香各 5g，冰片 3g（另研粉）。

用法　将上药加清水煎 3 次，3 次煎液合并，加热浓缩，烘干研粉，制成药饼，装入稀薄布袋里备用。用时取药袋贴敷于神阙穴上，外用包扎固定。15～20 天换药 1 次，3 次为 1 疗程。

（四）针刺调治

1. 毫针法

取穴　梁丘、公孙、天枢、中脘、水分，痰湿加丰隆、内关，湿热加内庭、足三里，便秘加大横、腹结，脾虚加足三里、阴陵泉，瘀血加内关、三阴交，脾肾阳虚加灸气海、关元。

方法　除气海、关元用艾炷灸（每次每穴隔姜灸 5 壮）之外，其他穴均用毫针常规刺法，一般用平补平泻或泻法，脾虚、脾肾阳虚用补法。留针 30 分钟。腹部穴刺 1.5～2 寸。

疗程　每日或隔日 1 次，30 次为 1 个疗程。

2. 耳针法

取穴　口、胃、肺、脾、三焦，配内分泌、皮质下、饥点。每次用单侧耳郭 3～5 穴，左右交替。

方法　毫针浅刺，中强刺激，留针 30 分钟。王不留行子敷贴固定，自行按压 3～4 次。以食前按压为佳。

疗程　毫针隔日 1 次，压丸法 2～3 日 1 次，10～15 次为 1 个疗程。

（五）刮痧调治

1. 刮背部

取俯卧位，用直线刮法刮拭脊柱两侧的足太阳膀胱经循行区域，从肺俞经肝俞、脾俞刮至肾俞，每侧各刮拭 20～30 次。

2. 刮腹部

取仰卧位，首先用手按揉腹部，使患者消除紧张情绪；用边刮法、重刮法刮拭腹部正中任脉，从上向下刮拭，中间绕开肚脐，分别从上脘穴向下刮至中脘穴、下脘穴，从气海穴向下刮至关元穴、中极穴，要重点刮拭任脉的中脘、关元穴；然后刮拭脐旁胃经，从肋缘向下刮至小腹部，重点刮拭天枢、水道穴，每部位刮拭 20～30 次即可；最后顺时针方向绕脐用摩擦法或弧线法刮拭 5～10 圈。

3. 刮四肢

取仰卧位，用直线刮法刮拭前臂内侧的手太阴肺经循行区域，从孔最穴刮至列缺穴；然后刮拭前臂外侧的大肠经循行区域，从曲池穴至手三里穴，要重点刮拭曲池穴区。用直线刮法刮拭小腿足阳明胃经循行区域，从足三里穴刮至丰隆穴，点压按揉足三里、丰隆穴；然后刮拭小腿足太阴脾经循行区域，点压按揉刮拭三阴交穴，上述每一部位刮拭 20～30 次即可。

需要注意的是，刮痧减肥力度要适中，时间可适度延长，对肥胖局部按压力要大，使之传导到皮下组织。此外，还可以根据肥胖部位的不同，直接刮拭肥胖的局部，使局部的脂肪组织被动运动，从而加强新陈代谢，起到减肥的目的，但是不要选择在饭后 1 小时内，或者饥饿、过度疲劳的时候刮痧，因为这时容易出现晕刮的现象。

七、调摄养护

（一）食疗药膳

1. 冬瓜萝卜粥

原料　萝卜 250g，冬瓜 250g，粳米 100g。

制法　将上述各料一起加入适量的水煮粥。

功效　消食健脾。

2. 白茯苓粥

原料　白茯苓粉 15g，粳米 100g，味精、食盐、胡椒粉。

制法　前二味加水适量，煮至米烂熟。食用时放入味精、盐、胡椒粉。

功效　利湿健脾。

3. 薏仁海带蛋汤

原料　海带、薏苡仁各 30g，鸡蛋 180g，精盐 2g，味精、胡椒粉各 1g，猪油 25g。

制法　将海带洗净成条，将薏苡仁洗净。将二物同入锅内，加水烧炖至熟烂。连汤备用。将锅置旺火上，放油烧热，将搅匀的鸡蛋炒熟，随即将海带、薏苡仁连汤倒入，加精盐、胡椒粉、味精调味即可。

功效　海带含有丰富的碘，有乌发作用。薏苡仁含多种人体氨基酸，久服轻身益气，并有一定的减肥疗效。

4. 冬瓜炖草鱼

原料　草鱼 750g，冬瓜 350g，精盐 3g，葱、姜各 8g，料酒 15g，植物油 50g。

制法　将草鱼去鳞、腮、内脏，洗净。将冬瓜去皮瓤，切成块。炒锅加油烧热，放鱼稍煎，加入料酒、冬瓜、精盐、葱、姜及清水，煮至鱼熟烂入味，拣出葱、姜即可出锅。每周 1～2 顿，分次服用或佐餐均适。

功效　冬瓜清热解毒、利水消肿；草鱼平肝祛风、补中、化水。冬瓜草鱼汤可清热利水、降气消肿、减肥润肤。

5. 赤小豆炖仔鸭

原料　赤小豆 50g，仔鸭 1 只，料酒 10g，盐 4g，味精 3g，姜 4g，葱 8g，胡椒粉 3g。

制法　将赤小豆洗净，去泥沙；鸭宰杀后，去毛、内脏及爪；姜拍松，葱切段。将仔鸭、赤小豆、姜、葱、料酒同放炖锅内，加水 3000ml，置武火上烧沸，再用文火炖煮 35 分钟即成。

功效　利尿消肿，减肥美容。适宜于轻度肥胖者。

6. 赤小豆冬瓜鲤鱼汤

原料　赤小豆 50g，冬瓜 100g，鲤鱼 1 尾（500g），料酒 10g，盐 5g，味精 3g，姜 5g，葱 10g，胡椒粉 3g。

制法　将赤小豆浸泡一夜，去泥沙；冬瓜洗净，切 3×3 厘米长方块；鲤鱼宰杀后去鳃、内脏、鳞；姜切片，葱切段。将炒锅置武火上烧热，下入油，烧六成热时，下入姜、葱爆香，下入鲤鱼略炸后，加入冬瓜、赤小豆、料酒及清水 1800ml，置武火上烧沸，再用文火炖煮 35 分钟，加入盐、味精、胡椒粉即成。

功效　利水，消肿，减肥。适宜于轻度肥胖者。

7. 山药荷叶粥

原料　山药、鲜荷叶各 30g，大米 60g，调料少许。

制法　将荷叶洗净，加适量水煎取汁。用该汁与山药、大米共煮成粥，用调料调味即可。佐餐食用。

功效　山药性平，味甘，能益气养阴，固精止带，为平补肺、脾、肾，渗水湿，消肥胖的佳品，对时有低热、下肢肿胀、小便不利的肥胖者尤为适宜。

8. 双菇炒苦瓜

原料　苦瓜 150g，香菇、金针菇各 100g，油适量，调料少许。

制法　将苦瓜洗净，切成细丝，用盐腌渍 15 分钟，再用清水洗净，挤去水分，与香菇、金针菇按常法炒熟，加入调料调味即可。佐餐食用。

功效　香菇性平，味甘，具有益气补虚，健脾降脂等功效。金针菇性偏凉，味甘，能清热利湿，降脂。苦瓜性寒，味苦，可清热，解毒，明目。其富含食物纤维，可减少脂肪吸收。诸物合用，共奏降脂减肥之效。

9. 消脂瘦身汤

原料　何首乌 20g，荷叶 8g，焦山楂、黄芪、决明子各 15g，生姜 5g，甘草 3g。

制法　将上述诸物共入锅中，加适量水煎取汁。代茶随意饮用。

功效　何首乌性平，味甘、苦，可润肠通便，降压降脂，补肝肾之精血。现代研究表明，何首乌有显著的降低血脂的作用。焦山楂性微温，味酸，能消食降脂，行气散瘀。荷叶性平，味苦、涩，能利湿，降脂。黄芪性微温，味甘，可补气升阳，益气固表，利水消肿等。决明子性微寒，味苦、甘、咸，有润肠通便，降压，利尿，降血中胆固醇的作用。生姜、甘草共为健脾调和之物。诸物合用，可益气消脂，通腑除积，轻身健步。

10. 薏苡仁煮冬瓜

原料　薏苡仁 20g，冬瓜 300g，姜 5g，葱 10g，盐 4g，味精 3g。

制法　将薏苡仁淘洗干净，去泥沙；冬瓜洗净，切 2 厘米宽、4 厘米长的片；姜切片，葱切段；将薏苡仁、冬瓜、姜、葱同放炖锅内，加水 1200ml，置武火上烧沸，再用文火炖煮 35 分钟，加入盐、味精即成。

　　功效　利尿，消肿，减肥。适宜于肥胖兼见脾虚者。

（二）运动调摄

　　适当的运动锻炼能使体内多余的脂肪慢慢燃烧掉，最终使人体的能量支出和摄入达到一个平衡状态。中老年人进行运动减肥前应做健康检查，要在身体机能允许的前提下才能进行。以小、中量运动为宜，运动量应该从小到大，循序渐进，并要持之以恒。具体方法有：

　　（1）步行减肥：抬头、挺胸、直膝、大步走或快步走，双手在身体两侧自然地大幅度摆动。建议每人每天步行应在 1 小时左右，以清晨或晚餐后 1 小时为佳。

　　（2）跑步减肥：跑步时要自然跑动，在平坦的道路上进行，注意调整呼吸，全身肌肉要放松，步速要缓慢、均匀，时间要维持在 20 分钟以上。

　　（3）跳绳减肥：运动量可以自由调节，运动时间每次应在 30 分钟以上，脉搏保持在每分钟 100～120 次。

　　（4）游泳减肥：每次 30～45 分钟，以饭后 1 小时进行为宜。

　　（5）其他：仰卧起坐、健身操、瑜伽、跳舞、打太极拳等。

（三）情志调摄

　　《内经》强调顺应四时阴阳，做到恬淡虚无以求保养精神。春季应当保持心情舒畅愉悦，夏季应精神饱满充实，秋季当宁静内敛，冬季则保持平静祥和养藏于内。同时避免过分恼怒、焦虑、紧张，培养兴趣爱好放松心情、调摄精神。可根据个人爱好，选择球类运动、登山、旅游、跳舞、种植花草等放松心情。

　　证属脾虚湿困者宜多参加社会活动，培养广泛的兴趣爱好。证属脾肾阳虚者宜保持积极向上的心态，正确对待生活中的不利事件，及时调节自己的消极情绪。证属肝郁气滞者宜多参加集体活动，经常欣赏欢快悠扬的音乐及观看喜剧电影。

（四）起居调摄

　　早睡早起，勿贪睡，保持一个相对稳定的生物钟；保持大便通畅，养成规律的大便习惯；戒掉懒惰的毛病，勤动手，勤走路，在每天上下班的路途中尽量徒步慢行，上下楼尽量少用电梯。

　　证属脾虚湿困者居住环境宜干燥，不宜潮湿，穿衣面料以棉、麻、丝等透气散湿的天然纤维为佳，尽量保持宽松，有利于汗液蒸发，祛除体内湿气。晚上睡觉枕头不宜过高，防止打鼾加重；早睡早起，不要过于安逸，贪恋沙发和床榻。证属脾肾阳虚者居住环境以温和的暖色调为宜，不宜在阴暗潮湿寒冷的环境下长期工作和生活。平时要注意腰部、背部和下肢保暖。白天保持一定活动量，避免打盹瞌睡。睡觉前尽量不要饮水，睡前将小便排净。

八、饮食调摄

1. 良好的饮食习惯

　　（1）一日三餐要定时定量：不能随意增加或减少进餐次数，不要为节食而减少三餐中的任何一餐，也不能将三餐的食物量并为一餐吃。

（2）咀嚼的速度要慢。

（3）晚餐要少，不要吃夜宵：因为晚餐后人们脑力和体力活动减少，能量消耗也随之减少，如果再摄入过多食物或食入早、午餐同样多的食物，必然导致能量的剩余，剩余能量就会转变成脂肪储藏起来，身体便会在不自觉中胖起来。

2. 合理的饮食结构

（1）限钠：减少盐的摄入能减少肥胖，成人每天适宜的盐摄入量应在 6g 以下。

（2）限制总热量：肥胖症前期者每天食入热量宜为 7942～8360kJ，以摄入低脂肪、低热量、高蛋白的食物为宜。

（3）下列食物应控制摄入：①高糖食物：白糖、冰糖、水果糖、巧克力糖、甜点心等。②高脂肪食物：肥肉、猪油、牛油、花生油、菜油、芝麻油等。③高胆固醇食物：动物脑髓、动物内脏、蛋黄、蟹黄等。④高淀粉食物：红薯、马铃薯、粉皮、凉粉、凉皮、菱角等。⑤各种酒类、含糖高的水果、蛋糕、油炸食品等。

（左冬冬）

参 考 文 献

蔡民坤，2012. 临症中医视角：内科常见病辑[M]. 郑州：河南科学技术出版社.

程爵棠，2003. 百病中医诸窍疗法[M]. 北京：学苑出版社.

程绍恩，2005. 内科证治心法[M]. 北京：北京科学技术出版社.

郭志强，2011. 郭志强妇科精华[M]. 北京：人民军医出版社.

何清湖，2009. 亚健康临床指南[M]. 北京：中国中医药出版社.

蒋文明，2009. 亚健康诊疗技能[M]. 北京：中国中医药出版社.

李乃彦，2012. 中医内科临证辑要[M]. 北京：北京科学技术出版社.

凌昌全，夏祥，2013. 中国养生大全[M]. 上海：上海科学技术出版社.

刘典功，2010. 妇科百家临证争效献秘招[M]. 北京：科学技术文献出版社.

陆寿康，2011. 中医症状治疗学[M]. 北京：人民卫生出版社.

孙涛，2009. 亚健康学基础[M]. 北京：中国中医药出版社.

孙涛，何清湖，2010. 中医治未病[M]. 北京：中国中医药出版社.

孙涛，王天芳，武留信，2007. 亚健康学[M]. 北京：中国中医药出版社.

谭兴贵，2009. 中医药膳与食疗[M]. 北京：中国中医药出版社.

田纪钧，2011. 亚健康调理术[M]. 北京：人民军医出版社.

肖子曾，2009. 中医方药学[M]. 北京：中国中医药出版社.

杨金生，张丽亚，2011. 健康刮痧调理[M]. 北京：中国中医药出版社.

于天源，2009. 亚健康经络调治[M]. 北京：中国中医药出版社.

张早华，2011. 亚健康养生与保健[M]. 北京：人民卫生出版社.

中华中医药学会，2006. 亚健康中医临床指南[M]. 北京：中国中医药出版社.

中华中医药学会，2016. 中医健康管理服务规范第2部分：中医健康状态评估[M]. 北京：中国中医药出版社.

周仲瑛，周学平，2008. 中医内科杂病证治精义[M]. 北京：人民卫生出版社.